中医病症效验方丛书

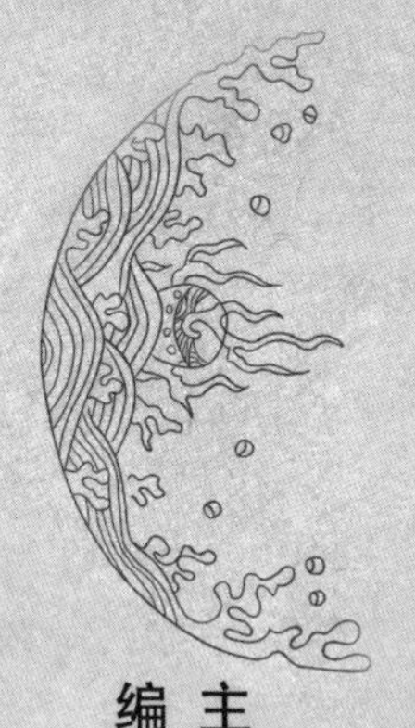

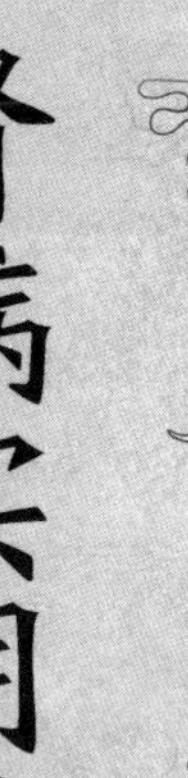

肾病实用验方

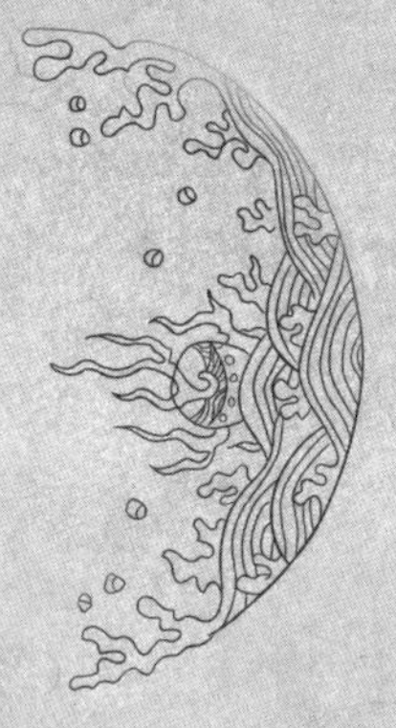

主编 郭桃美

编写人员 郭桃美 刘艳霞 吴艳华

SPM

南方出版传媒

广东科技出版社

·广州·

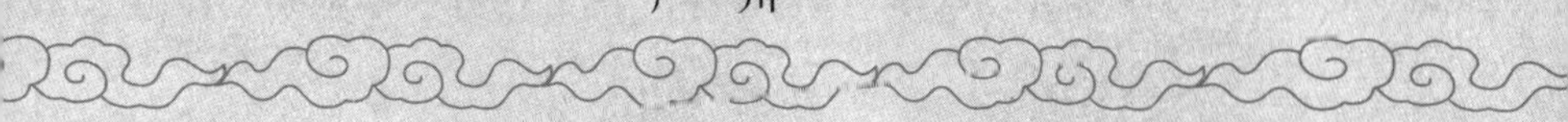

图书在版编目（CIP）数据

肾病实用验方/郭桃美主编．—广州：广东科技出版社，2019.6（2024.3重印）
（中医病症效验方丛书）
ISBN 978-7-5359-7116-6

Ⅰ．①肾…　Ⅱ．①郭…　Ⅲ．①肾病（中医）—验方—汇编　Ⅳ．①R289.51

中国版本图书馆 CIP 数据核字（2019）第 087165 号

肾病实用验方

Shenbing Shiyong Yanfang

出 版 人：朱文清
责任编辑：李　芹　丁嘉凌
封面设计：林少娟
责任校对：黄慧怡　蒋鸣亚
责任印制：彭海波
出版发行：广东科技出版社
（广州市环市东路水荫路 11 号邮政编码：510075）
销售热线：020-37607413
https：//www.gdstp.com.cn
E-mail：gdkjbw@nfcb.com.cn
经　　销：广东新华发行集团股份有限公司
排　　版：广东科电有限公司
印　　刷：佛山市浩文彩色印刷有限公司
（南海狮山科技工业园 A 区　邮政编码：528225）
规　　格：889mm×1194mm　1/32　印张 8.75　字数 200 千
版　　次：2019 年 6 月第 1 版
2024 年 3 月第 4 次印刷
定　　价：31.90 元

内 容 提 要

本丛书包括头痛、糖尿病、肝胆病、骨与关节病、肾病、心血管病、中风及中风后遗症、皮肤病性病、男科病、妇科病实用验方等。

本书介绍急、慢性肾小球肾炎，急、慢性肾盂肾炎，急、慢性肾功能衰竭，慢性肾功能不全，肾病综合征等肾病26种，验方168首。每首验方都是原作者反复验证，证实疗效可核靠才收集，故参考性、实用性强，可供群众、医生参考和应用。

目　录

急性肾小球肾炎验方

慢性肾小球肾炎验方

急性肾盂肾炎验方

慢性肾盂肾炎验方

狼疮性肾炎验方

紫癜性肾炎验方

增生性肾小球肾炎验方

硬化性肾小球肾炎验方

IgA 肾病验方

尿酸性肾病验方

肾结石验方

肾绞痛验方

肾及肾盂积水验方

肾囊肿验方

肾挫伤验方

肾性高血压验方

肾性贫血验方

肾小球性血尿验方

急性肾功能衰竭验方

慢性肾功能衰竭验方

慢性肾功能不全验方

肾病综合征验方

肾综合征出血热验方

肾移植术后慢性排异验方

尿毒症验方

顽固性蛋白尿验方

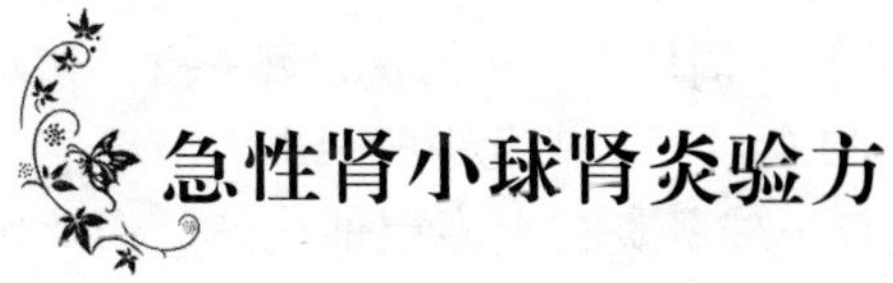

急性肾小球肾炎验方

紫草茅根汤

【药物组成】　紫草、白茅根各30 g，益母草、赤小豆各15 g，蝉蜕6 g，金银花10 g，连翘、大蓟、小蓟各9 g。

加减：浮肿严重者，可加五皮饮、五苓散之类；咽喉疼痛红肿者，加桔梗、玄参各9 g；血压高者，加牛膝6 g，钩藤、夏枯草各9 g，代赭石12 g，草决明10 g；喘甚者，加杏仁、葶苈子各10 g。

【适用病症】　小儿急性肾小球肾炎。

【用药方法】　每天1剂，水煎2次，分早、晚服。

【临床疗效】　此方治疗小儿急性肾小球肾炎30例，蛋白尿消失时间平均为22天，蛋白尿在2个月内消失者28例；血尿消失时间平均为40天，血尿在2个月内消失者20例。有浮肿和高血压的患儿，经治疗后均在1周内恢复正常。

【病案举例】　高某，男，9岁。因浮肿发热，尿少4天入院。半个月前曾外感咳嗽，鼻流清涕，咽部疼痛。入院时诊见：体温38 ℃，面部及下肢浮肿，尿少黄赤，口渴纳呆，咽部充血，舌边尖红、苔薄白腻，脉浮数。尿常规检查：蛋白（++），白细胞（+），红细胞（++），颗粒管型1～2个/HP。西医诊断为急性肾小球肾炎。中医辨证属外感风热，水湿内停。治宜疏风清热，解毒利水消肿，佐以凉血止血。紫草茅根汤加桔梗9 g，炒白术12 g，车前子15 g。5剂后，热退，尿量增多，浮肿明显减轻。用上方继服 2 周而愈。

【验方来源】 周广萍，褚衍友，魏秀峰. 紫草茅根汤治疗小儿急性肾炎 30 例［J］. 湖北中医杂志，1997，19（1）：38.

按：急性肾小球肾炎初期多湿郁化热，伤及血络，故见血尿。《诸病源候论》指出："肿之生也，皆由风邪，寒热毒气，客于经络，使血涩不通，壅结而成肿也。"紫草茅根汤疏风清热解毒，利水消肿，凉血止血，取得了较为满意的疗效。患儿常伴有咽部疼痛充血等症状，可加桔梗、玄参、射干等解毒利咽药，有助于患儿在 3 天内退热。血尿是本病常见的症状，可反复出现，影响治疗效果。用紫草清热解毒，凉血止血，可使血尿较快消失，从而缩短病程，提高疗效。

肾炎清利饮

【药物组成】 车前草、鱼腥草、旱莲草、金银花各 30 g（鲜品药量酌增），益母草、马鞭草各 15 g。

加减：风寒型者，加麻黄、桂枝、紫苏叶、杏仁等；湿热型者，加白茅根、黄柏、木通、琥珀等；热毒型者，加蒲公英、黄芩、黄柏、连翘等；阳亢型者，加夏枯草、菊花、钩藤等。

【适用病症】 小儿急性肾小球肾炎。

【用药方法】 每天 1 剂，水煎 3 次，混合药液浓缩至 300 mL，分早、午、晚 3 次饭前服。血压持续增高不降者，为防止肾性脑病的发生，佐以西药降压药，以缓解临床症状。

【临床疗效】 此方治疗小儿急性肾小球肾炎 117 例，治愈（症状、体征消失，舌、脉正常，尿常规检查正常）98 例，显效（症状消失，体征、舌、脉接近正常，尿常规检查蛋白、红细胞微量，病程较长）19 例。

【病案举例】 于某，男，9 岁。其母代诉：浮肿开始在眼睑，后蔓延至全身，尿少，短赤，伴头昏等，血压持续在18.62/13.3 kPa左右。尿常规检查：蛋白（++），红细胞（+），白细胞（++），颗粒管型（+），透明管型（+）。诊断为小儿急性肾小球肾炎（阳亢型）。用肾炎清利饮加夏枯草、菊花、钩藤、生地黄等，每天1剂，佐以西药利血平等降压药。治疗14天，症状消失，体征正常，尿常规检查正常，临床治愈。停用西药降压药，嘱继服上方10剂，以巩固疗效。随访2年，未见复发。

【验方来源】 范利国. 肾炎清利饮治疗小儿急性肾炎117例［J］. 湖北中医杂志，1996，18（5）：15.

按：肾炎清利饮以车前草、马鞭草利湿消肿；金银花、鱼腥草清热解毒，且两药皆入肺经，并有宣肺行水之功；益母草活血散瘀，且能利尿，与车前草、马鞭草同用可增强利湿消肿之效；旱莲草凉血，止血，滋阴益肾，可防利湿活血太过。诸药相伍，利湿而不伤阴，清热而不化燥，止血而不壅滞，活血而不伤正，疗效肯定，且小儿稚弱之体用之无不良反应。小儿疾病病情发展较快，临床表现变化多端，中医辨证甚为复杂。应将实验室检查指标及特殊体征如扁桃体化脓、皮肤化脓性感染未愈、血压增高持续不降等纳入辨证分型之中，使临床辨证更易于掌握。

益气利水活血汤

【药物组成】 黄芪15～30 g，猪苓、茯苓、连翘各10～15 g，川芎、泽泻各6～10 g，桂枝6～12 g，白术、益母草各10 g，白茅根10～20 g。

加减：肉眼血尿者，加滑石、大蓟、小蓟、槐角炭；镜下血尿者，加茜草根、藕节炭；颜面浮肿甚者，加桑白皮；下肢浮肿甚者，加车前子、木通；食少纳呆者，加鸡内金、山楂。

【适用病症】　小儿急性肾小球肾炎。

【用药方法】　每天1剂，水煎2次，分早、晚服。部分病例配合青霉素抗感染治疗。

【临床疗效】　此方治疗小儿急性肾小球肾炎40例，显效（症状、体征消失，尿常规、血压、肾功能检查正常）32例，好转（症状、体征消失，尿常规、肾功能接近正常）5例，无效（症状体征及化验检查无改变）3例。总有效率92.5%。

【验方来源】　乔成林，孙万森. 益气利水活血法治疗小儿急性肾炎40例［J］. 陕西中医，1995，16（8）：340.

按：急性肾小球肾炎临床以水肿、少尿、血尿、蛋白尿和高血压为主要表现。根据“小儿脾常不足”，运化功能尚未健全，方中黄芪、白术健脾益气利水，促进脾的运化功能；猪苓、茯苓、泽泻甘淡利湿，通利小便；桂枝辛温，内助膀胱气化以洁净腑，外达肌肤开鬼门以疏散未解之邪；连翘、益母草、白茅根清热活血利尿；川芎行气活血。全方共奏益气健脾利水，清热活血消肿之功用。临床治疗中，随着水肿的消退，血尿、蛋白尿亦随之转阴和高血压转为正常。从现代医学研究看，急性肾小球肾炎的发生与机体免疫反应失调有密切关系，另外也存在着不同程度的高凝状态。本法中，益气能提高机体免疫功能，减轻免疫反应过程中对肾组织的损害；活血可提高肾血流量，改善肾微循环，增强纤维蛋白溶解性，减少血小板凝集，促进增生的肾小球和纤维化组织的转化和吸收；利尿能加速免疫复合物和免疫反应中肾组织代谢产物的排泄。全方融益气、利水、活血于一体，对急性肾小球肾炎的治疗和恢复有积极的促进作用。

浮萍三草汤

【药物组成】　浮萍6～12 g，地胆草10 g，马鞭草6～

10 g，益母草 15 g。

加减：咽喉肿痛者，加一枝黄花、酢浆草；风热盛者，加白茅根、蝉蜕、木贼草；疮毒疖肿者，加地肤子、七叶一枝花；血尿明显者，加茜草、紫珠草；高血压者，加草决明、黄芩、车前子。

【适用病症】　小儿急性肾小球肾炎。

【用药方法】　每天1剂，水煎2次，分4～5次服。以上为5岁小儿用量，不同年龄可随之增减。

【临床疗效】　此方治疗小儿急性肾小球肾炎 260 例，痊愈（临床症状和体征消失，尿常规检查半年以内正常）218 例，好转（临床症状消失，尿常规检查仍有少量蛋白尿及红细胞、白细胞）37 例，无效（临床症状及尿常规检查未见改变）5 例。总有效率 98.1%。

【病案举例】　黄某，男，6 岁。其母代诉：15 天来头面皮肤出现多发性疖肿，经治疗后，疖肿好转。近 3 天头面部浮肿，眼睑较甚，尿少色赤，舌红、苔黄腻，脉滑数。体温 37.7 ℃。尿常规检查：蛋白（++），红细胞（++）。诊为水肿（疮毒内蕴型）。治宜清热解毒，利水消肿。以上方加味：浮萍、马鞭草各 12 g，地肤子（另包）9 g，七叶一枝花 6 g，益母草、地胆草、白茅根各 18 g，甘草 3 g。服 6 剂药后，体温正常，浮肿消退，疖肿已除。尿常规检查：蛋白（+），红细胞少许。药既中病，继守前方，去地肤子、七叶一枝花，服 6 剂，诸恙悉平。尿常规检查正常。半年后随访，未见复发。

【验方来源】　赵伟强．浮萍三草汤治疗小儿急性肾炎 260 例［J］．陕西中医，1993，14（9）：395.

按：小儿急性肾炎是儿科常见病之一，属中医学“水肿”等范畴。其病因病机究其所以，多责之于风、热、湿、毒侵袭人体，肺失通调，开合不利，水液潴留，泛溢肌肤，而成本病。浮萍三草汤专为此而设，方中浮萍轻浮升散，善开毛窍，功善发汗开鬼门，下水洁净腑，前贤曾有“发汗胜于麻黄，行水捷于通草”之说，冠为主药；“水不行则病血”，故用地胆草、马鞭草、益母草既善清热利水，又长于祛瘀消肿。该方组方简洁，药专力宏，无副作用，用治肾炎，奏效甚速。

陈氏风水方

【药物组成】　麻黄、金银花各6 g，黄芪10 g，茯苓皮、桑白皮各5 g，甘草3 g。

加减：表邪重者，加桂枝、防风各5 g；热甚者，倍金银花，另加连翘10 g；尿少者，倍麻黄，再加白茅根10 g；血尿者，加生地黄、茜草各10 g；上呼吸道感染者，加用青霉素等。

【适用病症】　小儿急性肾小球肾炎。

【用药方法】　每天1剂，水煎2次，分早、午、晚3次服。以上为8岁儿童量。

【临床疗效】　此方治疗小儿急性肾小球肾炎32例，治愈（浮肿消失，体温正常，尿常规检查蛋白、管型转阴）23例，有效（浮肿基本消退，蛋白、管型仍然阳性）8例，无效（治疗10天以上，诸症状不减甚至加重者）1例。总有效率96.9%。

【验方来源】　张茂年. “陈氏风水方”治疗小儿急性肾炎32例［J］. 安徽中医临床杂志，2000，12（4）：310.

按：陈氏风水方是陈龙卿医师经验方。方中主药麻黄，发汗解表，平喘利水，主治伤寒表实，风水浮肿；伍黄芪益气固表，利水消肿。此二味药，一解一固，相反相成。佐金银花以治原发病灶；茯苓皮、桑白皮去除肌肤之湿；甘草和中，协调诸药。更因随症加减，药切病机而取桴鼓之效。

麻黄连翘赤小豆汤

【药物组成】 麻黄 4 ~ 6 g，赤小豆 20 g，蝉蜕、防风各 6 g，连翘、茯苓皮、车前子（包煎）各 10 g，生姜皮 5 g。

加减：扁桃体炎及咽部肿痛者，加牛蒡子、大青叶；皮肤疮疖疱疹未愈者，加金银花、地肤子、土茯苓；尿常规检查红细胞（+++ ~ ++++）者，加旱莲草、小蓟、白茅根；尿蛋白（+++）者，加地龙、石韦；白细胞增多者，加白花蛇舌草。于服药 1 周后见辨证偏阴虚者，加女贞子、生地黄；脾肾渐复，余邪未尽者，酌加山药、芡实、薏苡仁。

【适用病症】 小儿急性肾小球肾炎。

【用药方法】 每天 1 剂，水煎 2 次，分早、晚服。14 天为 1 个疗程。

【临床疗效】 此方治疗小儿急性肾小球肾炎 128 例，痊愈（服药 1 个疗程，临床症状全部消失，尿常规连续检查 3 次均正常，肾功能正常，随访 1 ~ 2 年无复发者）106 例，显效（服药 2 个疗程，临床症状消失，尿常规检查大致正常，偶见少量蛋白或红细胞、白细胞、沉渣管型，症状稳定 1 年以上者）11 例，有效（服药 2 个疗程临床症状基本消失，但尿常规检查为异常者）5 例，无效（服药 2 个疗程，临床症状稍有改善或依然，或加重，尿常规检查无改善者）6 例。总有效率 95.3%。

【病案举例】 江某，男，8 岁。患儿半个月前发热、咳嗽、鼻塞流涕，经治后缓解。3 天前突见颜面眼睑浮肿，随即遍及全身。诊见：皮肤光薄，水肿凹陷易复，双侧扁桃体Ⅱ度肿大、充血，体温 38.3 ℃。舌红、苔薄黄，尿少色如酱油样。尿常规检查：蛋白（+++），红细胞（++++），管型（+），脓球少许。血常规检查：白细胞 $15 \times 10^9/L$，中性粒细胞 0.83。诊为阳水

（风热型）。此乃风邪外袭，肺脾气化失调，风水相搏，泛溢肌肤所致。治拟疏散风热，宣肺利水。麻黄连翘赤小豆汤加减：麻黄、生姜皮各 5 g，连翘、蝉蜕、茯苓皮、车前子（包煎）各 10 g，赤小豆、白茅根各 20 g，防风 6 g，旱莲草 15 g。守方服 14 剂，浮肿诸症悉除。尿常规检查连续 3 次阴性，痊愈出院。

【验方来源】　陈建平．麻黄连翘赤小豆汤治疗小儿急性肾炎 128 例［J］．陕西中医，1999，20（11）：501.

按：治疗小儿急性肾小球肾炎，除遵循“发汗、利小便”的基本治则外，还要注意宣肺利水和清热解毒的治疗法则。盖宣肺之法，上能疏启鬼门，宣散水气，下能通调水道，下输膀胱，排除水湿浊滞，而使水肿得消。清热解毒之品，能清除外邪，而使病因得除。方中以麻黄、蝉蜕宣肺利水；连翘、赤小豆清热解毒，利水消肿；生姜皮、茯苓皮取其以皮治皮，以祛皮间水湿；车前子、防风清热除湿，利水消肿；更以连翘、蝉蜕、麻黄疏散外邪，内能清热利湿，开鬼门，洁净腑，兼而行之。本方药性平和，毫无峻猛伤正之虞，适用于治疗小儿急性肾小球肾炎属阳水者。

肾炎九味汤

【药物组成】　金银花、连翘、山药、白茅根各 30 g，蝉蜕、泽泻、旱莲草、土茯苓各 10 g，益母草 15 g。

加减：发热咽痛者，加石膏、黄芩；血尿为主者，酌加三七粉、茜草、生地黄、赤芍、牡丹皮；颜面肿甚者，加麻黄、桑白皮；下肢肿甚或出现腹水者，加大腹皮、枳壳、猪苓、木通、车前子；纳差者，加太子参、鸡内金、莱菔子；大便干者，加大黄。

【适用病症】　小儿急性肾小球肾炎。

【用药方法】　每天1剂，水煎服。处方剂量根据患儿年龄大小适当增减。治疗期间要求低盐饮食，避免过度活动。对于服药困难的患儿，注意说服、引导，可采取多次少饮法服药，不必强调每天2次尽剂。

【临床疗效】　此方治疗小儿急性肾小球肾炎130例，痊愈（临床症状、体征、实验室检查完全正常）114例，其中15天内治愈者96例，30天内痊愈者18例，痊愈病例中17例为经西药治疗无效的复治病例；好转（临床症状、体征、实验室检查部分正常）13例；无效（临床症状、体征、实验室检查无变化或反复）3例，均为复治病例。总有效率97.7%。

【病案举例】　周某，女，7岁。因扁桃体发炎，体温38.8℃，内服螺旋霉素片及肌内注射盐酸林可霉素等无效，1周后颜面浮肿，腹部胀满，尿常规检查后某院诊断为“急性肾小球肾炎”。西药治疗2周余，病情未能控制。后体温又升至39.8℃，且持续不降。诊见：双侧扁桃体充血、肿大，腹膨隆，脐凹消失，尿少，大便干，恶心，不思食。舌质红、苔黄厚腻，脉濡数，测血压17.3/11.5 kPa。血常规检查：白细胞11×10^9/L，红细胞3×10^{12}/L，中性粒细胞0.74，淋巴细胞0.26。尿pH6.5，尿密度1.020，尿蛋白0.3 g/L，高倍镜下白细胞0～1个，红细胞2～6个。辨证为热毒蕴结，气滞水停。处方：金银花、连翘、石膏、麦冬、白茅根各30 g，蝉蜕、土茯苓各15 g，益母草、旱莲草各15 g，大腹皮、枳实各10 g，大黄（另包后下）6 g。每天1剂，3天后体温控制，水肿逐渐改善。守方加减调治月余，诸症状消失。随访1年，未见复发。

【验方来源】　王锁欣，李敏．肾炎九味汤治疗小儿急性肾炎130例［J］．陕西中医，1996，17（10）：436.

按：小儿脏腑娇嫩，腠理疏薄，外邪入侵，易伤脏腑，故小儿急性肾小球肾炎临床以湿热毒邪蕴结为主要病理表现。因此，清热解毒利尿是治疗的重要环节。肾炎九味汤以清热解毒利尿为主，佐以健脾之山药，以顾护正气。更兼凉血止血、化瘀消肿之品，在控制感染，消除血尿、蛋白尿、水肿及高血压等方面有其积极作用。临床抓住热毒这一主要矛盾，并注意调整水液代谢障碍的各个环节，对提高疗效大有裨益。

加减竹叶石膏汤

【药物组成】　淡竹叶 9 ~ 12 g，生石膏（先煎）20 ~ 30 g，麦冬 6 ~ 12 g，牡丹皮 6 ~ 10 g，白茅根、鹿衔草、车前草各 10 ~ 15 g，蝉蜕 5 ~ 9 g，六一散（包煎）10 ~ 18 g，粳米 10 g。

加减：伴咽喉肿痛者，加忍冬藤 15 ~ 30 g，芦根 10 ~ 15 g；伴血压偏高者，加夏枯草、钩藤各 6 ~ 9 g；伴尿中白细胞者，加小青草 10 ~ 15 g，一枝黄花 9 ~ 12 g。

【适用病症】　小儿急性肾小球肾炎。

【用药方法】　每天 1 剂，水煎 2 次，每次约取药液 100 mL，分早、晚服。同时配合西药青霉素常规治疗，连用 7 ~ 10 天。

【临床疗效】　此方治疗小儿急性肾小球肾炎 112 例，治疗 2 个月后，痊愈（浮肿消退，血尿消失，血压正常，尿常规检查正常，血沉、补体 C_3、抗“O”、血尿素氮正常）107 例，好转（浮肿基本消退，尿常规检查仍有少量蛋白及红细胞，血沉、补体 C_3、抗“O”、血尿素氮正常）5 例。临床治愈率 95.5%。

【病案举例】　张某，男，10 岁。患儿 1 周前开始发热，咽喉肿痛，昨天起出现颜面下肢浮肿，倦怠乏力，小便短赤，大便偏干，每天 3 次，口苦口黏，舌质红、苔薄黄，脉沉数。尿常规检查：蛋白（++），红细胞（++），血清抗“O”800 U，补体 $C_3$0.6 mg/mL，血沉 26 mm/1h。证属湿热壅盛。诊断：急性肾炎。予加减竹叶石膏汤清热利湿，凉血止血：淡竹叶、大蓟、小蓟、芦根、车前草、粳米各10 g，生石膏（先煎）30 g，牡丹皮炭8 g，白茅根20 g，鹿衔草、茜草、六一散（包煎）、忍冬藤各15 g，蝉蜕5 g，每天1剂。同时加西药青霉素40万U，肌内注射，每天2次。7天后二诊：患儿浮肿已退，尿量增加，无发热、咽痛。复查尿常规：蛋白（+），红细胞少许。宗原法再进7剂。又三诊：患儿浮肿等症状消失，尿常规检查正常，血沉5 mm/1h，补体C_3正常，抗“O” <400万U。随访1年无恙。

【验方来源】 刘小菊. 竹叶石膏汤加减治疗小儿急性肾小球肾炎112例［J］. 四川中医，2000，18（11）：39.

按：小儿急性肾小球肾炎起病急，以水肿、血尿、蛋白尿、少尿为临床特征，归属于中医学“水肿”“尿血”等范畴。由于小儿腠理疏松，卫外不固，肾气不足，易为外邪所侵，伤及脏腑，常影响肺、脾、肾三脏水液代谢功能，导致水液潴留而见浮肿；又由于小儿为稚阴稚阳之体，感邪之后极易化热而呈湿热之象，热伤血络即见血尿。所以治疗上当以清热利湿、凉血止血为主，用竹叶石膏汤以清热凉血，加车前草、白茅根等清热利湿，鹿衔草、茜草等化瘀止血，蝉蜕祛风抗敏，粳米和胃调中。

参归八物汤

【药物组成】 丹参、益母草各10～30 g，当归、川芎、牡丹皮、地龙、蝉蜕各5～10 g，大黄3～6 g。

加减：若感受风邪者，加麻黄、金银花、蒲公英；毒热内盛，伤及血络者，加大蓟、小蓟、白茅根、茜草；脾虚水泛者，合五苓散；肺脾气虚者，合五苓散和玉屏风散；湿毒内盛，水气上凌心肺者，合己椒苈黄丸。

【适用病症】 小儿急性肾小球肾炎。

【用药方法】 每天1剂，水煎服。必要时配合西医常规疗法。

【临床疗效】 此方治疗小儿急性肾小球肾炎28例，治愈（临床症状、体征消失，尿常规检查连续3次正常，肾功能正常，出院后连续追踪1年尿常规检查及艾迪氏计数正常）22例，好转（水肿基本消退，血压正常，并发症消失；肾功能无明显障碍，尿常规检查轻度异常）6例。

【病案举例】 韩某，男，6岁。患儿浮肿少尿3天，有皮肤疮毒。诊见：发热烦渴，腹胀便干，小便短赤，甚至可见血尿，颜面肢体浮肿，舌质红、苔黄腻，脉滑数。尿常规检查：蛋白（+++），红细胞（++++），管型（+）。血常规检查：白细胞14.1×10^9/L，中性粒细胞0.72，淋巴细胞0.20。证属毒热内侵，气血瘀滞，治拟参归八物汤加大蓟、小蓟各10 g，白茅根30 g，蒲公英、金银花、茜草各15 g，5剂。每天配合肌内注射青霉素480万U。5天后复诊：浮肿消退，热降便通。尿常规检查：蛋白（+）。原方再进3剂，续注青霉素3天。三诊：复查尿、血常规均在正常范围，停青霉素，原方去大黄、大蓟、小蓟，续服15剂。以后连续3周尿常规复查均为阴性。

【验方来源】 吕璞琪. 中西医结合治疗小儿急性肾炎28例［J］. 浙江中医杂志，1998（5）：213.

按：小儿急性肾小球肾炎多为小儿腠理不密，皮肤薄嫩，易为外邪侵袭，伤及肺、脾、肾三脏，导致水液代谢障碍所致。一般以宣肺利水、清热利湿、健脾化湿、养阴清热等法治之。但在临床上应用活血化瘀法，常得心应手。参归八物汤中，丹参、益母草行血消水，伍以当归、川芎、牡丹皮、大黄加强活血化瘀之力，配地龙、蝉蜕祛风解邪力强。药理研究表明，丹参、益母草、当归、川芎等能扩张血管，改善微循环，以利尿消肿，恢复肾功能；大黄有减少蛋白尿的作用；地龙、蝉蜕有抗组胺、利尿之力。诸药配伍，共奏行血利水之功。

二金止血汤

【药物组成】 金顶龙芽草（仙鹤草）、金陵草（旱莲草）、血余炭各 12 g，炒栀子、生地黄、小蓟、地骨皮、阿胶、杜仲、菊花各 10 g，白茅根 20 g，藕节 3 个。

加减：有水肿者，加茯苓皮、大腹皮、车前子；有蛋白尿者，加萆薢、薏苡仁、白术、炒三仙（炒谷芽、炒麦芽、炒山楂）、茯苓等；有皮肤感染者，加金银花、连翘、紫花地丁、蒲公英等清热解毒药；血压高者，加钩藤、石决明等。

【适用病症】 小儿急性肾小球肾炎血尿。

【用药方法】 每天 1 剂，水煎服。

【临床疗效】 此方治疗小儿急性肾小球肾炎血尿 23 例，治愈（临床症状、体征消失，尿常规检查连续 3 次正常，肾功能正常，出院后连续追踪 1 年尿常规检查及艾迪氏计数正常者）21 例，好转（临床症状、体征缓解，肾功能无明显障碍，尿常规检查轻度异常）2 例。

【病案举例】 李某，女，6 岁。因全身浮肿半个月，间断性发热 3 天以急性肾小球肾炎收入儿科。诊见：急性病容，神志清楚，面部浮肿，双下肢呈凹陷性水肿，体温 36.6℃，脉搏 84 次/分，呼吸 24 次/分，血压 16/12 kPa，舌质淡红、苔微黄，脉微数。血常规检查：白细胞 5.6×10^9/L，血红蛋白 94 g/L，红细胞 3.31×10^{12}/L，血沉 42 mm/1h，血胆固醇 2.6 mmol/L，血肌酐 114 μmol/L，尿素氮 12.2 mmol/L，补体 C_3 1.75 g/L。尿常规检查：尿呈黑色样血尿，红细胞（+++），尿蛋白（±）。12 小时艾迪氏计数：肉眼血尿无法计数。24 小时尿蛋白定量 0.39 g，为轻度蛋白尿。证属湿热蕴结下焦，迫血妄行。治以清热凉血止血，利水消肿。处方：二金止血汤加茯苓皮、车前子、石决明各 12 g，3 剂。二诊：血尿减轻，浮肿渐消，尿量增多，尿色清亮淡黄，血压 13.3/9.3 kPa，尿蛋白（-）。上方去石决明、菊花，加太子参 12 g，炒三仙、鸡内金各 10 g，7 剂。三诊：复查尿常规仅红细胞少许；患儿面色好转，浮肿消退，纳食尚可。继服中药 10 剂。四诊：复查尿常规示尿色清，无异常。原方去收湿止血药加山茱萸、何首乌各 12 g。带药数剂回家，嘱坚持服药，定期复查，卧床休息，少盐饮食。追踪 1 年，尿常规检查和艾迪氏计数均正常。

【验方来源】 汪青志. 二金止血汤治疗小儿急性肾炎血尿 23 例［J］. 湖北中医杂志，1997，19（4）：31.

按：血尿是小儿急性肾小球肾炎典型症状之一。因小儿为纯阳之体，稚阴未长，易出现阴伤阳亢的证候。一旦受邪最易从阳化热，热伤血络，迫血妄行而尿血。在病之初多表现实证、热证，治疗应以清热凉血、收敛止血为主。病久则脏腑受损，肾气不固，脾虚气陷，失去统摄，精气外泄，治疗应以滋补肝肾健脾为主，并需要较长时间的巩固治疗。二金止血汤取龙芽草（仙鹤草）清营止血，芳香透络，亦可散瘀；金陵草（旱莲草）凉血止血，且有收敛消炎抑菌作用。血余炭、藕节收湿止血；生地黄凉血止血生血；地骨皮凉血止血，清退虚热；小蓟专治尿血；炒栀子泻心肺三焦之火而止血；白茅根清热凉血利尿消肿；杜仲、菊花可以降压；阿胶补血止血，滋阴润燥。总之，上述中药的治疗，有助于解除全身小血管痉挛，减轻组织水肿，抑制异常免疫反应可能导致的肾脏损害，有效地控制各种临床症状及血尿的发生。在恢复期用何首乌、山茱萸，有益精血、滋阴强壮的作用，加党参、黄芪可增强机体抵抗力，促进体内红细胞和血红蛋白的增加，改善内环境。后期通过 1～3 个月的巩固治疗和精心调养，即可恢复正常。

桑白皮汤

【药物组成】 桑白皮 20 g，赤小豆 30 g，连翘、黄芩各 10 g，金银花 15 g，白茅根 18 g。

加减：若浮肿明显、血压不高者，加麻黄、车前子；有腹水者，加大腹皮、猪苓；血尿（++）以上者，加紫草、小蓟、仙鹤草；血压高者，加钩藤、丹参；发热、咽喉炎、扁桃体肿大者，重用连翘，加夏枯草、板蓝根等。

【适用病症】 急性肾小球肾炎。

【用药方法】 每天 1 剂，水煎服。15 天为 1 个疗程。恢复期以六味地黄丸巩固疗效。

【临床疗效】 此方治疗急性肾小球肾炎 45 例，痊愈（浮肿消失，血压正常，尿常规检查 3 次以上无异常者）43 例（其中 2 个疗程以内痊愈 30 例，3 个疗程及其以上痊愈 13 例），无效（连续治疗 3 个月以上，浮肿不退，尿常规检查无改变）2 例。总有效率 95.6%。

【病案举例】 王某，男，14 岁。主诉：面部及双下肢浮肿 5 天，伴咳嗽、咽痛、腰痛。患儿 1 周前因受凉后发热，咳嗽，咽痛，经治疗症状不减。诊见：体温 37.5℃，血压 20/13 kPa，眼睑面部浮肿，咽红，呼吸音粗，双下肢明显浮肿，小便黄浊短少，舌尖红、苔白微黄，脉浮；左肺可闻及湿性啰音，两肾区叩痛。血常规检查：白细胞 9.6×10^9/L，中性粒细胞 0.74。尿常规检查：蛋白（++），脓球（++），红细胞少许，透明管型少许。胸透：左上肺有片状阴影。西医诊断：①急性肾小球肾炎；②左肺过敏性肺炎。中医诊断：阳水（风水型）。治宜宣肺解表，清热解毒，利水消肿。方用桑白皮汤加泽泻 10 g，夏枯草、钩藤各 12 g，5 剂。二诊：浮肿减轻，尿量增多，每天约

15 500 mL，血压 16/10 kPa，咳嗽、咽痛止。前方减钩藤、夏枯草，加麻黄、陈皮各 6 g，防风 10 g，6 剂。三诊：尿常规检查正常，血压正常，无自觉不适。以六味地黄丸善后巩固疗效，随访数年未复发。

【验方来源】　封生荣. 桑白皮汤治疗急性肾炎 45 例 [J]. 陕西中医，1992，13（3）：107.

按：急性肾小球肾炎属中医学“水肿”阳水范畴，致病原因多为外感风邪或湿热内蕴引起水液代谢功能障碍。根据此病因病机，拟桑白皮汤治疗。方中黄芩、金银花、连翘、白茅根、赤小豆等辛凉解表，清热解毒，对呼吸道感染及链球菌有抑制作用，黄芩还有抗炎抗变态反应作用，能抑制组织化脓性皮肤反应及过敏性之浮肿和炎症；桑白皮、黄芩、泽泻还有降压作用。诸药合用共奏宣肺利水、清热解毒之功效。

肾宁散

【药物组成】　益母草、黄芪各 30 g，蝉蜕、丹参、虎杖、车前子各 15 g，泽泻 20 g，茯苓 10 g。

加减：蛋白尿甚者，重用黄芪；血尿甚者，倍用丹参；有管型者，加生地黄；水肿甚者，加麻黄。

【适用病症】　急性肾小球肾炎。

【用药方法】　每天 1 剂，水煎服。

【临床疗效】　此方治疗急性肾小球肾炎有良效。

【病案举例】　张某，男，9 岁。发热，尿少，浮肿 3 天。诊见：体温 39.2 ℃，眼睑及双下肢浮肿，尿量减少，伴乏力、纳呆。尿常规检查：尿蛋白（+++），醛固酮（++），管型0～2 个。诊断为急性肾小球肾炎，曾用青霉素 480 万 U 静脉滴注 3 天无效，改用中医疗法。遂用益母草、黄芪各 20 g，蝉蜕、丹参、生地黄、虎杖、车前子各10 g，麻黄5 g。服3剂后热退，小便增多。尿常规检查：尿蛋白（+），醛固酮（-），无管型。上方减生地黄，加泽泻、茯苓，继服5剂，临床症状消失。随访半年未见复发。

【验方来源】　吴忠廉．肾宁散治疗急性肾炎［J］．湖北中医杂志，1997（02）：57．

按：急性肾小球肾炎是临床常见疾病，多发于感染之后，以血尿、少尿、蛋白尿、水肿、高血压为主要临床表现，属中医学“水肿”“血尿”范畴。主要由于风热外袭或湿热内侵，导致肺、脾、肾三脏功能失调，水道受阻，血络受损。方中蝉蜕属昆虫类，入肝、肺经，以皮治皮，有疏散风热之长。有文献报道，蝉蜕具有抗菌、灭病毒作用；益母草微苦微寒，活血化瘀，消水解毒，用于气血瘀阻，水湿内停所致浮肿、尿少不利者，疗效甚佳；脾气虚弱，清阳不升，精微下注而外溢是导致蛋白丢失的主要病机，黄芪补气固摄，利尿解毒，可改善肾损害，控制蛋白尿，提高人体的免疫功能；丹参活血止血，去瘀生新；虎杖利湿祛瘀，清热利尿；车前子为清热利尿通淋之要药；泽泻、茯苓蒸化气机，通调水道。诸药合用，共奏疏散风热、活血祛瘀、补气固摄、化气利水之功。

银翘丹参汤

【药物组成】　金银花、连翘、丹参、茯苓各15 g，赤芍10 g，白茅根、益母草各30 g，赤小豆20 g，甘草6 g。

可随症加减。

【适用病症】　急性肾小球肾炎。

【用药方法】　每天1剂，水煎服，连服7～14天。西药：青霉素80万U，肌内注射，每天2次，连用1～2周；血压过高者，可用降压药控制血压。并嘱患者卧床休息，低盐饮食。

【临床疗效】 此方治疗急性肾小球肾炎20例，显效（7天内水肿消失，血尿、蛋白尿转阴，血压正常，一般情况良好，随访半年无复发者）10例，好转（14天内水肿消失，血尿、蛋白尿转阴，血压正常，一般情况良好，随访半年无复发者）7例，有效（15天后临床症状消失，血尿、蛋白尿仍在少许至“+”之间者）2例，无效（15天后血尿、蛋白尿、水肿无好转）1例。总有效率95%

【病案举例】 张某，女，12岁。1周前患急性扁桃体炎。4天后，突发眼睑、脸面及双下肢浮肿。诊见：浮肿，发热，咽喉肿痛，舌苔薄白，脉浮微数，血压16/12 kPa。尿常规检查：蛋白（++），红细胞（+++），白细胞（+），颗粒管型（+）。诊断为急性肾小球肾炎。属风热犯肺，水道不通。治拟清热解毒，疏风宣肺，利水消肿，活血化瘀。药用金银花、连翘、茯苓、丹参、板蓝根各15 g，白茅根、益母草各30 g，赤芍、杏仁各10 g，赤小豆20 g，甘草6 g，3剂。青霉素80万U肌内注射，每天2次。3天后复诊：热退，浮肿减轻，咽喉痛消失，血压降至14/10 kPa；尿常规检查：蛋白（+），红细胞（+），颗粒管型消失；少汗，精神、饮食好转。续以上法施治。4天后三诊：临床症状消失，尿常规检查正常。停用青霉素，中药继续同上治疗1周，反复检查尿常规正常而愈。随访半年无复发。

【验方来源】 胡子生. 急性肾炎临床治疗小结［J］. 湖北中医杂志，1994，16（4）：43.

按：中医认为，急性肾小球肾炎多为风邪袭肺，肺失肃降，水道不利所致。现代医学认为本病为链球菌感染后引起肾小球炎症反应，形成抗肾抗体型肾炎。采用中药清热解毒，利水消肿，活血化瘀及配合青霉素是治疗急性肾小球肾炎行之有效的方法。

中药金银花、连翘清热解毒；丹参、赤芍活血化瘀；白茅根清热凉血，利水消肿，对消除尿中红细胞有较好的疗效；益母草行血祛瘀利水，长于消除尿中蛋白；赤小豆行水消肿解毒；茯苓健脾利湿消肿；甘草调和诸药。加用青霉素以消除体内存留的链球菌等感染灶，防止其反复与迁延不愈。

四草清肾汤

【药物组成】　鱼腥草、白花蛇舌草、车前草、益母草各15 g，石韦、冬葵子各10 g，白茅根30 g。

加减：血压偏高者，加钩藤15 g，怀牛膝10 g；水肿明显者，加猪苓、茯苓、泽泻各10 g。

【适用病症】　急性肾小球肾炎。

【用药方法】　每天1剂，水煎3次，共取药液500 mL，分3次服。10天为1个疗程。

【临床疗效】　此方治疗急性肾小球肾炎44例，痊愈（浮肿消退，血尿消失，血压正常，尿常规检查3～6个月内正常）39例，好转（症状改善，尿常规检查仍有少量蛋白及红细胞、白细胞）5例。总有效率100%。

【病案举例】　崔某，女，9岁。恶寒发热伴咽痛2天。诊见：发热微恶寒，体温38.2℃，面部浮肿，咳嗽咽痛，食少作恶，小便黄少，舌尖红、舌苔薄黄，脉浮数。尿常规检查：蛋白（+），红细胞（+++），白细胞（+），颗粒管型少许。诊断为急性肾小球肾炎。病由风热外袭，肺失通调，风水相搏，水湿上溢。拟疏风宣肺，清热利水。四草清肾汤加金银花、连翘、浮萍、防己、杏仁各10 g。上方连服6剂，诸症状消退，尿常规检查红细胞（+），转以清利轻剂稍佐健脾扶正。处方：鱼腥草、白花蛇舌草、车前草、益母草、薏苡仁、茯苓、泽泻、山药各

10 g，白茅根 15 g。再服 5 剂，诸症状皆除，尿常规检查正常。拟健脾益肾，少佐清利解毒以善后。处方：太子参、黄芪各 15 g，茯苓、泽泻、山药、薏苡仁、怀牛膝、白花蛇舌草、益母草各 10 g，白茅根 15 g，连服 10 剂，一切正常。后以白茅根煎水送服六味地黄丸以巩固疗效。随访未复发。

【验方来源】 刘殿青. 四草清肾汤治疗急性肾炎 44 例[J]. 陕西中医，1994，15（10）：439.

按：根据祖国医学脏腑理论学说，结合现代药理研究，经过反复实践，药物筛选，组成以四草为主药的四草清肾汤。方中鱼腥草味辛、性寒，入肺经，有清肺泄热、利尿通淋之功，盖肺为水之上源，上清则下利，故可治疗肾炎的水肿、蛋白尿；白花蛇舌草清利解毒，活血利水，现代药理研究认为本品有增强白细胞及网状内皮细胞的吞噬功能，可抑制免疫炎性反应，改善细胞膜的通透性，从而有消除水肿、蛋白尿的作用；车前草清热利湿消肿，对肾炎的浮肿、高血压、血尿有较好的治疗作用；益母草活血止血，利水消肿，可以改善肾脏微循环，改善细胞膜的通透性，对血尿、蛋白尿有明显的改善作用；石韦、冬葵子、白茅根清热利水，止血消肿，是治疗急性肾小球肾炎的良药。诸药合用，清肺利湿，消肿解毒，对急性肾小球肾炎确有较好的疗效。临床治疗发现，本病在恢复期以健脾补肾固本的同时，仍需少佐以清热解毒之品（首推白花蛇舌草）以肃余邪，这是保证急性肾小球肾炎恢复后不易复发的重要治疗方法。

宣肺活血汤

【药物组成】 麻黄、桂枝、羌活、杏仁、蝉蜕、地龙各 10 g，白茅根、益母草、车前草、玉米须各 30 g，甘草 3 g。

加减：颜面肿甚者，加紫苏叶、生姜皮各 10 g；双下肢肿甚者，加猪苓、茯苓、泽泻、大腹皮各 10 g；血尿甚者，加侧柏叶、藕节、蒲黄各 10 g；尿蛋白甚者，加雷公藤、鹿衔草、柿叶各 15 g。待肿消后麻黄、桂枝、羌活减半，合用玉屏风散。

【适用病症】 急性肾小球肾炎。

【用药方法】 每天 1 剂，水煎分服。2 周为 1 个疗程。

【临床疗效】 此方治疗急性肾小球肾炎 50 例，临床治愈（临床症状消失，尿常规检查连续 5 次阴性，3 个月内无复发者）42 例（其中 1 个疗程治愈 25 例，2 个疗程治愈 17 例），好转（症状明显改善或基本消失，尿常规检查转阴有复发者）5 例，无效（症状及尿常规检查均无明显改善）3 例。总有效率 94%。

【病案举例】 蒙某，女，7 岁。患儿于 2 个月前因颜面浮肿，尿呈洗肉水样，诊为“急性肾小球肾炎”，经中西药治疗，疗效欠佳。3 天前，因受凉后出现恶寒，发热（37.8 ℃），咽痛，咳嗽，继见颜面及双下肢浮肿，尿少色赤，神疲纳差，苔白腻、脉浮滑。尿常规检查：蛋白（+++），红细胞（++++），透明管型（++）。诊断为急性肾小球肾炎。证属风寒束肺，宣肃失司，血涩经络。治以宣肺发表，活血利水。用宣肺活血汤加紫苏叶、生姜皮、侧柏叶、鹿衔草各 15 g，嘱低盐饮食。二诊：服上方 5 剂后水肿消，唯感神疲纳差，尿常规检查蛋白（++），红细胞（++）。上方去紫苏叶、生姜皮、羌活，麻黄、桂枝减半，加黄芪、白术、焦三仙各 20 g。三诊：症状消失，尿常规检查正常。续进 5 剂后改用黄芪 30 g，白术 15 g，地龙、蝉蜕、鹿衔草、雷公藤、防风各 10 g，5 剂，早晚各服六味地黄丸 6 g，复查尿常规已正常。随访 6 个月无复发。

【验方来源】 胡文宽. 宣肺活血汤治疗急性肾炎 50 例[J]. 陕西中医，1993，14（4）：152.

按：急性肾小球肾炎为肺失宣肃，通调失职，气机阻滞，血涩经络，故用宣肺发表、活血利水之法。方中麻黄、杏仁、桂枝、羌活、蝉蜕宣肺发表，散结通阴，亦即借“开鬼门”之药行“洁净腑”之用；白茅根、益母草、玉米须、车前草活血利水；地龙启上而宣降肺气，泄下以利州都气化。诸药合用则肺气得宣，水道通调，三焦气化如常，肾开合有度，清升浊降，血无以滞，故水肿易消，蛋白尿、血尿亦除。

五味消毒化瘀汤

【药物组成】 金银花、野菊花、蒲公英、紫花地丁、益母草各15 g，天葵子、当归、赤芍、蝉蜕、丹参、地龙各10 g，红花5 g。

加减：尿血甚者，减红花，加小蓟、白茅根、旱莲草；水肿甚者，加车前子、玉米须、大腹皮；咽痛甚者，加黄芩、板蓝根；尿蛋白持续不降者，加金樱子、桑螵蛸、紫苏叶。

【适用病症】 急性肾小球肾炎。

【用药方法】 每天1剂，水煎2次，分早、晚服。40天为1个疗程。小儿剂量略减。

【临床疗效】 此方治疗急性肾小球肾炎150例，治愈（水肿消失，血压正常，尿常规检查连续3次正常，3个月后复查疗效巩固，肾功能正常）142例，好转（水肿消失，血压正常，尿常规检查轻度异常或疗效不巩固，肾功能无明显障碍）6例，无效（转西医治疗）2例。总有效率98.67%。其中80例进行了3个月追访，保持疗效76例。

【病案举例】 刘某，男，15岁。双眼睑浮肿5天，下肢浮肿1天，诊断为“急性肾小球肾炎”收住院治疗。患者1个月前头部患疮疡，溃烂化脓。5天前清晨眼睑浮肿如卧蚕状，下午逐渐消失。昨天起颜面浮肿加重。诊见：目不能开，膝关节以下轻度凹陷性水肿、皮色光亮，发热微恶寒，体温38 ℃，血压

19/10 kPa，苔白腻，脉弦，尿少，双肾区叩痛。尿常规检查：尿蛋白（++++）。镜检：白细胞（+++），红细胞（+），管型（+）。血常规检查：白细胞 11.2×10^9/L，中性粒细胞 0.78，淋巴细胞 0.22，血红蛋白 98 g/L，血尿素氮 9.8 mmol/L。确诊为“急性肾小球肾炎”。中医诊为“水肿”。证属风邪湿毒，郁阻肌表，水停气阻。治宜清热解毒，理气行瘀。处方：五味消毒化瘀汤加白茅根、车前子各 12 g，玉米须、紫苏叶各 10 g。4 剂。嘱卧床休息，低盐饮食。复诊：水肿消退，苔薄白，脉弦缓，原方加红花 5 g，5 剂。三诊：临床症状消失，原方减车前子，5 剂。四诊：尿常规检查：尿蛋白（-）；血常规检查正常，血尿素氮 6.2 mmol/L，血压 16/9 kPa。原方减红花、紫苏叶，5 剂。15 天出院，以六味地黄汤加减服药 10 天。追踪 3 个月疗效巩固。

【验方来源】 张丽霞，吴水盛. 五味消毒化瘀汤治疗急性肾炎 150 例 [J]. 陕西中医，1997，18（4）：145.

按：风邪湿气或疮毒侵淫，不论寒热，均能损伤肾络，阻遏气机，发生瘀阻，壅遏脉道而成瘀积之症，这就是急性肾小球肾炎病机所在。五味消毒饮能清热解毒，有抗链球菌和葡萄球菌的作用，减轻或消除继发性免疫功能的损害，促进肾功能恢复，调节肾小球毛细血管的通透性，使蛋白质等精微物质丢失减少，消除蛋白尿。活血化瘀药物能改善人体微循环，增加组织细胞通透性，有利于清除体内淤积的有害毒素，因而获得较好疗效。

白金益肾汤

【药物组成】 白茅根、金银花、益母草各 10～30 g，竹叶 5～10 g。

加减：伴有高血压者，加夏枯草、桑叶、菊花、山楂；肉眼血尿或镜检红细胞2个“+”以上者，加生地黄炭、小蓟汁、藕节炭、阿胶珠；扁桃体肿痛者，加牛蒡子、板蓝根、射干、山豆根；脓皮病者，加紫花地丁、蒲公英、芙蓉叶；中耳炎者，加龙胆草、黄芩；腮腺炎者，加柴胡、大青叶；龋齿者，含化六神丸；纳呆呕吐者，加法半夏、陈皮、竹茹；大便干燥难解者，加大黄；全身浮肿明显者，加赤小豆、车前子。

【适用病症】 急性肾小球肾炎。

【用药方法】 每天1剂，水煎2次，分2~3次服。

【临床疗效】 此方治疗急性肾小球肾炎106例，临床治愈（水肿等症状与体征完全消失，3个月内每周尿检1次均为阴性）78例，好转（水肿等症状与体征基本消失，3个月内尿检有微量蛋白及少许红细胞）21例，无效（服本方10剂以上，水肿等症状与体征无明显改善，尿检无明显改变者）7例。总有效率93.4%。

【验方来源】 刘士正，隋瑛. 白金益肾汤治疗急性肾炎106例［J］. 陕西中医，1992，13（3）：106.

按：依据急性肾小球肾炎湿热壅滞，瘀血停着肾络的病理机制，拟定具有清利湿热、活血化瘀作用的白金益肾汤。方中金银花清热宣肺，消炎利尿，该药抗菌谱广，且有抗病毒作用；辅以白茅根、竹叶清热利尿，凉血止血，从而加强了利尿、消肿、降压作用；益母草活血化瘀，可改善和增强肾脏的血流量，从而使肾小球和肾小管得到修复、再生，促纤维化逆转。全方具有调节免疫、消炎和促进肾脏的修复作用。

三草蠲肾饮

【药物组成】 益母草、鹿衔草、车前草、萹蓄、瞿麦、白茅根、防己、大腹皮、茯苓皮、炒白术。（常规剂量）

加减：兼有恶寒、发热表证者，加麻黄、羌活、防风；风热咳嗽者，加杏仁、浙贝母、瓜蒌皮；皮肤化脓性感染者，加蒲公英、白花蛇舌草、七叶一枝花；浮肿消退后以消除蛋白尿为主，在上方的基础上加用党参、黄芪、蝉蜕、菟丝子、桑椹子、肉桂等。镜检血尿屡不消失者，可在辨证的基础上加用旱莲草、仙鹤草；尿色暗红，舌质微紫、舌边有瘀点、脉细数者可加山楂、赤芍、丹参。后期尿蛋白转阴者，以补益肾阴为法，投以六味地黄丸巩固疗效。

【适用病症】 急性肾小球肾炎。

【用药方法】 每天1剂，水煎服。

【临床疗效】 此方治疗急性肾小球肾炎33例，经上述治疗，临床症状全部消失，尿常规检查恢复正常时间最短者为4天，最长者为41天。33例均随访半年，未见复发。

【验方来源】 杨晓燕. 三草蠲肾饮治疗急性肾炎33例[J]. 安徽中医学院学报，2000，19（6）：22.

按：急性肾小球肾炎属中医学“水肿”范畴。其病因为感受外邪、饮食失调及劳倦过度。主要病理变化涉及肺、脾、肾三脏，即肺不能通调水道，脾不能运化水湿，肾不能蒸化水液，三焦通调失常，膀胱气化不利，而致水液排泄发生障碍。所治33例中，有10例患脓疱疮，6例患扁桃体炎，占全部病例48.5%。故此病初期应在清热利湿、解表消肿的同时，加用一些清热解毒药物，这对消除病因、缩短病程非常关键。浮肿消退后尿蛋白久不消失者，选加党参、黄芪、蝉蜕、菟丝子、桑椹子、肉桂等药补益脾肾。尿色暗红，舌边有瘀点者，在重用益母草的同时加丹参、赤芍、山楂以化瘀止血。益母草有清热利湿、活血调经之功，用于治疗急性肾炎，可提高疗效。

白茅根汤

【药物组成】　鲜白茅根 50 g，猪苓、炒蒲黄、小蓟、车前子、萹蓄、泽泻各 10 g，栀子 9 g，柴胡、升麻各 6 g，大蓟 15 g，甘草 6 g。

【适用病症】　急性肾小球肾炎。

【用药方法】　每天 1 剂，水煎 2 次，分早、晚服。连用 14 天为 1 个疗程。同时配合青霉素 80 万 U 肌内注射，每天 2～3 次，连用 2 周。

【临床疗效】　此方治疗急性肾小球肾炎 63 例，经 1 个疗程治疗，痊愈（症状完全消失，尿常规复查无异常，随访 3 个月无复发）37 例，好转（症状消除，尿常规复查有明显好转）26 例。总有效率 100%。26 例好转者经第 2 个疗程治疗均获痊愈。

【验方来源】　李明强．自拟白茅根汤为主治疗急性肾炎 63 例临床观察［J］．安徽中医临床杂志，2000，12（4）：311.

按：急性肾小球肾炎主要病因为风邪外袭，肺失通调或湿热内盛，三焦壅滞。以湿热为主，湿热下注膀胱，伤及血络是临床血尿、蛋白尿难以治愈的主要原因。同时湿热壅滞，中焦脾胃失其升清降浊功能，亦是难治原因。故在治疗上采取清热利湿、凉血止血之法。白茅根汤方中主药鲜白茅根清热利尿，凉血止血；车前子、萹蓄、泽泻、猪苓辅助白茅根清热利湿；炒蒲黄、大蓟、小蓟辅助白茅根收敛止血；栀子解三焦之热；柴胡、升麻补气升提，清者上升，恢复中焦升清降浊之功；甘草调和诸药。经临床应用，对急性肾炎血尿、蛋白尿疗效显著。

加味三仁汤

【药物组成】 杏仁、滑石、丹参各 12 g，薏苡仁、益母草各 15 g，白豆蔻 8 g，厚朴、法半夏、淡竹叶各 10 g，通草 6 g。

加减：若浮肿甚者，加车前子、大腹皮；血尿或尿中红细胞多者，加白茅根、小蓟；尿蛋白多者，加芡实、山药、蝉蜕；皮肤感染者，加金银花、蒲公英、连翘；血压升高者，加夏枯草、钩藤；发热咳嗽者，加麻黄。

【适用病症】 急性肾小球肾炎。

【用药方法】 每天 1 剂，水煎 2 次，分早、晚服。小儿剂量酌减。7 天为 1 个疗程。1 个疗程后复查尿常规。服药期间少食生冷油腻，忌食蛋类，低盐饮食，卧床休息。

【临床疗效】 此方治疗急性肾小球肾炎 68 例，痊愈（症状和体征消失，多次尿常规检查正常，3 年内无复发者）52 例，好转（症状和体征消失，尿蛋白微量，尿常规检查红细胞或管型少许）11 例，无效（症状和体征及尿常规检查均无改善或加重者）5 例。总有效率 92.6%。治疗时间最长 66 天，最短 12 天，平均 18 天。

【病案举例】 熊某，男，19 岁。患者 5 天前因游泳受凉，当晚发热恶寒，头痛流清涕，翌日咳嗽咽喉痛，胸闷食少，按“上感”治疗 2 天，症状稍缓解，但面部及周身浮肿，咳嗽加重。诊见：面目及双下肢浮肿，按之凹陷不起，咳吐白痰，头身困重，胸闷纳呆，口中黏滞，渴不欲饮，体温37.5 ℃，血压 18/10 kPa，小便微浊而少，舌质红、苔腻黄白相间，脉浮缓。血常规检查：白细胞 $7.2\times10^{9}/L$，中性粒细胞 0.68，淋巴细胞 0.32。尿常规检查：蛋白（+++），红细胞（++），白细胞 3~5 个，管型（+）。诊为急性肾小球肾炎。证属风邪挟湿，水湿内停，溢于肌肤。治宜祛风除湿，宣肺利水，通利三焦。上方加麻黄（先煎）10 g，大腹皮 12 g，白茅根 30 g，5 剂。药尽，咳嗽已止，胸闷消除，尿量增多，浮肿大消，诸症状改善。尿常规检查：蛋白（++），红细胞（+），白细胞 0～1 个，管型 0～1 个。上方去麻黄、法半夏、滑石，加黄芪、山药、芡实，继服 10 剂。药尽，症状消失，尿常规检查正常。3 个月后相继复查尿常规 5 次均正常。随访 1 年未复发。

【验方来源】 陈维初. 加味三仁汤治疗急性肾炎 68 例［J］. 江西中医药，1996，27（6）：64.

按：急性肾小球肾炎多因感受湿热疮毒之邪所致。湿为阴凝之邪，具有易阻滞气机、损伤阳气、郁久化热的病理特点。其病机多为湿热蕴滞，气机不畅，水道不利，水液不得气化，停蓄而溢于肌肤所致。其治疗应以宣畅三焦气机、清热化湿为主，使三焦宣畅，气机升降出入有序，湿热分消，水湿得以正常运行，不致停蓄为患。故用三仁汤为主加减治疗。方中杏仁善开上焦，宣通肺气；白豆蔻能宣中焦，和畅脾胃；薏苡仁益脾渗湿，疏导下焦；配以法半夏、厚朴除湿，通草、滑石、淡竹叶清热利湿，共成宣化畅中、清热利湿之功。对本病因湿热为患，邪郁肺胃，留恋气分，清阳不宣，气化失司所致者较为合拍。因气阻易致血瘀，“血不利而为水”，方中酌加益母草、丹参等活血利水之品，可加速水肿消退及肾功能的恢复，提高疗效。

土茯苓汤

【药物组成】 土茯苓 30 g，槐花、黄芪、鱼腥草、益母草、车前草各 15 g，白茅根 50 g，茜草 12 g。

加减：水肿甚者，加茯苓皮、大腹皮；血尿重者，加旱莲草、女贞子或小蓟；血压高者，重用槐花；有表证者，加麻黄、杏仁。

【适用病症】 急性肾小球肾炎。

【用药方法】 每天1剂，水煎2次，分早、晚服。

【临床疗效】 此方治疗急性肾小球肾炎56例，痊愈（临床症状消失，尿常规检查正常）52例，好转（临床症状消失，尿常规检查有少量蛋白或红细胞）4例。治疗时间最短者9天，最长者48天，平均16天。

【病案举例】 郑某，女，12岁。代诉：1周前有外感史，近2天出现颜面浮肿并逐渐加重。诊见：颜面中度水肿，咽痛，低热乏力，眩晕，纳呆，小便色赤，咽充血，扁桃体Ⅱ度肿大，血压14/8 kPa，舌淡、苔腻色稍黄，脉浮数。尿常规检查：红细胞（+++），蛋白（++），白细胞少许，颗粒管型少许。辨证属风水犯肺。予土茯苓汤加减：土茯苓、槐花各30 g，旱莲草、鱼腥草、益母草、车前草、茯苓皮各15 g，白茅根50 g，茜草、小蓟各12 g，炙麻黄、杏仁各6 g。随症加减治疗12天病愈。随访近1年未复发。

【验方来源】 田玉生，段秋波．土茯苓汤治疗急性肾小球肾炎56例［J］．江苏中医，1998，19（11）：25.

按：急性肾小球肾炎临床以水肿、血尿、蛋白尿及轻中度高血压为特征。其发病机制多因感受外邪肺失宣肃，不能通调水道，风遏水阻，溢于肌肤而发水肿；湿热蕴结膀胱，灼伤血络而发尿血；血热扰肝而见眩晕；脾失健运、肾气不固而出现蛋白尿。土茯苓汤中，土茯苓清热解毒、除湿，现代研究证明其有抑菌、利尿、增强免疫功能的作用；鱼腥草清热解毒力专；益母草活血化瘀利水降压；车前草清热利湿消肿，现代研究证明其有抗菌消炎利尿之功；白茅根、茜草、槐花清热凉血止血，利尿降压；黄芪补气升阳，益卫固表，利水退肿，现代研究证明其能增强免疫机能，缓解肾小球血管痉挛，使肾血流量及滤过率增加。

综观本方具有清热解毒、利水消肿、活血化瘀、凉血止血平肝之功效。药理互应，验之临床，每收良效。

三白清肾汤

【药物组成】　白茅根、白毛藤、白鲜皮、葫芦壳、益母草、仙鹤草、一枝黄花、蝉蜕、牡丹皮。(原方无剂量)

加减：发热不退、感染严重者，加金银花、连翘、蒲公英、白花蛇舌草；风寒感冒者，加麻黄、荆芥、防风、紫苏叶；风热感冒者，加桑叶、菊花；阳虚表证未解者，加麻黄、生姜、熟附子、细辛；脓疮感染者，加野菊花、蒲公英、紫花地丁、土茯苓；浮肿明显者，加猪苓、车前子；血尿明显者，加旱莲草、藕节、白及；扁桃体肿大者，加玄参、桔梗、僵蚕；咳喘气粗、有水邪上凌者，加桑白皮、紫苏子、葶苈子；尿闭不通者，加木通、泽泻、石韦；后期尿蛋白不退者，加赤芍、三棱、莪术、泽兰叶、桃仁、当归、山茱萸、金樱子、五倍子；血压偏高者，加川牛膝、杜仲、桑寄生、山楂。

【适用病症】　急性肾小球肾炎。

【用药方法】　每天 1 剂，重症者 2 剂，水煎服。10 天为 1 个疗程，一般连服 2 个疗程。服药期间禁食辛辣、生冷、油腻、刺激性等食物，并应注意低盐饮食，已婚者严禁房事。

【临床疗效】　此方治疗急性肾小球肾炎 72 例，痊愈（浮肿消失，血压正常，尿常规检查连续 3 次以上无异常，半年内未复发）54 例，好转（浮肿消失，血压正常，尿常规检查轻度异常）14 例，无效（症状无变化，尿常规检查无改善）4 例。总有效率 94. 4% 。

【病案举例】　李某某，男，18 岁。发热恶寒伴咽喉肿痛 1 周后，颜面逐渐浮肿，双眼胞如卧蚕状，继则下肢肿甚，小便短少，四肢乏力，食欲不振，腰背酸痛，体温 38.1 ℃，血压 19.6/12 kPa，舌质红、苔薄白，脉浮滑。尿常规检查：蛋白（+++），红细胞（++），白细胞（++）。西医诊断为急性肾小球肾炎。中医辨证为风水。治拟祛风解表、利水消肿，三白清肾汤加减：白茅根、白毛藤、葫芦壳各 20 g，白鲜皮、益母草、一枝黄花各 15 g，金银花、连翘、牡丹皮各 10 g，麻黄、蝉蜕各 5 g。5 剂。复诊：药后浮肿已减大半，精神好转，食欲增加，舌苔薄白，脉弦滑有力，体温降至 36.3 ℃，血压降至 18/12.2 kPa。尿常规检查：尿蛋白（+），白细胞（+）。原方略作加减续服 10 余剂，水肿及诸症状均消失，血压及尿常规检查均未见异常，以后用六味地黄丸调治 1 个月后告愈。随访半年未见复发。

【验方来源】　金大荣. 三白清肾汤治疗急性肾炎 72 例 [J]. 浙江中医杂志，1998（2）：57.

按：急性肾小球肾炎是全身感染后免疫力下降引起肾小球损害的病变。中医认为本病多由风热湿毒相传，致肺失宣降，脾失健运，肾失开合，膀胱气化失司，三焦水道不利，使水液上下溢于肌肤而成水肿。三白清肾汤以白茅根、白毛藤、白鲜皮、一枝黄花等祛水利湿为主，辅以葫芦壳、蝉蜕清化湿热，益母草、牡丹皮、仙鹤草活血化瘀，以增强肾组织血流量，使结滞消散，有利于消除肾小球的损害，从而达到治愈的目的。

旱莲茅根汤

【药物组成】　旱莲草、白茅根、益母草、紫珠草各 30 g，丹参、生地黄、栀子、牡丹皮、山药、北沙参各 10 g，甘草 8 g。

【适用病症】　急性肾小球肾炎后期血尿。

【用药方法】　每天 1 剂，水煎 2 次，分早、晚服。7 剂为 1

个疗程，一般1～2个疗程治愈。

【临床疗效】 此方治疗急性肾小球肾炎后期血尿40例，临床治愈（尿常规检查，红细胞消失，尿蛋白阴性）33例，好转（尿常规检查，红细胞减至0～2个/HP，尿蛋白消失）7例。总有效率100%。

【病案举例】 林某，男，11岁。患者因湿疹感染后出现颜面浮肿，经尿常规检查尿蛋白（++++），颗粒管型1～2个/HP，白细胞0～2个/HP，红细胞（+），尿潜血（+++）。诊断为急性肾小球肾炎。经中西药治疗2周，浮肿及尿蛋白消失，但尿常规检查红细胞2～3个/HP，尿潜血（++）。改用旱莲茅根汤治疗。服10剂后，尿常规检查血尿消失。1个月后复查，未见复发。

【验方来源】 丁敏，黄炳初．旱莲茅根汤治疗急性肾炎后期血尿40例［J］．四川中医，2001，19（2）：41．

按：急性肾小球肾炎后期血尿不退，乃邪毒已去，余热未清，伤及血络所致。本方大剂量旱莲草、白茅根滋阴养血而止血，以益母草、紫珠草、丹参化瘀止血，配生地黄、栀子、牡丹皮清热凉血，山药、北沙参益气养阴，尤其妙用大量旱莲草滋阴养血而止血，使热退阴复，血络热清而病自愈。

肾炎解毒汤

【药物组成】 蒲公英、白茅根、连翘各30 g，紫苏叶、滑石、益母草、金银花各15 g，桔梗12 g，杏仁、蝉蜕、僵蚕、牡丹皮、焦蒲黄各10 g，甘草 6 g。

加减：头身疼痛明显者，加羌活 12 g，独活 15 g，荆芥10 g；咽痛明显者，加马勃6 g，射干12 g；胸闷、咳嗽、咯痰者，加瓜蒌15 g，法半夏、川贝母各10 g；气喘者加葶苈大枣泻肺汤；水肿明显者，加商陆10 g，车前子15 g；腰痛甚者，加怀牛膝12 g，续断、枸杞子各15 g。

【适用病症】　急、慢性肾小球肾炎蛋白尿。

【用药方法】　每天1剂，水煎2次，分2～3次服。

【临床疗效】　此方治疗肾炎蛋白尿50例，显效（症状消失，尿常规检查阴性或较治疗前明显改善）38例，有效（症状明显好转，尿常规检查较前改善）12例。总有效率100%。其中服药时间最长8个月，最短1个月。水肿消失时间平均为1～2周，尿蛋白消失时间平均为1～3个月，血尿消失时间平均为3～6个月。

【病案举例】　高某，女，35岁，已婚。3年前曾以“慢性肾炎，肾功能衰竭，尿毒症”之诊断在某医院住院治疗，经血液透析后病情好转出院。2年前全身浮肿，尿蛋白（+++），潜血（+++），再次住院治疗，经抗感染、激素、血小板解聚药及细胞毒药物治疗，病情较重。诊见：全身高度浮肿，口渴，尿少，胸闷气喘，咳嗽咯痰，脘闷纳呆，恶心欲呕，舌质红、苔黄腻，脉弦数。遂予肾炎解毒汤合葶苈大枣泻肺汤加减。治疗1周后肿消大半；2周后水肿全消，自觉症状明显减轻，尿蛋白（++），溶血（++），住院1个月出院。出院后一直在门诊服中药治疗，半年后蛋白尿、血尿要全部消失。后继续服肾炎解毒汤加减2个月余，复查尿常规正常，肾功能正常，停服汤剂，以肾炎解毒汤配成丸剂服用，病情稳定。

【验方来源】　赵鹏晖．肾炎解毒汤治疗肾炎蛋白尿50例[J]．陕西中医，1996，17（10）：440.

按：急、慢性肾小球肾炎的治疗过程中，在水肿消退后，蛋白尿、血尿会持续相当长的一段时间。其病因主要与风、湿、热、瘀等病邪有关，而这些病邪郁而不解，又可生毒，形成风毒、湿毒、热毒、瘀毒。肾炎解毒汤中连翘、金银花、蒲公英清热化湿解毒，桔梗、杏仁、蝉蜕、僵蚕、紫苏叶祛风宣肺解毒，滑石、白茅根利湿解毒，牡丹皮、益母草、焦蒲黄凉血散瘀解毒，甘草清热解毒，调和诸药。全方共奏祛风解毒、活血利水之功，切中病机，故用于肾小球肾炎蛋白尿有效。

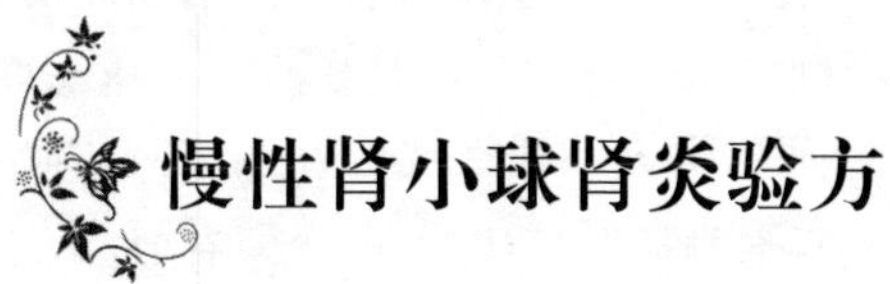

慢性肾小球肾炎验方

参芪枯草汤

【药物组成】　黄芪、益母草各20 g，党参、菟丝子、白术、泽泻各10 g，夏枯草、蝉蜕、淫羊藿各15 g。

加减：尿中红细胞增多者，加旱莲草、仙鹤草、大蓟、小蓟各15 g；尿蛋白顽固不消失者，加鸭跖草、大蓟根各15 g；严重浮肿者，加车前子15 g，赤小豆30 g；有不明原因过敏、反复感冒者，加柴胡6 g，防风、五味子各10 g。

【适用病症】　小儿慢性肾小球肾炎。

【用药方法】　每天1剂，水煎服。用药均在1个半月以上。

【临床疗效】　此方治疗小儿慢性肾小球肾炎30例，显效（浮肿及全身症状消失，小便常规检查正常，其他实验室检查基本正常）15例，好转（浮肿消退，小便常规检查及其他实验室检查改善）11例，无效（浮肿等临床症状及其他实验室检查无变化）4例。总有效率86.7%。

【病案举例】　王某，男，11岁。患肾炎1年5个月，诊见：面色苍白，颜面及双下肢中度浮肿，畏寒自汗，腰酸不适，纳少腹胀，倦怠乏力，小便量少，舌质淡紫、苔白而腻，脉沉细。尿常规检查：尿蛋白（+++），红细胞20～30个/HP，白细胞5～8个/HP，颗粒管型0～2个/HP。曾经中西药治疗，疗效不显。中医辨证属脾肾阳虚型水肿（阴水）夹有湿滞血瘀。

治宜益气温肾，活血解毒，健脾利水。方用参芪枯草汤加赤小豆30 g，大蓟、小蓟各15 g。2周后即好转，又随症加减续服45剂后，浮肿及全身症状消失，尿常规检查正常，其他实验室检查基本正常。3个月后复查良好。

【验方来源】 吕行高. 自拟参芪枯草汤治疗小儿慢性肾炎30例［J］. 陕西中医，1995，16（8）：343.

按：小儿慢性肾小球肾炎主要病机是本虚标实，虚实互见。虚是脾肾元气损伤，脾虚则气血生化乏源，肾虚则不能固摄，精微下渗（蛋白）随尿排出。故其标在脾，其本在肾；实是水湿、湿热、瘀血之毒邪羁留。治疗大法不外扶正祛邪，扶正以温肾益气为主，祛邪需从活血散瘀、清热解毒、化湿利水入手。方中黄芪、淫羊藿、菟丝子益气温肾而不燥，有促使肾脏功能恢复的作用；党参、白术健脾化湿，能使水液代谢恢复正常；夏枯草、益母草清肝热，散瘀血，可防治血压升高；蝉蜕解热镇静，能缓解血管痉挛，改善肾血流量；泽泻渗湿利尿，专治水肿小便不利。其中党参、黄芪、益母草、蝉蜕等均有消除或减少尿蛋白的特殊功效。本方补中有通，通中有养，泄浊而不伤正，温肾阳而不伤阴，虚实并治，标本兼顾，具有双向调节，使机体恢复生理平衡而取得较为满意的治疗效果。治疗本病贵在有方有守，重在培补脾肾，切不可操之过急。

滋阴益肾汤

【药物组成】 怀牛膝、旱莲草、猪苓、茯苓、桑寄生各12 g，山茱萸、牡丹皮各9 g，泽泻15 g，益母草25 g，生地黄、石韦、白茅根各10 g。

加减：兼见小便涩痛、灼热、腰痛、少腹胀满者，加滑石、金钱草；兼见头胀痛、面烘热、心烦少寐、血压偏高者，酌加钩藤、天麻、石决明；血尿顽固者，加用炒蒲黄、仙鹤草等；身困乏力、便溏等气虚明显者，加黄芪、党参等；病情顽固、服药有反复者，加用三七、红花等。

【适用病症】 慢性肾小球肾炎。

【用药方法】 每天 1 剂，水煎服。45 天为 1 个疗程，3 个疗程后总结疗效。

【临床疗效】 此方治疗慢性肾小球肾炎 64 例，完全缓解（症状和体征消失，尿常规检查阴性，肾功能正常，劳动力恢复，1 小时尿沉渣计数正常）17 例，基本缓解（症状和体征基本消失，尿常规检查转阴，肾功能基本正常，劳动力基本恢复，能胜任较轻工作，1 小时尿沉渣计数基本正常）18 例，部分缓解（部分症状和体征消失，尿常规检查好转，肾功能较治疗前有好转）22 例，无效（临床表现或尿常规检查均无明显改善或加重者）7 例。总有效率 89.1%。最短服药 1 个疗程即告愈。

【病案举例】 程某，女，40 岁。患肾小球肾炎反复多年不愈。自诉易感冒，感冒即浮肿。诊见：腰部酸困，劳累后加剧，下肢凹陷性水肿，头昏耳鸣，脘腹痞闷，舌红、苔黄腻，脉沉细略数。尿常规检查：尿蛋白（++），上皮细胞少许。血尿素氮 7.5 mmol/L，二氧化碳结合力 20.43 mmol/L。证属肾阴不足，湿热留滞，用上方减桑寄生、旱莲草、白茅根，加女贞子、白芍各 12 g，柴胡、枳实各 10 g，金钱草 30 g。服 20 剂后，尿蛋白转阴，但因感冒 10 余天未愈，即用解表清热之剂以急则治标，服药 6 剂，感冒愈，以上方又服 12 剂。尿常规检查正常，血尿素氮 3.2 mmol/L，劳动力恢复，嘱以初诊方服用半个月，以巩固疗效。随访 1 年病未复发。

【验方来源】 张喜奎. 滋阴益肾法治疗慢性肾炎 64 例[J]. 陕西中医，1991，12（7）：301.

按：慢性肾小球肾炎在发生发展过程中，多数患者表现为肾阴虚为主，因此，治疗时应注意滋补肾阴。肾阴亏虚，肾主水失去物质基础，功能障碍，又使水液潴留，加重水肿。水肿日久，气机不畅，又可引起血瘀。“血不利则为水”，又加重积水，故在本虚（肾阴虚）的基础上，水、瘀之标实亦很重要。鉴于此，治疗应滋阴益肾，利湿化瘀。用怀牛膝、山茱萸、旱莲草、生地黄等滋补肾阴，以治其本；以猪苓、泽泻渗利水湿，上药相伍，滋阴而不留湿，利湿而不伤阴，相辅相成；牡丹皮、益母草活血化瘀，通络利关，与猪苓、泽泻相合，活血水自利，以消除余水；石韦、白茅根通利三焦膀胱，以防邪热伤阴。诸药合用，共奏滋阴益肾、活血利水之效，适用于肾阴亏虚所致之慢性肾小球肾炎。

四妙化瘀汤

【药物组成】　丹参、薏苡仁各 30 g，苍术、牛膝、益母草、川芎、桃仁各 12 g，黄柏 10 g。

加减：脾气虚者，加党参、黄芪、白术；脾肾阳虚者，加仙茅、淫羊藿、巴戟天、熟附子；肝肾阴虚者，加山茱萸、女贞子、旱莲草、枸杞子；气阴两虚者，加党参、麦冬、五味子、生地黄；水肿甚者，加车前子、泽泻、猪苓；大量血尿者，加白茅根、大蓟、小蓟；血压高者，加钩藤、石决明。

【适用病症】　慢性肾小球肾炎。

【用药方法】　每天 1 剂，水煎服。3 个月为 1 个疗程。必要时西医对症处理。

【临床疗效】　此方治疗慢性肾小球肾炎 56 例，完全缓解（症状体征消失，肾功能正常，24 小时尿蛋白定量 <0.2 g，尿沉渣计数正常）26 例，基本缓解（症状、体征消失，肾功能正常或基本正常，24 小时尿蛋白定量 <1.0 g，尿沉渣计数接近正

常）19例，部分缓解（临床表现与上述实验室检查中1项或多项明显好转，但未达到基本缓解的标准）9例，无效（治疗后无变化或加重）2例。总有效率96.4%。

【病案举例】 常某，男，43岁。患慢性肾炎2年，曾在某医院诊为肾病综合征Ⅱ型，给予泼尼松、环磷酰胺、雷公藤等治疗，效果不理想。诊见：咽痛，身重如裹，烦热口渴，腰膝酸软，下肢肿胀至踝，按之如泥，小便灼热，大便不爽，舌质暗、有瘀点，苔黄腻，脉弦滑。尿常规检查：尿蛋白（+++），红细胞（++），白蛋白20 g/L。血尿素氮8.9 mmol/L，血肌酐196 μmol。西医诊断：慢性肾炎（肾病型）。中医辨证：肝肾阴虚，湿热瘀血内阻。给予四妙化瘀汤加味：丹参、薏苡仁各30 g，苍术、牛膝、益母草、川芎、桃仁、山茱萸、女贞子、旱莲草各12 g，泽泻、车前子、黄柏各10 g。水煎服，每天1剂。20剂后，浮肿消退，尿蛋白转阴，血肌酐降至正常。为防复发，守方继服1个月。随访2年无复发。

【验方来源】 杨颖，张福生．清热利湿活血法治疗慢性肾炎56例［J］．陕西中医，1995，16（10）：451.

按：慢性肾小球肾炎根本病理变化多为正虚邪实。正虚可有肺脾气虚、脾肾阳虚、肝肾阴虚、气阴两虚之不同，但作为邪实的湿热和瘀血则贯穿于本病的各证型和疾病各阶段中，湿热深蕴于肾，与肾脏病变的活动性、肾功能的损害密切相关。血瘀的存在，可使血液处于高凝状态，是病变持续发展和进行性恶化的重要原因。因此，清除湿热和瘀血是治疗本病、阻断病情发展的关键所在。四妙化瘀汤是由四妙散加活血药组成，四妙散具有清热利湿之功效，能够防止本病的发展和恶化，控制感染，对抗自由基对肾脏的损伤；活血药能降低血液黏稠度，增加肾小球滤过率，改善肾功能。故以本方为主，随症加减治疗，可收到满意疗效。

固肾解毒活血汤

【药物组成】 莲须、薏苡仁、土茯苓各 30 g，黄芪、菟丝子、山药、白茅根各 15 g，制何首乌、紫花地丁、益母草、泽泻、山茱萸各 12 g，丹参 10 g，蝉蜕 6 g。

加减：水肿明显者，加桑白皮 12 g，商陆 10 g；感冒发热或继发感染者，加青蒿、连翘各 12 g；脾胃虚弱，纳谷不佳，湿重身困者，加苍术、白术各 10 g，砂仁 6 g；尿中蛋白持续阳性，红细胞、白细胞常有波动者，去黄芪、山茱萸，加黄柏 10 g，白花蛇舌草、鹿衔草各 12 g；血浆蛋白低、长期蛋白尿者，加党参、鹿角胶、阿胶各 10 g；女性月经期间者，去益母草、丹参。

【适用病症】 慢性肾小球肾炎。

【用药方法】 成人每天 1 剂，12 岁以下减半，水煎内服。

【临床疗效】 此方治疗慢性肾小球肾炎 179 例，临床治愈（服药后症状全部消失，3 个月内尿常规检查各项指标正常）148 例，好转［服药后症状基本消失或显著减轻，但 3 个月内尿蛋白在（±～+），时有少量红细胞，或临床治愈后 3 个月后又复发］25 例，无效（服药前后症状未见明显改变，或稍有好转，停药后诸症状与实验检测数据依旧）6 例。

【病案举例】 章某，男，28 岁。因 3 年前初冬上呼吸道感染引起急性肾炎，半年后转为慢性，几经门诊及住院治疗，中药、西药杂投，曾用过环磷酰胺，并长期服泼尼松，病情迁延，未得痊愈，尿蛋白维持在（+～++）。诊见：慢性病容，面色暗黑，体温37 ℃，血压 20.1/12 kPa，心肺无异常，水肿明显，下腹稍膨，目光乏神，双唇紫暗，舌质淡紫、苔薄黄，脉细弦而数。触诊：下腹胀满，无明显压痛，下肢有凹陷性水肿，双肾无压痛，有轻度叩击痛。自诉头昏眼花，四肢无力，饮食不佳，小便频数但量甚少，大便稀薄。尿常规检查：尿蛋白（+++），红细胞少许，管型少许。证属脾肾两虚，下焦湿毒瘀滞。拟固肾健脾，解毒活血法。用固肾解毒活血汤加味：莲须、薏苡仁、土茯苓各 30 g，黄芪、菟丝子、山药、白茅根各 15 g，制何首乌、紫花地丁、益母草、泽泻、山茱萸各 12 g，丹参、苍术、白术各 10 g，砂仁、蝉蜕各 6 g。10 剂。泼尼松用量递减至停用，雷公藤多苷维持常用量。复诊：水肿基本消退，面色暗黑减轻，精神好转，食量稍增，小便渐见清长，大便成形，腹胀明显减轻。尿常规检查：蛋白（++），红细胞（-），管型（-）。血压 16.6/10.7 kPa。湿毒渐随尿去，病有转机，药证相符，继遵原法治疗，仍投上方，再进 30 剂。药毕，尿常规检查蛋白（-），遂告临床治愈。嘱其以补中益气丸和六味地黄丸早晚各服 1 粒，连服 30 天调理脾肾。追访 1 年余未复发。

【验方来源】 邓光远. 固肾解毒活血汤治疗慢性肾炎 179 例［J］. 湖北中医杂志，1995，17（1）：15.

按：固肾解毒活血汤主以固肾补虚药莲须、黄芪、菟丝子、薏苡仁、制何首乌、山茱萸等增强机体的免疫力，促进肾功能恢复；以清热解毒药土茯苓、白茅根、紫花地丁、蝉蜕、泽泻等为辅，排除湿浊；配合活血祛瘀药益母草、丹参改善血液循环，调和气血。诸药共用，平衡肾阴肾阳，使慢性肾炎痊愈。

黄芪参草汤

【药物组成】 黄芪、丹参各 15 g，白花蛇舌草 20 g，太子参、白术、山药、生地黄、菟丝子、续断、车前草、小蓟各 10 g。

【适用病症】 慢性肾小球肾炎。

【用药方法】 每天 1 剂，水煎 2 次，分早、晚服。全部病例用药时间均在3个月以上，大部分病例用药时间为4～6个月。

【临床疗效】 此方治疗慢性肾小球肾炎33例，完全缓解（水肿等症状与体征完全消失，尿蛋白检查持续阴性）13例，基本缓解（水肿等症状与体征基本消失，尿蛋白检查持续减少50%以上）11例，好转（水肿等症状与体征明显好转，尿蛋白持续减少）6例，无效（临床症状、体征与实验室检查均无改善）3例。总有效率90.9%。

【病案举例】 许某，初出现面部眼睑浮肿，未予重视。3个月后，两下肢亦出现水肿，按之凹陷，经某医院诊断为慢性肾小球肾炎，治疗数月，效果不佳。诊见：面色萎黄无华，精神欠佳，食纳不思，颜面及两下肢浮肿，舌苔薄白，脉细。尿常规检查：尿蛋白（+++），红细胞（+），白细胞0～2个，颗粒管型0～2个。血常规检查：血胆固醇15.2 mmol/L。证属脾肾不足、水湿内停。治宜健脾益肾，补气固本，利湿祛瘀。方用黄芪参草汤去续断，加泽泻10 g。服药6剂后，精神转佳，颜面及下肢浮肿渐退，纳谷亦增，尿常规检查：蛋白（++），红细胞0～1个。继予上方服用25剂，浮肿消退，面色转红润，饮食正常。尿常规检查：蛋白（+），白细胞0～1个。续上方服用2个月余，尿常规检查正常。随访未复发。

【验方来源】 方一珠. 黄芪参草汤治疗慢性肾炎33例[J]. 陕西中医，1994，15（10）：438.

按：慢性肾小球肾炎其发病机制多与肺、脾、肾三脏水液代谢以及脾肾统摄固藏功能失常有关。慢性肾炎病久脾肾气虚，行水乏权，致水湿内停。水停则气阻，气滞则血瘀，气虚血脉不利，从而形成虚实夹杂的病症。本组病例以扶正祛邪为主，用黄芪甘温益气，利水消肿，太子参、白术、山药补气健脾；生地黄、丹参、小蓟养阴凉血，化瘀止血；白花蛇舌草、车前草清利消肿、祛湿浊；菟丝子、续断益肾固精，取“损其肾者益其精”

之意。诸药合用，补而不滞，补中有通，通中有养，清浊而不伤正，从而达到补脾肾而固护正气，祛湿瘀而导邪外出。现代药理研究表明，黄芪、太子参、菟丝子、续断等能调节免疫功能，改善肾功能，防止尿毒症发生；白花蛇舌草、车前草能抑制变态反应，减少对肾脏的损害，有利于肾功能的恢复；丹参有改善微循环，减少血小板凝集，促进免疫复合物的排泄，有利于病变组织的修复。

益气活血清热利湿汤

【药物组成】　黄芪、党参各 30 g，茯苓、生地黄、连翘、防己、当归各 15 g，益母草、丹参、蒲公英各 20 g。

加减：水肿重者，加车前子、大腹皮；纳呆者，加白术、薏苡仁；血压高者，加夏枯草、牛膝；尿蛋白经久不消者，加芡实、蝉蜕；血尿者，加白茅根、小蓟；血尿素氮 > 14.6 mmol/L 者，加中药保留灌肠，方用大黄 10 g，白花蛇舌草、丹参、牡蛎各 20 g，水煎 160 mL，高位灌肠，每天 1 ~3 次。

【适用病症】　慢性肾小球肾炎。

【用药方法】　每天 1 剂，水煎 2 次，分早、晚服。

【临床疗效】　此方治疗慢性肾小球肾炎 26 例，完全缓解 14 例，基本缓解 6 例，好转 4 例，无效 2 例。总有效率 92.31%。3 例血尿素氮高者均降至正常范围，5 例高血压者 4 例血压降至正常，1 例血压明显降低。

【验方来源】　司国民，郑建堂. 益气活血清热利湿法治疗慢性肾炎 26 例［J］. 陕西中医，1994，15（10）：440.

按：慢性肾小球肾炎邪实重在湿热与瘀血。本病缠绵难愈，原因在于湿热贯穿于病程的始终，且因湿热煎熬，久必郁滞为瘀，因而瘀血与湿热存在于本病的各阶段之中，这与现代研究的慢性肾小球肾炎存在不同程度的高凝状态是相吻合的。治疗应标本兼顾，扶正祛邪，用补于攻之内，故取益气活血、清热利湿之法，用党参、黄芪补益正气，提高和调节机体免疫功能；丹参、益母草、当归活血化瘀，可扩张血管，增加血流量，保护肾脏；生地黄、茯苓、防己、连翘、蒲公英清热利湿解毒，可抑制多种病毒、细菌，增强毛细血管的抵抗力，并可抑制肾小管重吸收的作用。

温肾补阳汤

【药物组成】 茯苓、白术、大腹皮、防己、椒目、玉米须各 30 g，白芍、桂枝、益母草、路路通各 10 g，生姜 3 片，熟附子、泽泻、桑白皮、生姜皮各 20 g，白茅根 60 g。

加减：阴寒过盛者，加补益之品，如党参、阿胶、鹿角胶等。

【适用病症】 慢性肾小球肾炎。

【用药方法】 每天 1 剂，水煎服。20 天为 1 个疗程。

【临床疗效】 此方治疗慢性肾小球肾炎 135 例，治愈 40 例，显效 45 例，有效 47 例，无效 3 例。总有效率 97.78%。

【病案举例】 王某，男，48 岁。患急性肾炎，曾住院治疗 3 个月，好转出院后多次复发迁延至今。诊见：面色苍白，形寒肢冷，精神疲惫，面目及下肢中度浮肿，气短懒言，四肢无力，食少纳呆，腹胀便溏，舌淡、苔白，脉沉弱。尿常规检查：尿蛋白（+++），红细胞（+++），管型少量。血生化检查：总蛋白56 g/L，白蛋白26 g/L，球蛋白 30 g/L，胆固醇 41 mmol/L。证属脾肾阳虚，水湿内停。治宜温肾补阳，通阳利水。方用温肾补阳汤加减：白茅根、玉米须各 30 g，防己、椒目、桂枝、桑白皮、泽泻、路路通、炒山药各 20 g，生姜 3 片。治疗 15 天尿量增多，浮肿基本消退。尿常规检查：尿蛋白（+），红细胞（+），管型（-）。血生化检查：总蛋白 74 g/L，白蛋白 44 g/L，球蛋白 30 g/L，胆固醇 16.3 mmol/L。继原方加太子参 30 g，仙茅、山茱萸各 10 g，又治疗 1 个疗程后，化验 3 项指标转阴。后服济生肾气丸巩固疗效。随访 1 年未见复发。

【验方来源】 靳育民，白凤文．温肾补阳法治疗慢性肾小球肾炎 135 例［J］．陕西中医，1994，15（10）：441.

按：本组 135 例慢性肾小球肾炎的病程较长，属阴水久治不愈，肾阳衰微，肾阳不足，累及脾阳，脾阳不振，脾失健运，水湿内阻，脾肾阳虚运化无力，浊阴壅滞，阴水泛滥形成高度水肿。采用温肾补阳汤加味，温肾阳健脾利水，故收到满意疗效。

加味桃红四物汤

【药物组成】 桃仁、红花、川芎、当归各 10 g，熟地黄、赤芍、丹参各 15 g，益母草、泽兰各 20 g，甘草 5 g。

加减：阴虚者，加生地黄、玄参、枸杞子；阳虚者，加仙茅、淫羊藿、巴戟天；气虚者，加黄芪、党参、白术；湿热者，加白花蛇舌草、黄柏、车前子。

【适用病症】 慢性肾小球肾炎。

【用药方法】 每天 1 剂，水煎 2 次，分早、中、晚服。30 天为 1 个疗程，连服 2 个疗程。

【临床疗效】 此方治疗慢性肾小球肾炎 36 例，完全缓解（水肿等症状和体征完全消失，尿蛋白检查持续阴性或 24 小时尿蛋白定量持续 <0.2 g，高倍镜下尿红细胞消失，尿沉渣计数、肾功能正常）10 例，基本缓解（水肿等症状与体征基本消失，尿蛋白检查持续减少 50% 以上，高倍镜下尿红细胞不超过 3 个，尿沉渣计数接近正常，肾功能正常或基本正常）15 例，好转

（水肿等症状与体征明显好转，尿蛋白检查持续减少 1 个“ + ”，或 24 小时尿蛋白定量持续减少 25% 以上，高倍镜下尿红细胞不超过 5 个，肾功能正常或有改善）7 例，无效（临床表现与上述实验室检查均无明显改善或加重者）4 例。总有效率 88. 9% 。

【病案举例】　姜某，男，21 岁。颜面及双下肢浮肿反复发作 3 年，近半个月加重。诊见：面部及双下肢浮肿，按之凹陷，头昏肢软，神疲乏力，面色无华，腰部刺痛，小便量少，舌质紫暗、苔微黄腻，脉细涩。尿常规检查：尿蛋白（ +++ ），白细胞 0 ~2 个/HP，红细胞 1 ~2 个/HP，颗粒管型（ + ）；总蛋白 45 g/L，白蛋白 21 g/L，球蛋白 24 g/L。肾功能检查：血尿素氮 11. 5 mmol/L，血肌酐 206 μmol/L，血总胆固醇 145 mmol/L。西医诊断：慢性肾小球肾炎（肾病型）。中医诊断：水肿。辨证为脾肾气虚，瘀血阻络，湿热内蕴。治宜补益脾肾，活血化瘀，清利湿热。方投加味桃红四物汤加味：桃仁、红花、川芎、当归、黄柏、白花蛇舌草各 10 g，熟地黄、赤芍、丹参、黄芪、白术、党参各 15 g，益母草、泽兰各 20 g，甘草 5 g。服上方 15 天，水肿渐退，腰部刺痛减轻，精神稍佳，小便增多。继服原方 15 天后复查尿常规：尿蛋白（ + ），白细胞、管型均为阴性。上方加薏苡仁 15 g，再服 1 个月，水肿完全消退，精神、饮食、二便均正常。多次尿常规检查：尿蛋白、白细胞、红细胞、管型均呈阴性；复查血总蛋白 62 g/L，白蛋白 42 g/L，球蛋白 20 g/L；肾功能检查：血尿素氮 7. 1 mmol/L，血肌酐 105 μmol/L。嘱其上方研粉制成蜜丸，连服 2 个月，以资巩固。随访半年，未见复发。

【验方来源】　常建国，王刚. 加味桃红四物汤治疗慢性肾炎 36 例［J］. 陕西中医，2001，22（4）：201.

按：慢性肾小球肾炎发病机制多责之于肺脾肝肾的不足和湿热的蕴结，血瘀也是慢性肾小球肾炎的基本病机之一。因脏腑亏损、气阳不足、湿热蕴结、阻遏气机，均可导致血行不利，经脉瘀阻，血瘀成为慢性肾小球肾炎持续发展和肾功能进行性减退的重要环节。现代医学病理检查发现，慢性肾小球肾炎的肾小球病理损害多为增生性和硬化性病损，肾小球有微血栓形成，微循环有明显瘀血，从而证明了血瘀存在的客观性。从临床实践看，慢性肾小球肾炎之水肿，用补气行水、温阳利水之法从气分论治获效固然有之，但也有久服无功者，究其原因，乃是血不利则为水，这种瘀血水肿当从血分论治。慢性肾小球肾炎之蛋白尿，终守健脾补肾固涩之法往往难以消除，因血瘀肾络，精气不能流通，精微下注也可形成蛋白尿，故顽固性蛋白尿宜从瘀论治。慢性肾小球肾炎之血尿，多为阴虚火旺，迫血妄行，或气虚不摄，血不归经所致，但也有血阻肾络，血不循经使然，故顽固性血尿可从止血活血而治。实验观察认为活血化瘀药有抗变态反应作用，可以减轻肾脏反应性炎症，降低肾小球毛细血管的通透性，增强肾小球排泄功能，改善肾血流，故对肾脏病变有恢复作用。加味桃红四物汤主要是由活血化瘀药组成，具有活血化瘀而养血之功，因此应用本方治疗慢性肾小球肾炎能切中病机，提高疗效。

参芪三草汤

【药物组成】　黄芪、白花蛇舌草各 20 g，太子参、车前草、白术、山药、生地黄、丹参、菟丝子、续断各 10 g，益母草、薏苡仁各 15 g。

【适用病症】　慢性肾小球肾炎。

【用药方法】　每天 1 剂，水煎 2 次，分早、晚服。全部病例服药时间在 3 个月以上，大部分病例服药时间为 4 ~ 6 个月。

【临床疗效】　此方治疗慢性肾小球肾炎 36 例，完全缓解（水肿等症状与体征完全消失，尿蛋白检查持续阴性或 24 小时

尿蛋白定量持续 <0.2 g，高倍镜下尿蛋白消失，尿沉渣计数正常，肾功能正常）13 例，基本缓解（水肿等症状与体征基本消失，尿蛋白检查持续减少 50% 以上，高倍镜下尿红细胞不超过 3 个，尿沉渣计数接近正常，肾功能正常）12 例，好转（水肿等症状与体征明显好转，尿蛋白持续减少至 0 ~ “ + ”，或 24 小时尿蛋白定量持续减少 25% 以上，高倍镜下尿红细胞不超过 5 个，肾功能正常或有改善）6 例，无效（临床表现与上述实验室检查均无明显改善或加重者）5 例。总有效率 86.1% 。

【病案举例】 范某，男，10 岁。患儿出现面部眼睑浮肿，未予重视。3 个月后双下肢出现水肿，按之凹陷，经某医院治疗数月，效果不佳。诊见：患儿面色萎黄无华，精神欠佳，食纳不思，颜面及双下肢浮肿，舌苔薄白，脉沉。尿常规检查：尿蛋白（+++），红细胞（+），白细胞 0 ~2 个。证属脾肾不足，水湿内停。治以补气健脾益肾，利水渗湿。方用参芪三草汤去续断，加泽泻 10 g。服药 6 剂后精神转佳，颜面及双下肢浮肿消退，纳谷亦增。尿常规检查：尿蛋白（++），红细胞 0 ~1 个。上方服用 25 剂，浮肿消退，面色红润，饮食正常。尿常规检查：尿蛋白（+），白细胞 0 ~ 1 个。原方服用 2 个月，尿常规检查尿蛋白微量。又以原方去泽泻，巩固服药 10 余天，尿常规检查正常。后随访 1 年未见复发。

【验方来源】 赵云龙. 参芪三草汤治疗慢性肾炎 36 例[J]. 陕西中医，2001，22（4）：207.

按：慢性肾小球肾炎主要病机为本虚标实。本虚主要表现为肝脾肺肾的虚损，标实为水湿、湿热、瘀血之邪等。因此，治疗原则应为扶正祛邪，这也是参芪三草汤立方之宗旨。方中太子参、黄芪、山药、白术补气健脾；白花蛇舌草、薏苡仁、车前草祛湿浊；益母草、丹参、生地黄活血化瘀，利水消肿；菟丝子、续断益肾固精。诸药合用，补而不滞，补中有通，通中有养，泄浊而不伤正，从而达到补脾肾而固护正气，祛湿瘀而导邪外出。现代药理研究表明，本方中主要药物如太子参、黄芪、白术、生地黄、山药、丹参等，有提高人体免疫功能作用，增加肾血流量，改善肾脏的微循环，且有抗炎作用，故可广泛适用于慢性肾小球肾炎不同证型的患者，实践亦证明该方具有良好的治疗效果。

益 肾 汤

【药物组成】 黄芪 40 g，淫羊藿 30 g，巴戟天、茯苓各 12 g，泽泻、川芎各 10 g，女贞子、菟丝子、益母草、丹参各 15 g。

加减：脾肾气虚者，加白术 12 g，山药 15 g；脾肾阳虚者，加附子 10 g；肾阴虚者，加旱莲草 12 g；水肿甚者，加车前子 15 g；尿蛋白长期不消者，加金樱子、芡实各 10 g。

【适用病症】 慢性肾小球肾炎。

【用药方法】 每天 1 剂，水煎服。同时配合西医对症治疗。

【临床疗效】 此方治疗慢性肾小球肾炎 90 例，完全缓解（临床症状、体征消失，尿蛋白阴性）39 例，基本缓解（临床症状、体征基本消失，尿蛋白微量，尿中红细胞“+”以下）22 例，部分缓解（部分临床症状、体征消失或改善，尿蛋白较治疗前减少 1 个“+”以上）17 例，无效（达不到部分缓解标准）12 例。总有效率 86.67%。

【病案举例】 张某，男，21 岁。患慢性肾炎 3 年，多方治疗仍反复发作。诊见：面色㿠白，全身水肿，尤以下肢为甚，按之凹陷，腰痛，四肢困重乏力，纳呆，小便短少，血压 18/12 kPa，舌质淡胖、边有齿痕，苔白腻，脉沉细。尿常规检查：

尿蛋白（+++），白细胞（+++），红细胞3～5个，颗粒管型0～1个，血尿素氮15.9 mmol/L。证属脾肾阳虚，水湿内停。处方：益肾汤加熟附子10 g，车前子15 g。连用2周，水肿完全消退，尿蛋白及红细胞、白细胞减少。守方继服2周，腰痛消失，面有光泽。上方去熟附子、车前子，连服2个月，临床症状及体征消失，血尿素氮及尿常规正常。随访2年未复发。

【验方来源】　周茂鲁．自拟益肾汤治疗慢性肾炎90例临床观察［J］．吉林中医药，2001，21（1）：24.

按：慢性肾小球肾炎的发生是由于外邪侵袭，内伤脾肾，脾肾阳气虚损，使体内水谷精微散布及三焦气化失常而致水湿内停，泛于肌肤，故治疗当补益脾肾阳气为主。益肾汤中重用黄芪、巴戟天、菟丝子、淫羊藿、女贞子补益脾肾，以养根本，现代药理研究证实，这几种药物能提高机体免疫力，增强肾脏对蛋白的吸收，恢复肾功能；川芎、丹参、益母草取活血行气利水之功，能促进肾血液循环，对消除肾内毛细血管内的血栓、降低血尿、改善肾功能有良好的作用；茯苓、泽泻渗利水湿，疏利三焦气机，使水液代谢得到改善。

益肾活血泄浊汤

【药物组成】　丹参、黄芪、党参、益母草、接骨木*各30 g，杜仲、当归各12 g，大黄（后下）、桃仁、红花各10 g，山药、猪苓、茯苓各15 g，六月雪60 g。

【适用病症】　慢性肾小球肾炎。

---

*　接骨木，为忍冬科植物接骨木 *Sambucus Williamsii* Hance 的茎枝。

【用药方法】　每天1剂，病情稳定后改隔天1剂。住院患者每天静脉滴注10%葡萄糖液（肌酐超过3 mg用5%葡萄糖注射液）500 mL内加入丹参注射液8~10支，每支含生药3 g。15天为1个疗程，一般治疗2~3个疗程，每个疗程间隔5~7天。体质较差可配合支持治疗，适当补充氨基酸、胎盘球蛋白或“人白”等。血压较高者，服用复降片、罗布麻片、羚羊角粉等。

【临床疗效】　此方治疗慢性肾小球肾炎50例，显效（尿蛋白消失，血肌酐、尿素氮、内生肌酐清除率、血红蛋白均正常或接近正常，自觉症状基本消失，能参加一般劳动）25例，有效（上述3项指标好转，症状明显改善，能处理日常家务劳动或半天轻体力工作）13例，无效（症状、体征各项无明显变化）12例。

【验方来源】　朱菊英，姜达歧. 益肾活血泄浊法治疗慢性肾炎50例［J］. 上海中医药杂志，1993（7）：15.

按：慢性肾小球肾炎是一种变态反应性疾病，常导致肾功能损害，如不及时治疗，往往危及生命。现代研究认为本病与免疫功能有关。中医认为慢性肾小球肾炎关系到肺、脾、肾三脏，日久以肾虚为主。本病常由水湿之邪外袭，郁而化热，血受湿热煎熬久之必凝滞为瘀，以致缠绵不愈。应用补肾活血化瘀为主治疗能起到改善血流量、调节机体免疫功能的作用。方中黄芪、猪苓、茯苓能提高免疫功能；益母草、接骨木、桃仁、当归、红花、丹参祛瘀活血，改善微循环障碍，抗血液黏滞；山药、党参、杜仲健脾补肾；六月雪、大黄通腑泄浊。实验表明，大黄对肾病患者的氨基酸代谢有重要影响。在治疗过程中，除根据各人临床表现认真进行辨证分析酌情加减外，还要注意生活节制和饮食调节，这样才能取得更好的效果。

肾 愈 汤

【药物组成】 党参、黄芪各 20 g，益母草、白茅根各 30 g，泽兰、茯苓各 15 g。

加减：兼风寒表证者，加荆芥、防风；兼风热表证者，加金银花、牛蒡子；血尿者，重用白茅根，加生地黄、茜草；浮肿明显者，加大腹皮、车前子、猪苓；若肿退尿蛋白不消者，加芡实、金樱子等。

【适用病症】 慢性肾小球肾炎。

【用药方法】 每天1剂，水煎2次，分早、晚服。2周为1个疗程。

【临床疗效】 此方治疗慢性肾小球肾炎 31 例，治愈（症状、体征完全消失，肾功能正常，尿蛋白、尿沉渣计数正常）8例，好转（症状、体征消失，肾功能正常，尿沉渣计数接近正常）20 例，无效（临床表现与实验室检查均无明显改善）3 例。总有效率 90.3%。

【病案举例】 刘某，男，69 岁。浮肿反复发作 3 年，加重 1 周。诊为慢性肾小球肾炎，多方治疗，终未痊愈。诊见：1 周来全身浮肿，腰以下为甚，腹胀纳差，便溏尿少。体温36.2 ℃，脉搏 83 次/分，血压 17/10 kPa，腹水征（+），双下肢浮肿（+++），舌淡紫、苔白润，脉沉细。尿常规检查：尿蛋白（+++），白细胞 3～5 个/HP，红细胞 2～4 个/HP，血尿素氮 6.78 mmol/L，二氧化碳结合力 18.41 mmol/L。综合辨证，为脾虚水血互结之证。治以健脾利水，祛瘀生新。方选肾愈汤加大腹皮、猪苓。服 13 剂后，浮肿消退，食纳好转。继以前方去大腹皮、猪苓，加芡实、金樱子，又服 17 剂后，连续复查 3 次，各种理化检查均正常。后宗上方配丸药调服 2 个月余。随访 2 年未再复发。

【验方来源】 杨君兴. 肾愈汤治疗慢性肾炎 31 例 [J]. 陕西中医，1993，14 (11)：489.

按：慢性肾小球肾炎主要责之于肺、脾、肾三脏功能失调，气、血、水互结，从而表现为本虚标实或虚实夹杂，尤其病久多虚多瘀。依据本病“虚”“瘀”之特点，采用辨证与辨病相结合的方法，拟益气活血之肾愈汤。方中益母草、泽兰可活血祛瘀生新，增加肾小球血流量；配党参、黄芪、茯苓健脾益气，气行则血运，同时三药皆含有具有生物活性的多糖体，能激活细胞免疫反应，提高机体免疫力；加白茅根凉血止血，消除尿中红细胞；茯苓、泽兰、白茅根三者皆有利尿作用。诸药相合，共奏益气活血、利水消肿之功。气行则血活，瘀化则水行，水利则肿消，故临床收效较为理想。

六　合　散

【药物组成】 黄芪 120 g，牡蛎、泽泻、补骨脂、土茯苓各 24 g，甘草 3 g。

加减：若有恶寒发热、咽痛等外感表证，又有高血压、眩晕等里证者，可选加羌活、白芷、黄芩、菊花、夏枯草等药；若见面色淡白、肢冷体倦、衄血、小便混浊、血尿等者，可选加生地黄、牡丹皮、肉桂、熟附子、山茱萸等药；浮肿甚者，选加猪苓、防己、玉米须等药；气短、便秘者，选加党参、枳实、火麻仁等药。

【适用病症】 慢性肾小球肾炎。

【用药方法】 每天 1 剂，水煎服。1 个月为 1 个疗程。

【临床疗效】 此方治疗慢性肾小球肾炎 34 例，显效 23 例，有效 7 例，无效 4 例。总有效率 88.24%。治疗时间最短 2

个疗程，最长 15 个疗程。

【病案举例】 陈某，女，42 岁。患者于 6 年前患急性肾小球肾炎，曾住院治疗。好转出院后多次复发，迁延至今。诊见：面色苍白，形寒肢冷，乏困无力，便秘，面部及下肢中度浮肿，舌体胖大、色淡、苔黄腻，脉微细。尿常规检查：尿蛋白（+++），红细胞（+++），管型少许。辨证为虚实共存。治宜温补肾阳，利水消肿，佐以通便。方用六合味散加熟附子、肉桂各 6 g，玉米须、枳实、芒硝各 10 g。治疗半个月后上述症状明显减轻。尿常规检查：尿蛋白（+），红细胞（+++），管型（+）。服药 1 个疗程后再检查，3 项指标全部转阴。3 个疗程后检查仍为阴性。为了巩固疗效，改汤剂为片剂，连服半年。随访 1 年未见复发。

【验方来源】 赵海岐，闫军虎，李周劳. 六合散治疗慢性肾炎 34 例［J］. 陕西中医，1993，14（11）：489.

按：慢性肾小球肾炎多由外邪侵袭、脾肾气血亏虚引起，应责之于肺、脾、肾三脏。有许多医家认为此病本在肾，制在脾，标在肺，临床多表现为表里错杂、寒热错综、虚实共存的特点，且久病多虚。依上述特点辨证组方用药，以达其表里合治、寒热兼施、利涩同用、补泻并投的功效。方中黄芪性味甘温为补气之要药，大剂功盖人参，常用量为 120 g，病情较重者可逐渐加量至 200 g，以增强益气、补虚、升阳之功，提高机体免疫力，改善机体代谢；土茯苓、泽泻祛湿泄毒，清利水湿；牡蛎固肾涩精；补骨脂壮肾中之阳；甘草补气，调和药性。诸药为伍，有补、有泻、有利、有涩，浑然一体，相得益彰，使湿邪自去，正气得复，诸症自除。

慢 肾 汤

【药物组成】 益母草 30 g，黄芪、当归各 20 g，党参 15 g，川芎、红花各 12 g。

加减：尿少肿甚者，酌加薏苡仁、车前子各 15 g，猪苓、赤小豆、泽泻各 12 g，大腹皮 10 g；高血压者，可选加具有降压作用的药物如夏枯草 30 g，牡蛎 20 g，石决明、白芍、菊花各 15 g，汉防己 12 g，或者选配用西药如卡托普利、尼群地平。

【适用病症】 慢性肾小球肾炎。

【用药方法】 每天 1 剂，水煎服。连续服用，尿常规每周检查 1 次。连续检查 3 次皆阴性者，可用汤剂或改丸、散剂，维持用药 2～6 个月，以巩固疗效。

【临床疗效】 此方治疗慢性肾小球肾炎 36 例，显效（临床症状消失，每周尿常规检查 1 次，连续检查 3 次皆正常）22 例，有效［临床症状明显改善，尿常规检查尿蛋白（±），红细胞不超过 3 个/HP］10 例，无效（临床症状和各项尿常规检查无明显改善或改用他法治疗者）4 例。总有效率 88.9%。

【病案举例】 史某，男，38 岁，农民。3 年前因浮肿被诊断为肾炎，曾经多家医院中西药治疗，效果不显著。诊见：面色灰暗，肢体及周身浮肿（腰以下为甚），畏寒肢冷，腰困膝软，神疲乏力，纳差，早泄，舌胖色淡、有齿印、苔薄白，脉沉细。尿常规检查：尿蛋白（+++），红细胞管型（+），白细胞少许。证属脾肾阳虚。治宜温补脾肾，活血化瘀，方用益母草 30 g，黄芪、当归各 20 g，党参、茯苓、山茱萸、车前子各 15 g，川芎、红花、白术、泽泻各 12 g，制附子 9 g，肉桂 6 g。服 6 剂后症状减轻，尿常规检查尿蛋白（++），红细胞管型少许。服 25 剂后，症状俱消，尿常规连续检查正常，后改为丸剂服3个月。随访已愈。

【验方来源】 张书显，杨桂枝，李东长. 慢肾汤治疗慢性肾炎36例［J］. 陕西中医，1993，14（4）：153.

按：慢性肾小球肾炎病因病机较为复杂，多与正气虚、内外湿邪和瘀血有关，其病变过程与肺、脾、肾关系最为密切。临床上多以本虚标实、虚实夹杂为特点，尤其病久多虚多瘀。笔者根据“虚”和“瘀”的病理特点，结合现代医学观点，用辨病与辨证相结合立法，自拟慢肾汤，增补正气，活血化瘀，解毒祛邪。方中黄芪、党参益气补虚，调整机体免疫功能，改善机体代谢；当归、川芎、红花、益母草活血化瘀，增加肾血流量，抑制和排除免疫复合物，改善患者的高凝状态。诸药相伍，有补虚固本、活血化瘀、解毒祛邪的作用。

温阳利水汤

【药物组成】 熟附子、肉桂、木香各10 g，黄芪、党参、枸杞子、五加皮各30 g，益母草、芡实、白术各20 g，茯苓50 g，葶苈子7 g，金樱子、丹参、白芍各15 g。

【适用病症】 慢性肾小球肾炎。

【用药方法】 每3天2剂，水煎服，早晚各服1次。30天为1个疗程，每个疗程结束后，均行尿常规复查。

【临床疗效】 此方治疗慢性肾小球肾炎32例，临床治愈（水肿等症状及体征完全消失，尿蛋白检查持续阴性，高倍镜下尿红细胞消失，尿沉渣计数正常，肾功能正常）10例，显效（水肿等症状及体征基本消失，尿蛋白检查持续减少50%以上，高倍镜下尿红细胞不超过3个，尿沉渣计数接近正常，肾功能正常或基本正常）6例，好转（水肿等症状及体征明显好转，尿蛋白检查持续减少1个“+”，高倍镜下尿红细胞不超过5个，肾功能正常或有改善）12 例，无效（临床表现与上述实验室检查均无明显改善或加重者）4 例。总有效率 87.5%。

【病案举例】 温某，男，25 岁。患慢性肾小球肾炎 2 年。诊见：浮肿，尿少（24 小时尿量 <500 mL），畏寒肢冷，食纳不佳，便溏，腰膝酸软，四肢乏力，脘闷腹胀，颜面苍白，舌质胖嫩、苔白厚腻，脉沉细，左尺脉弱，心肺未闻及异常，肝脾未触及，双下肢浮肿，指压痕（+++）。中医辨证：脾肾阳虚。治以温肾健脾，化气行水。投温阳利水汤治疗 3 个疗程后，面色正常，颜面、胸腹及下肢水肿均已消退，畏寒、腰膝酸软、乏力等症状也已消失，饮食恢复正常，24 小时尿量已达 1 500 ~ 2 000 mL。尿常规检查尿蛋白（±），红细胞 1 ~ 2 个，白细胞及管型均无。后又继续服药 1 个疗程，连查尿蛋白均为阴性，红细胞 1 ~ 2 个，临床治愈。

【验方来源】 张悌，许丽星，张若红，等. 温阳利水汤治疗慢性肾炎 32 例［J］. 北京中医，1990（3）：22.

按：温阳利水汤经临床验证具有较好疗效，凡中医辨证分型为脾肾阳虚者均可应用。32 例中，10 例治疗前 24 小时尿量为 500 mL 左右，用药 1 周后，24 小时尿量达 1 500 ~ 2 000 mL；用药 2 周后浮肿基本消退，证明该药具有改善肾功能、恢复肾脏浓缩能力的作用。还有 4 例夜尿多者，经治疗 3 例恢复正常。上述 10 例患者中，有 9 例治疗前面色㿠白，服本方后面色恢复正常，说明该方有温补肾阳、健脾利水之功。

益气滋阴汤

【药物组成】 人参、生地黄、麦冬、丹参各 15 ~ 30 g，黄芪 20 ~ 30 g，女贞子、菟丝子、茯苓、白术各 10 ~ 15 g，白茅根 10 ~ 20 g，冬虫夏草（研粉冲服）0.5 ~ 1.5 g，醋制大黄（研粉冲服）3～5 g。

加减：尿蛋白重者，加覆盆子、山茱萸、芡实；血尿者，加藕节、侧柏叶、大蓟、小蓟；高血压者，加龙骨、牡蛎、代赭石、地龙、牛膝；浮肿者，加防己、淡竹叶、车前子、益母草；偏气虚者，人参易党参；偏血虚者，加当归、阿胶、鱼鳔；偏阴虚者，加熟地黄、桑寄生、炙龟板、炮鳖甲；夹湿热者，加白花蛇舌草、石韦、萆薢；夹血瘀者，加红花、川芎、桃仁；夹湿浊者（血肌酐、尿素氮高），可加大大黄用量，同时可用大黄煎剂灌肠；尿常规检查有管型者可加石韦、黄芩、黄柏、苦参等。

【适用病症】　慢性肾小球肾炎。

【用药方法】　每天1剂，水煎2次，分早、晚温服，或用散剂，每天服3次，每次5～19 g，30天为1个疗程。一般完全缓解后，应将基本方改为散剂服2～4周巩固疗效，或者是在服药期间根据临床病情稳定程度，也可在疗程中（2～4个疗程后）停服药15～30天，或改成散剂服2个疗程，然后再继续服汤剂。

【临床疗效】　此方治疗慢性肾小球肾炎114例，完全缓解（水肿等症状与体征完全消失，尿蛋白检查持续阴性或24小时尿蛋白测定 <0.2 g，尿常规检查、肾功能恢复正常）28例，基本缓解（水肿等症状基本消失，尿蛋白24小时测定 <1 g，高倍镜下尿常规检查红细胞不超过5个，接近正常，肾功能正常或基本正常）39例，好转（水肿等症状与体征明显好转，尿蛋白检查持续减少1个“+”，尿蛋白24小时测定 <1.5 g，高倍镜下尿红细胞不超过8个，肾功能基本正常或有改善）32例，无效（临床表现、实验室检查均无明显改善或加重）15例。总有效率86.84%。

【验方来源】　张淑君，成秉林，林海峰，等. 益气滋阴活血法治疗慢性肾炎：附114例临床分析［J］. 中医药学报，2000，28（4）：19.

按：慢性肾小球肾炎以气阴两虚为主，病期冗长，久病多瘀，临床多表现气阴两虚兼夹瘀血，导致变症丛生。益气滋阴汤方中人参、黄芪益气，生地黄、麦冬滋肾阴，白术、茯苓益脾肺。现代药理研究证明，人参、黄芪配伍能调理机体的免疫功能，人参还能增强对有害因素的防御能力并促进正常功能恢复；黄芪能促进细胞代谢功能，改善机体对抗原的清除率，促使肾小球基底膜损伤的恢复，从而减少蛋白尿，改善肾功能。女贞子、菟丝子、冬虫夏草均可补肾滋阴，助人参、黄芪、生地黄、麦冬之药力，填精补血，敛精固涩，尤其是冬虫夏草对慢性肾小球肾炎有较好的疗效，对肾脏疾病免疫功能有双向调节作用，增强肾小球细胞免疫功能，并且能改善贫血，降低蛋白尿，具有清除自由基，降低体内炎症因子水平，提高蛋白分解转化酶水平作用。方中丹参养血活血，既可祛瘀又可生新，现代药理研究证实，丹参可扩张脉络，解除肾血管痉挛，抑制凝血，激活纤溶，减少血栓形成，促进纤维蛋白降解；白茅根性味甘寒，善清热凉血，止血利尿，现代研究证明，该药有缩短出凝血时间、降低血管通透性作用，临床与茯苓配伍具有很强的利尿消肿功效；大黄苦寒，醋制后解毒功效大于清热，炒黑后可入血分，解血中湿热里结之毒，广泛应用于肾病，能降尿素氮、肌酐，药理作用主要使血中紊乱氨基酸得以改善，支链氨基酸水平升高，尤以缬氨酸升高明显，可见大黄具有排浊、活血、祛瘀解毒之功效。诸药合用共奏滋肾活血之功，故而获效。

平补阴阳方

【药物组成】　党参、黄芪各 20 g，菟丝子 15 g，芡实、益母草、玉米须各 30 g，熟附子、白术、炙龟板、鹿角胶、大黄各 10 g。

加减：阳虚甚者，加巴戟天、干姜、肉桂；阴虚者，加阿胶、生地黄、枸杞子；气虚甚者，加重党参、黄芪用量；水肿甚者，加猪苓、泽泻、车前子；湿浊重者，加草豆蔻、厚朴、大腹皮、苍术；血瘀者，加桃仁、红花、丹参；热毒甚者，加白花蛇舌草、半边莲、半枝莲；肝阳上亢者，加白僵蚕、玳瑁、牡蛎；呕吐痰涎者，加法半夏、吴茱萸；腰痛者，加续断、杜仲；血尿者，加大蓟、小蓟、白茅根、生地黄；蛋白尿者，加黑大豆、昆明山海棠。

【适用病症】　慢性肾小球肾炎。

【用药方法】　每天 1 剂，水煎 2 次，分早、晚服。30 天为 1 个疗程，坚持服药 6 个月。

【临床疗效】　此方治疗慢性肾小球肾炎 32 例，疗效标准：①蛋白尿减轻；②血压接近正常或维持中等水平；③浮肿消退或明显减轻；④肾功能改善，并稳定在一定水平；⑤症状改善。疗效符合上述 5 项为完全缓解，具备 2 项或 2 项以上而未达到 5 项为好转，未能达到 2 项为无效。结果完全缓解 9 例，好转 19 例，无效 4 例。总有效率 87.5%。

【验方来源】　谢跃藩．平补阴阳方治疗慢性肾小球肾炎 32 例疗效观察［J］．河北中医，2000，22（4）：273.

按：慢性肾小球肾炎以脾肾俱虚为本，由虚致实，因实更虚，虚实夹杂，气血阴阳失调，气机升降出入功能紊乱，使清者化为浊，行者阻滞不通，表失护卫而不和，里失营运而不畅，导致气滞血瘀，水湿郁阻，湿、浊、痰、瘀互阻，体质虚弱，易为时邪所中，形成恶性循环。平补阴阳方用党参、黄芪、熟附子、白术、芡实温补脾肾之阳，炙龟板、鹿角胶、菟丝子滋补肾阴，阴阳双补则气血充足。益母草、大黄（无须后下）、玉米须活血利尿泄浊，使慢性肾小球肾炎病理产物得以外泄，不致补中滞邪。患者应劳逸结合以增强体质，保持心情舒畅、乐观。如出现上呼吸道感染、皮肤感染等，需应用足量、有效但不损害肾功能的抗生素，消除炎症，以防迁延，加重病情。气候骤变时注意增减衣被，居室保持干燥、通风、阳光充足，预防外感。平时按摩耳穴、督脉穴、肾俞穴以调节经络气血阴阳。饮食宜淡不宜咸，宜食富有营养清淡之品，忌食辛热、燥热之品，以防火热上犯，诱发外邪入侵。平时可用胡桃肉炖兔肉，老姜调味；以黄芪、益母草、玉米须各 60 g，煎汤代茶饮用。

清 平 汤

【药物组成】　白花蛇舌草、藤梨根、牡蛎各 30 g，半枝莲、何首乌各 15 g，山慈菇 10 g，黄芪 20 g。

加减：若兼风热者，加金银花、连翘、防风；有瘀滞者，加丹参、牡丹皮、赤芍；有痰浊者，加决明子、泽泻、郁金；气虚者，加党参、白术；阴虚者，加生地黄、女贞子；湿浊者，加苍术、藿香、佩兰；蛋白尿明显者，加雷公藤多苷片或火把花根片。

【适用病症】　慢性肾小球肾炎。

【用药方法】　每天 1 剂，水煎服。3 个月为 1 个疗程，共治疗 3 个疗程。有高血压或感染者，均予对症处理。

【临床疗效】　此方治疗慢性肾小球肾炎 102 例，经治 3 个疗程后，完全缓解（症状消失，尿常规检查连续 4 次阴性，24 小时蛋白定量正常，其中经治 1 个疗程 6 例，2 个疗程 8 例，3 个疗程 8 例）22 例，显效（症状减轻，尿蛋白定量较治疗前减少 50% 以上，其中经治 1 个疗程 10 例，2 个疗程 11 例，3 个疗程 13 例）34 例，有效（症状、蛋白尿有改善，其中经治 1 个疗程 6 例，2 个疗程 12 例，3 个疗程 18 例）36 例，无效（症状、蛋白尿无改善）10 例。总有效率 90.2%。

【验方来源】 杨金荣．余承惠运用清平汤治疗慢性肾炎102例［J］．浙江中医杂志，2000（11）：466.

按：清平法，即是清除、平抑蕴结胶着的病理邪毒，扶助不足的正气，有如《素问·至真要大论》所谓“谨察阴阳之所在而调之，以平为期”。临床药理研究证实，有清除湿热瘀浊、散结解毒之功的白花蛇舌草、半枝莲、藤梨根、牡蛎、山慈菇，均有一定的调整机体免疫功能，还有抑制抗原抗体反应、抗过敏、抗病原微生物、改善微循环等作用；黄芪、何首乌具有益气生肌、消肿利水、补益精血、扶正托毒等作用。它们调节免疫代谢，清除自由基，调动机体内源性抗氧化剂的作用已被现代医学所证实。清平法治慢性肾炎，还体现在扶助正气之时常用“清”，而慎用温补，包括进补食物亦是如此，以免犯“实实”之戒，而使“亢者更亢”。又舌苔腻、舌质紫暗者，病情更是缠绵难愈，必须用药有力，持之以恒，才能获得良效。随着疗程的延长，用本法的疗效亦会提高，即使尿常规检查正常，仍必须服药巩固，清除余毒，以防死灰复燃。

补肾活血方

【药物组成】 丹参、黄芪各15 g，制大黄5 g，桃仁、红花、益母草、牛膝、山药、金樱子、女贞子各10 g。

加减：血压升高者，加天麻、葛根、桑寄生；水肿明显者，加车前子、泽兰、冬瓜皮；纳差者，加焦山楂、炒谷芽、炒麦芽；肌酐、尿素氮升高者，加重大黄用量。

【适用病症】 慢性肾小球肾炎。

【用药方法】 每天1剂，水煎服。治疗12周为1个疗程。

【临床疗效】 此方治疗慢性肾小球肾炎36例，完全缓解（水肿等症状与体征完全消失，尿蛋白持续阴性，高倍镜下尿红细胞消失，尿沉渣计数正常，肾功能正常，甲皱微循环、凝血酶原时间等恢复正常）14 例，基本缓解（水肿等症状与体征基本消失，尿蛋白持续减少 50% 以上，高倍镜下尿红细胞不超过 3 个，尿沉渣计数接近正常，肾功能正常或基本正常，甲皱微循环、凝血酶原时间等基本恢复正常）11 例，好转（水肿等症状与体征明显好转，尿蛋白持续减少 1 个“+”，高倍镜下尿红细胞不超过 5 个，肾功能基本正常或有改善，甲皱微循环、凝血酶原时间基本正常或有改善）7 例，无效（临床表现与上述实验室指标均无明显改善或者加重）4 例。总有效率 88. 89%。

【验方来源】　李元敏. 补肾活血法治疗慢性肾炎 36 例临床观察［J］. 浙江中医学院学报，2000，24（3）：45.

按：慢性肾小球肾炎病情常反复发作，迁延难愈。往往见患者有面色晦暗、腰痛如针刺且固定不移、舌质紫暗有瘀点瘀斑等表现，中医辨证为瘀血存内。现代研究发现慢性肾小球肾炎患者往往有高凝状态、微循环障碍、血液流变学异常等存在，肾脏病理检查多见肾小球硬化、系膜增生、小球内微血栓、毛细血管狭窄或塌陷或受挤压或闭塞等现象，这也是血瘀存在的依据，因此血瘀证在慢性肾小球肾炎中是广泛存在的。慢性肾小球肾炎治疗中应用活血化瘀药物不仅有助于改善血瘀症状和病理，而且活血利水，从而纠正“血不利则为水”的病机，有利于消除水肿等临床表现。慢性肾小球肾炎属本虚标实证：本虚以肾虚为主，兼有脾虚；标实则为血瘀、水湿不利。故从补肾活血立法组方，方中以桃仁、红花、丹参活血化瘀为主；瘀久则化热，故以制大黄配桃仁化瘀泄热；“血不利则为水”，故以益母草化瘀利水；黄芪健脾益气利水，推动血行；牛膝补肾壮腰；山药、金樱子、女贞子益肾固精。全方补肾活血，利水固精，对慢性肾小球肾炎有较好的疗效。

健脾补肾方

【药物组成】　黄芪 50 g，炒党参 15 g，炒苍术、炒白术、丹参、淫羊藿、巴戟天各 10 g，杜仲 12 g，茯苓、桑椹、薏苡仁各 30 g。

加减：蛋白尿明显者，可加用丝瓜络、金樱子；水肿重者，加猪苓、车前草；尿血多者，加旱莲草、茜草。

【适用病症】　慢性肾小球肾炎（气虚型）。

【用药方法】　每天 1 剂，水煎 2 次，分早、晚服。临床表现蛋白尿、血尿明显者及肾穿刺报告为中重度系膜增生或局灶节段硬化者，加服雷公藤多苷片。

【临床疗效】　此方治疗慢性肾小球肾炎（气虚型）64 例，按照第二次全国中医肾病专题学术讨论会制定的慢性肾小球肾炎疗效标准，治疗 1 个月后，完全缓解 20 例，基本缓解 21 例，好转 18 例，无效 5 例。总有效率 92.2%

【验方来源】　黄妙珍. 健脾补肾为主治疗气虚型慢性肾炎[J]. 浙江中医学院学报，2000，24（2）：43.

按：中医学认为“肾主水”“主藏精”。肾气虚则水液代谢失调，蛋白等精微物质随尿液流失。腰为肾之府，肾虚则腰酸。脾主升清，脾虚气陷，导致精微下注，随尿排出。肾虚开合不利，脾虚则水失其制而泛滥，从而发生水肿。脾肾气虚，气不行血，血脉瘀阻，血失常道而尿血。因此，肾虚、脾虚为慢性肾小球肾炎的主要机制所在。慢性肾小球肾炎表现为脾肾气虚证的患者最多，治宜健脾补肾。方中重用黄芪补中固表，并有利尿作用；党参补中益气，健脾益肺；茯苓、苍术、白术、薏苡仁均有健脾燥湿、渗利之功；淫羊藿、巴戟天、杜仲温补肾阳；根据“阴生阳长”“孤阳不生”的原理，温补肾阳时还必须兼顾滋养肾阴，故予桑椹滋补肾阴；由于气虚往往导致血瘀，故予丹参活血化瘀。上方共奏健脾补肾、渗利水湿、活血化瘀之功。现代药理研究证实：黄芪、党参均有增强免疫能力，加快血流量，显著减少尿中蛋白量，使肾脏病变减轻的作用；茯苓有促进细胞免疫与体液免疫的作用；丹参是氧自由基（OFR）清除剂和 Ca^{2+} 拮抗剂，能改善微循环，增加肾血流量，促使肾小球修复而降低尿蛋白。

黄芪川芎南星汤

【药物组成】　黄芪 45 g，淫羊藿、鹿衔草、川芎、胆南星、苍术、白术、芡实、桑螵蛸、炒三仙（焦山楂、麦芽、谷芽）各 15 g，忍冬藤 20 g，丹参 30 g，水蛭、地龙各 12 g。

加减：腰酸痛明显者，加杜仲、续断；浮肿者，加茯苓皮、车前子；纳呆、便溏者，加薏苡仁、山药；血尿明显者，加白茅根、小蓟炭；血压高者，加石决明、钩藤等；伴肾功能不全者，加大黄；贫血者，加鸡血藤、当归。

【适用病症】　慢性肾小球肾炎。

【用药方法】　每天 1 剂，加水 500 mL，武火煎沸，再改文火煎 30 分钟，取液分 3 次温服。疗程为 1 个月，一般服用 1～2 个疗程。

【临床疗效】　此方治疗慢性肾小球肾炎 72 例，临床治愈（临床症状、体征消失，24 小时尿蛋白测定 <0.2 g/h，尿红细胞 <0～3 个/HP，肾功能正常）50 例，基本缓解（症状、体征消失，24 小时尿蛋白测定 <1 g，尿红细胞镜下少许或者每 HP 小于 1 个“+”，肾功能正常）14 例，无效（治疗 2 个疗程后，症状、体征和尿蛋白及红细胞均无好转）8 例。总有效率 88.89%。

【验方来源】 赵家亮．黄芪川芎南星汤治疗慢性肾炎72例［J］．湖北中医杂志，2000，22（12）：18．

按：慢性肾小球肾炎属中医学“水肿”范畴。究其病因，中医认为是肺脾肾气虚，固摄无力，以致精微物质外泄。精微久泄，必然导致正气虚，同时也易致外邪侵袭，因此病情易反复。久病不愈，入络成瘀。肺脾肾之脏气虚，则水淹失运，聚湿成痰，痰瘀交阻，则病情缠绵难愈。方中黄芪甘、微温，入肺、脾经，补气利水，现代药理认为，黄芪有扩张血管和改善微循环、降压利尿的功能，并有延缓尿蛋白和高胆固醇血症发生的作用；淫羊藿辛温，入肾经，有补肾阳之功，现代药理认为，淫羊藿有降血压、抗病毒和利尿的作用。黄芪配淫羊藿，补肺脾肾之虚，以扶正气，为治本之法。鹿衔草、忍冬藤均有抗菌、抗病毒之功，可产生干扰素诱导作用，提高免疫功能；川芎能改善肾血流状态，配合水蛭、地龙，能改善肾血管痉挛，有降压和利尿的作用，对减轻蛋白尿有明确疗效；胆南星、苍术、白术祛湿化痰，通调水道，使痰湿去，经脉通；芡实、桑螵蛸益肾固精，减少精微外泄。全方具有扶正祛邪、改善肾血流量和调节人体免疫机能之功。对伴有肾功能不全者，加大黄以泄浊祛邪，即使有便溏之征，酌加温补脾肾之品的剂量也无大碍，以免邪祛正更虚，遭致复邪，病情缠绵难愈。

肾炎化瘀汤

【药物组成】 黄芪、防己、当归、桃仁、红花、赤芍、山楂炭、茯苓、车前子、川牛膝、防风。（剂量依病情而定）

加减：根据辨证分型，视标本虚实程度进行加减，本证重者，治本为主。肾（脾）气虚见轻度浮肿或不肿，体倦乏力，食欲不振，面色萎黄，舌淡、苔白，脉弱者，基本方加党参、白术、陈皮、冬瓜皮之类。肾（脾）阳虚见形寒肢冷，水肿明显，下半身尤重，腰困腿软，神疲纳少，面白，舌淡胖边有齿印、苔白滑，脉沉细者，基本方加熟附子、桂枝、巴戟天、淫羊藿、泽泻之类。肾（肝）阴虚见头晕耳鸣，心烦口干，手足心热，腰痛腿酸，舌红少津，脉弦细者，基本方加山药、生地黄、熟地黄、山茱萸、枸杞子、牡丹皮、怀牛膝、益母草等。标证重急者，治标为主。标证表现为水湿证，症见水肿严重，多伴腹水或胸水。尿少腹胀者，基本方加大腹皮、陈葫芦、椒目等；阴虚夹水湿泛滥者，多由长期使用激素或温阳药过分利尿伤阴，表现既有肝肾阴虚本证，又夹有水湿血瘀见症，基本方加枸杞子、生地黄、熟地黄、制何首乌、半枝莲。若标证为湿热证，症见口苦口黏，脘闷纳差，心烦失眠，尿少色深，舌红、苔黄腻，脉多滑数者，基本方加白茅根、白花蛇舌草、连翘、金银花、益母草、薏苡仁、黄柏以清利湿热。

【适用病症】　慢性肾小球肾炎。

【用药方法】　每天 1 剂，头煎加水 400 mL，文火煎熬 30 分钟，取液 150 mL。二煎加水 300 mL，煎取液 150 mL，两煎液混合，分早、晚 2 次服。

【临床疗效】　此方治疗慢性肾小球肾炎 56 例，完全缓解（水肿等症状与体征完全消失，检查尿蛋白持续阴性或“±”2 个月以上，或 24 小时尿蛋白定量持续 0.2 g，高倍镜下尿红细胞消失，尿沉渣计数正常，肾功能正常）21 例，基本缓解（水肿等症状与体征基本消失，检查尿蛋白持续减少 50% 以上，高倍镜下尿红细胞不超过 3 个，尿沉渣计数接近正常，肾功能正常或基本正常）26 例，有效（水肿等症状与体征好转，尿蛋白持续减少 1 个“+”，或 24 小时尿蛋白定量持续减少 25% ~49%，高倍镜下尿红细胞不超过 5 个，肾功能正常或有改善）7 例，无效（临床表现与实验室检查均无明显改善或反加重者）2 例。总有效率96.4%。

【验方来源】 周博文．肾炎化瘀汤加减治疗慢性肾炎56例［J］．湖南中医药导报，2000，6（2）：23.

按：中医认为慢性肾小球肾炎的基本病机是本虚标实，病位以脾肾为主。脾虚则运化失司，水湿内停，泛溢肌肤而为水肿；肾虚则气化不利，津液内停，化为水湿，泛溢肌肤而表现为水肿；脾虚不摄，肾虚不固，以致精微物质外溢，表现为蛋白尿。正不胜邪，且正虚不耐劳作，故本病极易因劳累过度、外感六淫诱发而急性发作，病情加重。中医认为久病入络，水血相关，长期脾肾亏损，气虚无力，血失温运则运行凝涩而为瘀血，水湿内停，壅阻气机，血行不畅则血瘀，“血不利则化为水”，如此，形成恶性循环，瘀水互结则病情缠绵。因此，治疗本病当标本同治，益气以扶正、活血化瘀、利水消肿以治标。肾炎化瘀汤方中黄芪健脾益气，利水消肿；当归补血活血；桃仁、红花、赤芍、川牛膝活血化瘀；车前子、防己利水消肿；茯苓既能淡渗利湿、利水消肿，又能健脾益气，与黄芪配伍可加强益气扶正之功，与防己、车前子相合，可增强利水消肿之功；山楂消食健脾，活血化瘀；防风祛风散邪，与黄芪配伍，可起预防外邪作用。现代研究表明，黄芪等健脾益气药可提高机体免疫力，改善体质，并能消除蛋白尿；活血利水药可改善血液循环，抑制组织变性、增生，清除免疫复合物及尿素氮之类物质，有利于促进肾小球病变的修复。诸药合用，共奏扶正祛邪、标本同治之功，切中病机，故能奏效。中医治病贵在辨证施治，在应用肾炎化瘀汤时，要根据具体的证候表现，视标本轻重、寒热虚实之程度而加减用药，只有病证结合、标本同治，才能进一步提高疗效。

益气活血汤

【药物组成】　黄芪、丹参各 60 g，白术、益母草各 30 g，白花蛇舌草 20 g，茯苓 15 g。

加减：气虚偏重者，加人参；阴虚偏重者，加生地黄、麦冬、玄参；热毒偏重者，加土茯苓、半枝莲、鱼腥草。

【适用病症】　慢性肾小球肾炎。

【用药方法】　每天 1 剂，水煎服。15 天为 1 个疗程，连服 2 个疗程。

【临床疗效】　此方治疗慢性肾小球肾炎 42 例，参照国家中医药管理局 1987 年制定的《中药治疗慢性肾炎的临床研究指导原则》，分为完全缓解、基本缓解、好转、无效 4 级标准。结果：完全缓解 13 例，基本缓解 10 例，好转 12 例，无效 7 例。总有效率 83. 33%。

【病案举例】　徐某某，男，26 岁。自诉无任何诱因，出现晨起面睑浮肿，伴腰酸痛不适近 1 年。诊见：稍有头晕，纳少，乏力，面色稍暗，舌苔白稍厚，脉弦涩。尿常规检查：蛋白定性（++），红细胞 1 ~4 个/HP。门诊以“慢性肾炎”收住院治疗。入院时血压 18. 7/ 12. 8 kPa，血尿素氮 7. 85 mmol/L。诊断为慢性肾小球肾炎。中药予以益气活血汤加减：黄芪 60 g，丹参 50 g，益母草 30 g，半枝莲、白术各 20 g，茯苓、小蓟各 10 g，山药 15 g。服药 1 周，症状明显好转，舌质变红润。继以原方加党参 20 g，服药 1 个月后，临床症状消失，血压、小便、尿素氮等检查均正常。随访 1 年病情无复发。

【验方来源】　方佳林. 益气活血汤治疗慢性肾小球肾炎 42 例［J］. 湖南中医药导报，2000，6（9）：27.

按：慢性肾小球肾炎大多有气虚血瘀的病理改变，因为肾为气之本，可盛而不可亏。慢性肾小球肾炎病程长，“久病入络必瘀”，气虚无力推动血液运行而成瘀，因此益气活血祛瘀是治疗慢性肾小球肾炎的大法，而峻烈的破血药有较强的耗气作用，所以方中选用黄芪为补气之要药，丹参、益母草活血之品起到了活血祛瘀而不伤正气的治疗作用，配合茯苓、白术益气祛湿，使湿热得清，肾阴得复，瘀化水行，气血调和。临床用本方常可收到满意疗效。

加味肾气汤

【药物组成】 熟地黄、山药、山茱萸各 10 ~ 30 g，泽泻、牡丹皮、桂枝、茯苓、熟附子各 3 ~ 10 g。

加减：若尿蛋白 >1.5 g 者，重用山药 30 ~ 50 g；尿中红细胞多者，加地榆、丹参各 10 ~ 30 g，白术、泽泻、茯苓各增加至 10 ~ 20 g；尿少、浮肿者，茯苓、泽泻各用 30 g，加大黄 6 ~ 10 g；头晕、失眠、气短、贫血者，加党参或人参 10 g，黄芪、麦冬各 20 g，五味子 30 g；尿黄、口苦者，改熟地黄为生地黄 30 g，加黄柏、知母各 20 g；血尿素氮 >7.4 mmol/L 者，加大黄、川芎各 10 g，丹参 30 g，黄芪 20 g。

【适用病症】 慢性肾小球肾炎。

【用药方法】 每天 1 剂，水煎服。用量可因人、因症适当减少或加大。一般 2 个月为 1 个疗程，隔 7 天或 1 个月复查 1 次。给予低钠、优质低蛋白饮食，每天限制活动时间，保证卧床 12 小时。

【临床疗效】 此方治疗慢性肾小球肾炎 34 例，1 个疗程好转（自觉症状消失或明显改善，血尿和蛋白尿消失或明显减轻，血压正常和接近正常或维持在中等水平，肾功能正常或有所改善并稳定在一定水平）8 例，2 个疗程好转 10 例，3 个疗程好转 10

例，4 个疗程好转 3 例，5 个疗程好转 1 例，无效 2 例。总有效率 94.1%。

【病案举例】 余某，男，46 岁。患慢性肾小球肾炎 3 年余。近日因劳累病情加重。诊见：血压 22/13.5 kPa，乏力，纳差，头晕嗜睡，少尿浮肿，尿常规检查：尿蛋白（++），红细胞（++）。血红细胞 2.98×10^{12}/L，血红蛋白 85 g/L，血尿素氮 8.5 mmol/L，血肌酐 175 μmol/L。肾脏彩色 B 超示：肾实质变薄，皮髓质分界欠清晰，肾集合系统比例增大，为双肾弥漫性病变。临床诊断为慢性肾小球肾炎、轻度肾功能不全。给予加味肾气汤：熟地黄 50 g，茯苓、泽泻、知母各 20 g，山药、山茱萸、地榆、桂枝、五味子、丹参各 30 g，牡丹皮、川芎、熟附子、甘草各 10 g，大黄 6 g。服 3 剂后患者精神好转，食量增加，头晕减轻，血压 19/12 kPa；服 5 剂后血压 18.5/11.5 kPa。三诊去川芎、地榆，加黄芪、麦冬各 20 g，白术 10 g。上方随症加减，服 2 个月后复查尿常规 8 项正常，血尿素氮 4.7 mmol/L，血肌酐 165 μmol/L。肾脏彩色 B 超示：双肾未见异常。嘱续服肾气丸 1 年。

【验方来源】 贺立忠，杨勇，张本芳．加味肾气汤治疗慢性肾小球肾炎 34 例［J］．陕西中医，2000，21（10）：436.

按：慢性肾小球肾炎是一种免疫反应性疾病，在肾小球毛细血管及间质发生的细胞浸润、水肿、增生等炎性改变，是由于沉积于肾小球毛细血管基底膜的抗原－抗体复合物激活补体所致。中医认为，水肿为患，“其本在肾”，肾中阳气是膀胱气化和脾阳运转的源泉。肾气失调，则脾失温养，其运转制约水湿作用随之减弱，膀胱缺少肾气的温化，气化作用也因此而衰弱，因而小便不利，水湿停聚而成水肿。肾气汤是温养肾阳的要方，方中熟附子、桂枝补肾阳为主，然阳根于阴，故配以熟地黄、山药、山茱萸益其肾阴，以成阴阳互根之用。扶正不忘祛邪，则阴阳协调，邪去正复，肾气自健。据现代医药研究，黄芪、大黄、丹参、川芎能降低血肌酐和尿素氮水平，改善脂质代谢，提高蛋白质合成率，增加对自由基的清除，改善肾脏功能；党参、熟地黄能增加红细胞而抗贫血；川芎、白术、茯苓、泽泻有持久的降压利尿作用；牡丹皮有抗炎、抗过敏及免疫调节作用；地榆不仅有止血作用，而且有抗炎消肿功能。根据症状、体征的变化，合理运用加味肾气汤治疗慢性肾小球肾炎及轻度肾功能不全，能取得较满意的疗效。

黄芪枸杞黄芩汤

【药物组成】　黄芪 30 g，枸杞子、黄芩、夏枯草、蒲公英、仙茅、车前子（包煎）各 20 g，赤芍、党参、丹参、茯苓、桑白皮各 15 g。

加减：若尿蛋白量大不退者，加用蝉蜕、紫草、漏芦；有尿毒症者，加用连翘、半边莲、薏苡仁、大黄。

【适用病症】　慢性肾小球肾炎。

【用药方法】　每天 1 剂，水煎 2 次，分早、晚服。4 周为 1 个疗程，5 个疗程后评价疗效。以低钠、优质蛋白饮食为原则，配合常规西医治疗。

【临床疗效】　此方治疗慢性肾小球肾炎 30 例，缓解（临床症状和体征消失，尿常规检查无血尿、蛋白尿，无水肿，血压正常，且停药后可维持 5 个月以上者）18 例，显效（症状明显改善，肉眼血尿消失，尿常规检查红细胞 1～2 个/HP，无水肿、高血压）9 例，无效（治疗 5 个疗程后仍出现蛋白尿，尿常规检查红细胞 3～5 个/HP，但无肉眼血尿，无水肿及高血压）3 例。

【病案举例】　患者，男，30 岁，已婚。2 年前在本地医院诊断为慢性肾炎。因病情反复，使用皮质激素和免疫制剂治疗效果欠佳，故求中医治疗。诊见：不能行走，双下肢高度水肿，面色萎黄，少气懒言，肢软无力，动则气喘，形寒肢冷，纳差，尿少色淡，大便2天1行，舌淡暗、苔白，脉沉细。尿常规检查：尿蛋白（++++）。中医诊断：水肿；西医诊断：慢性肾小球肾炎。给予青霉素480万U，每天2次静脉滴注；双嘧达莫50 mg，每天3次，口服；氨体舒通40 mg，每天3次，口服。中药基础方加大腹皮、大黄（后下）各15 g。治疗1周后，病情有所缓解。守方治疗15天后，水肿消退近半，纳差转佳，精神好转，继服上述方加蝉蜕6 g。治疗1个月后检查：尿蛋白（++）；服药5个疗程后，尿蛋白（-），水肿尽消，肝肾功能正常。后继服黄芪枸杞黄芩汤半年。随访1年未复发。

【验方来源】 张伟萍，郭俊红．中西医结合治疗慢性肾炎30例［J］．陕西中医，2000，21（10）：437．

按：中医认为，慢性肾小球肾炎多为久病，反复发作，正虚邪恋，缠绵难愈。病理表现为脾肾不足，但临床多夹有湿热、血瘀痼结。治疗以补脾益气化湿、逐瘀通络为主。本方中黄芪、党参益气健脾利湿；丹参、夏枯草逐瘀通络；赤芍、黄芩、蒲公英清热解毒；茯苓、仙茅、桑白皮有利水和行气之功；枸杞子补肾益精，养肝明目。诸药合用能达到扶正祛邪之功效。现代医学阐明：免疫调节障碍继发凝血系统异常是慢性肾小球肾炎发病机制的重要环节。经中药药理研究表明，方中党参、黄芪、丹参、茯苓、枸杞子、蒲公英等药均有一定的免疫调节作用，黄芪还有双向调节作用，佐以清热利湿之剂，能有效消肿、降压、控制症状。观察表明，中西医结合治疗慢性肾小球肾炎疗效较为理想，值得临床推广应用。

肾炎免疫汤

【药物组成】 黄芪15～30 g，薏苡仁30 g，苍术、白术、当归、枸杞子、金银花各 12 g，党参、石韦各 15 g，蝉蜕 9 g，山茱萸 10 g。

加减：肺肾气虚者，黄芪、党参各增至 30 g，另加黄精 15 g；肝肾阴虚者，黄芪、党参各增至 30 g，另加生地黄、玄参；脾肾两亏者，加巴戟天、淫羊藿、茯苓、泽泻、大腹皮；气阴两虚者，加杞菊地黄丸、女贞子、桑寄生；尿蛋白持续不降者，加薏苡仁、金樱子、桑螵蛸、土茯苓；兼见管型者，加接骨木；红细胞较多者，去当归，加白茅根、荠菜花；血压偏高者，加白蒺藜、珍珠母、钩藤；浮肿者，加大腹皮、车前子、带皮茯苓。

【适用病症】 慢性肾小球肾炎。

【用药方法】 每天 1 剂，水煎服。

【临床疗效】 此方治疗慢性肾小球肾炎 25 例，按照中华医学会全国第 2 届肾病学术会议制订的疗效标准（1985 年，南京），完全缓解 14 例，基本缓解 8 例，部分缓解 2 例，无效 1 例。

【验方来源】 王黎宁. 肾炎免疫汤治疗慢性肾炎 25 例［J］. 上海中医药杂志，1998（9）：25.

按：近年来，随着免疫学的进展，肾脏病在病因病机方面有很大的进展，在治疗中围绕病因病机选药组方是治疗慢性肾小球肾炎取效的关键。以调补脾肾、清热解毒、活血化瘀、虚实兼顾为治则，方中黄芪、党参、枸杞子、白术、山茱萸脾肾双补；石韦、苍术、薏苡仁、金银花、蝉蜕清热解毒，渗湿祛风；当归补血。有关实验表明，黄芪、石韦、苍术、薏苡仁、蝉蜕有抗过敏作用；当归能抑制过敏介质释放；党参、枸杞子、白术、山茱萸消除蛋白尿，增强免疫功能，增加肾血流量，改善微循环。临床完全缓解后，选用健脾补肾益气固表的中成药，如益气固表用玉屏风散、人参健脾丸、香砂六君子丸，肾阴虚可用六味地黄丸、大补阴丸、杞菊地黄丸，肾阳虚可用金匮肾气丸、济生肾气丸，至少服半年以上以巩固疗效，预防肾炎复发。

茯苓大腹皮汤

【药物组成】 茯苓、大腹皮、川牛膝、丹参、车前子各15 g，黄芪、熟地黄各20 g，陈皮、当归各12 g，山茱萸、山药、枳实、熟附子各10 g，肉桂5 g。

加减：水肿甚者，加牵牛子15 g，薏苡仁、赤小豆各30 g，蝉蜕10 g；血尿甚者，去熟附子、肉桂，加小蓟10 g，白茅根20 g，三七粉3 g（冲服）；腰酸困、尿蛋白甚者，加菟丝子、金樱子各30 g，芡实15 g；头胀头昏、血压高者，加菊花15 g，决明子30 g。

【适用病症】 慢性肾小球肾炎。

【用药方法】 每天1剂，水煎2次，分早、晚服。2个月为1个疗程。

【临床疗效】 此方治疗慢性肾小球肾炎38例，痊愈（临床症状消失，尿常规检查完全正常，追访1年未复发者）12例，显效［临床症状消失，尿常规检查尿蛋白（0～+），病情稳定1年以上者］16例，有效［临床症状减轻，尿常规检查尿蛋白（0～++），潜血（0～+），病情稳定半年以上者］5例，无效（治疗前后无明显变化者）5例。总有效率86.8%。

【病案举例】 黄某，男，39岁。晨起面目浮肿，午后下肢肿胀，伴腰酸困、乏力1年余，经多方调治，病情时轻时重。诊见：血压15.4/12.2 kPa，面色苍白虚浮，神疲乏力，腰酸困，双下肢水肿，按之凹陷不起，舌质淡、苔薄白，脉沉细。尿常规检查：蛋白（++++），潜血（+++），红细胞（++），白细胞（+）。治以理气行水，温阳化瘀法，茯苓大腹皮汤去熟附子、肉桂，加三七粉（冲服）3 g，白茅根20 g，牵牛子15 g，赤小豆 30 g，蝉蜕 10 g，每天 1 剂。上方服 20 剂后，面色转红润，水肿消失，尿常规检查：尿蛋白（++），潜血（-）。继服上方去牵牛子、赤小豆、白茅根，加熟附子 10 g，肉桂 5 g。服 20 剂后诸症状消失，唯尿蛋白（+）。上方去三七粉，加菟丝子 30 g，芡实 15 g，金樱子 30 g。继服 20 剂后，经 3 次尿常规检查，尿蛋白均为（-），1 年后随访病情稳定。

【验方来源】 彭可旭. 理气行水温阳化瘀法治疗慢性肾炎 38 例 [J]. 陕西中医，1998，19（4）：152.

按：慢性肾小球肾炎临床多为虚实错杂、本虚标实之证，而又以气、血、水三者互相影响，气滞、水停、血瘀同时并见。因气行则水行，气滞则水停，血不利，则水易停，气滞水停又可致血行不畅。然水之消散，还赖阳气之温煦，阳气不足，气化不行，则聚水为肿，故温肾阳、暖命门亦为治疗本病之重要环节。方中以陈皮、枳实理气消胀，兼能降逆和中；大腹皮、车前子行水下气，消肿利尿，车前子又能凉血止血；黄芪、熟地黄、山茱萸、山药补脾益肺，滋肾养肝；熟附子、肉桂温肾阳，暖下焦，宣导血脉，且“附子禀雄壮之质，有斩关夺将之气，能行补气药于十二经，以追复散失之元阳，引补血药入血分，以滋养不足之真阴，引发散药开腠理，以驱除在表之风寒，引温暖药达下焦，以祛除在里之冷湿”；丹参、当归、川牛膝补血活血，祛瘀生新，川牛膝又可引药下行；且陈皮、枳实相伍，可防熟地黄、黄芪腻中胀满之弊。诸药合用，共奏理气行水、温阳化瘀之功。现代药理研究表明，黄芪有明显改善肾脏血流量、提高肾小球滤过率、降低非蛋白氮的作用，并可消除尿中蛋白；茯苓、山茱萸、车前子均有利尿降压作用，车前子又可增加尿素、尿酸、氯化钠在尿中的排泄量；熟附子亦有恢复肾功能作用。本病尿中蛋白久治不消，且无明显阴虚征象者，运用本方时熟附子用量可加至 15 ~ 25 g，在温阳的同时，常可收到意想不到的效果。潜血难消时，可将方中凉血药与温阳药交替加减运用，亦能起到良好作用。

肾炎益气活血清利湿热汤

【药物组成】 黄芪 60 g，丹参、益母草、泽兰、川芎、大黄各 15 g，白花蛇舌草 30 g，王不留行、蒲公英、半边莲各 20 g。

加减：兼高血压者，加地龙、龙胆草各 20 g，车前子 30 g；尿蛋白持续量多者，加冬虫夏草（另煎和服）6 g，黄芪 100 g 煎水代茶；肾功能不全者，加水牛角（先煎）120 g，大黄（后下）加至 20 g；呕吐恶心者，加紫苏叶、藿香各 15 g；大便溏烂者，去大黄。

【适用病症】 慢性肾小球肾炎。

【用药方法】 每天 1 剂，水煎服，15 天为 1 个疗程。同时配合中药针剂静脉滴注，高丽参注射液、清开灵注射液、田七注射液、参附注射液辨证使用，10 天为 1 个疗程。必要时配合西药治疗。

【临床疗效】 此方治疗慢性肾小球肾炎 37 例，根据国家中医药管理局 1987 年制定的慢性肾炎疗效评定标准进行评定。完全缓解 18 例，基本缓解 11 例，好转 5 例，无效 3 例。总有效率 91. 89%。

【验方来源】 吴奕强. 益气活血清利湿热法治疗慢性肾炎 37 例［J］. 新中医，1996（10）：50.

按：慢性肾小球肾炎既存在脾肾阳气虚衰，又有湿热蕴阻，更因气虚血滞，湿热郁阻脉络，终成气虚、湿热、夹血瘀等复杂之病机。故临床上采用益气活血清利湿热法，标本兼治，切合病机，多能奏效。方中重用黄芪，意在扶正祛邪，脾肾之固摄运化有序，精微下泄可止；更用白花蛇舌草、蒲公英、半边莲清湿热，利浊邪；伍以丹参、益母草、王不留行、泽兰、川芎活血祛瘀，使肾络通畅，气机条达，精、血、水各循其道；更用大黄以推陈泄浊及“安和五脏”之双向作用，改善内环境，加速瘀滞之清除，尿毒之排泄。慢性肾小球肾炎患者的脏腑吸收输布功能严重受损，使内服中药难以速效，因此，临床上辨证使用高丽参注射液、参附注射液、田七注射液及清开灵注射液等中药针剂，以静脉给药，努力扩大中药给药途径，对提高疗效起着重要作用。

益气化瘀利湿汤

【药物组成】　黄芪、车前子（包煎）各 30 g，党参、白术各 20 g，丹参、益母草、赤芍、当归各 15 g，川芎、红花、泽泻、萆薢、石菖蒲各 10 g。

加减：肿甚且偏于阳虚者，加附子、肉桂；偏于阴虚者，加女贞子、旱莲草；偏于瘀血内阻者，加土鳖虫、泽兰、牛膝；恢复期下肢轻度浮肿或应用激素后出现阴虚证候而水肿者，加女贞子、旱莲草、猪苓、木通等；蛋白尿者，原方重用黄芪，加山药、山茱萸；久治少效的蛋白尿者，亦可加水蛭粉 2 g，每天服 2 次，既能消除尿蛋白又能消肿；高血压者，加少许肉桂、附子引火归原，亦可加钩藤、夏枯草、牛膝等。

【适用病症】　慢性肾小球肾炎。

【用药方法】　每天 1 次，水煎 2 次，共取药液 500 mL，分 2～3 次服。另取蜈蝎散（全蝎、蜈蚣各半，共为细末，每包 2 g）1 包冲服，每天服 2 次。2 个月为 1 个疗程。

【临床疗效】　此方治疗慢性肾小球肾炎 88 例，治愈（症状全部消失，各项检查均正常，1 年内未复发）26 例，显效（症状全部消失，蛋白尿有时阴性，有时“±”～“+”）38 例，好转

（全身症状及尿常规检查均有不同程度改善）16 例，无效（全身症状及尿常规检查均无明显改善）8 例。总有效率 90.9%。

【验方来源】 卢中蕙．益气化瘀利湿法治疗慢性肾炎 88 例［J］．山东中医杂志，1997，16（4）：162.

按：现代医学认为，慢性肾小球肾炎是一种变态反应性疾病。其病理是肾小球毛细血管内皮组织肿胀、增生、浸润及毛细血管痉挛，甚至有微血栓形成，这种变态反应的改变与凝血机制有关，恰符合中医的瘀证。健脾益气药能增强机体的抗病能力，提高免疫功能，抑制变态反应；活血化瘀药有扩张血管、改善微循环及抗血小板凝聚作用，从而可减轻肾小球的纤维化。中医生理上的气、血、水是不可分离的整体，临床观察慢性肾小球肾炎患者的血脉流畅有利于水湿的祛除，利湿有利于瘀血下行，益气又有利于瘀化湿除。本方是由补中益气汤、桃红四物汤及萆薢分清饮三方加减而成，在大量黄芪补气作用下，佐以蜈蝎散可增强逐瘀利湿之力，同时虫类药善于走窜，内而脏腑，外而经络，以搜风通络。诸药合用，恰合病机，故疗效较著。

芪 戟 汤

【药物组成】 巴戟天、萆薢各 30 g，黄芪 60 g，茯苓皮 20 g，桑白皮、大腹皮各 15 g，生姜皮、陈皮各 10 g，甘草 6 g。

加减：阳虚寒盛者，加制附子（先煎 30 分钟）30 g；肾阴不足者，加熟地黄 30 g；水肿甚者，加猪苓 20 g，醋炒芫花 2 g；血压高者，加石决明 30 g；有瘀血者，加丹参 15 g；蛋白尿在 3 个“+”以上者，加金樱子 15 g；血尿在 3 个“+”以上者，加鲜藕节 40 g。

【适用病症】 慢性肾小球肾炎。

【用药方法】 每天 1 剂，水煎 2 次，取煎液 450 mL，分早、午、晚饭前30分钟服。3个月为1个疗程。

【临床疗效】 此方治疗慢性肾小球肾炎32例，经治2~3个疗程后，治愈（症状消失，尿常规和肾功能常规检查均正常）25例，显效（症状减轻，尿常规检查尿蛋白、红细胞在"+"~"++"，肾功能检查部分指标正常）5例，无效（症状及尿、肾功能常规检查无改变）2例。

【验方来源】 徐咏华. 芪戟汤治疗慢性肾小球肾炎32例[J]. 浙江中医杂志，1998（2）：58.

按：慢性肾小球肾炎多因脾肾阳虚、气化失司，以致水肿、蛋白尿、血尿持续出现，治宜温肾健脾，化气行水。戟芪汤方中巴戟天性味辛、甘，微温，善温补肾阳，化气行水，为主药，用量虽偏大，但临床未见不良反应。黄芪甘温补气，为本方辅药；佐以五皮饮、萆薢健脾行水，分清泌浊；甘草调和诸药。方药对症，故而获效。

补肾活血益气汤

【药物组成】 黄芪、生地黄、益母草、丹参、党参、泽泻、土茯苓、蝉蜕、白茅根各10~15 g。

加减：肾阳虚重者，加仙茅、淫羊藿；水肿明显者，用真武汤合五苓散或五皮饮；大便清稀者，去生地黄加木香；腹胀者，加佛手、麦芽；外邪重者，先祛外邪，另用大黄10~15 g，每天1次泡服。

【适用病症】 慢性肾小球肾炎。

【用药方法】 每天1剂，水煎服。1个月为1个疗程。配合泼尼松：成人60 mg，每天1次晨服，4~8周后逐渐减量至每天20 mg，双嘧达莫25~50 mg，每天3次。血浆蛋白明显低下者，酌情输入血浆白蛋白。

【临床疗效】 此方治疗肾小球肾炎96例，治愈（水肿消失，血浆蛋白及血三脂、肾功能恢复正常，停药半年未复发）64例，好转（水肿基本消失，血浆蛋白接近正常，尿蛋白较原来减少，但仍维持在“±”~“+”，肾功能有所改善并稳定）24例，无效（治疗3个月以上，临床症状及尿常规检查无明显改善）8例。总有效率91.67%。

【病案举例】 祁某，男，51岁。因反复浮肿、尿少1年，恶心呕吐、鼻衄入院。诊见：血压24/16 kPa，精神差，贫血面容，呼气有尿味。心前区可闻及轻度摩擦音，肝肋下2.5 cm，双下肢凹陷性浮肿。血常规检查：血红蛋白45 g/L，白细胞11×10^9/L，血小板109×10^9/L，血尿素氮21.1 mmol/L，血肌酐200 μmol/L。尿常规检查：尿蛋白（++++）。入院后予以中药治疗，1周后恶心呕吐消失，浮肿逐渐消退。3周后血尿素氮降至86 mmol/L，血肌酐降至18 μmol/L，血压降至20/13.3 kPa，6周后痊愈出院。随访未见复发。

【验方来源】 朱培华．中西医结合治疗肾小球肾炎96例[J]．陕西中医，1995，16（4）：158.

按：慢性肾小球肾炎病因病机多与外感阴邪，内伤水湿，脏腑功能失调，气机不畅，三焦失常气化不利，血脉不和，邪毒深入有关。常可累及或导致全身脏腑、气血、阴阳失常，尤其是脾、肺肾、三焦失常较为突出。由于证情变化复杂，临床多以本虚标实、水血交结、虚实夹杂、寒热交错的证候为特征，因此采取益气固本、解毒祛邪、利湿化水、活血祛瘀之法。补肾活血益气汤以黄芪、党参益气固本扶正；泽泻、土茯苓、白茅根、蝉蜕解表祛邪，利湿化水；生地黄、丹参、益母草生津护阴，活血祛瘀。诸药共奏解毒祛邪、益气固本、活血化瘀、利湿化水之功。临床实践证实，本方具有调节人体免疫功能，降低血尿素氮、血肌酐，改善血液黏稠度，促进肾功能恢复的作用。

化瘀方

【药物组成】 当归、赤芍、生地黄、川芎、益母草、鱼腥草、全蝎、蜈蚣、丹参、土鳖虫、槐花、甘草。(原方无剂量)

加减：瘀血内阻者，重用蜈蚣、全蝎、益母草；脾肾气阴两虚型者，加黄芪、党参、肉苁蓉、白芍、山茱萸；脾肾阳虚型者，加杜仲、淫羊藿、桂枝；肝肾阴虚型者，加牡丹皮、生地黄、熟地黄、山茱萸；湿热内蕴者，加苍术、萆薢、白花蛇舌草；水湿泛滥者，加泽泻、木通、猪苓等。

【适用病症】 慢性肾小球肾炎蛋白尿。

【用药方法】 每天1剂，水煎2次，分早、晚温服，10岁以下分4次温服。治疗前应用激素者，根据病情保持原量或逐步撤减。

【临床疗效】 此方治疗慢性肾小球肾炎蛋白尿108例，服药时间最长为1年零3个月，最短为10天，平均治疗时间为2个月。痊愈（临床症状及体征消失，尿蛋白转阴，随访半年未复发）56例，明显有效（临床症状及体征消失，尿蛋白转阴，半年以内有反复出现）34例，有效（临床症状及体征消失，尿蛋白转阴，但经常反复）12例，无效（临床症状及体征好转，尿蛋白经2个月治疗仍无改变）6例。总有效率94.4%。

【病案举例】 刘某，女，37岁。患慢性肾小球肾炎2年余，病情时轻时重。诊见：精神不振，面色晦暗，腰痛，纳差，恶心呕吐，动则心悸，双下肢轻度水肿，舌暗红、苔白厚，脉沉细数。血常规检查：白细胞11.8×10^9/L，中性粒细胞0.71，淋巴细胞0.29，血红蛋白60 g/L。尿常规检查：尿蛋白（++++），红细胞（++），脓细胞（+），颗粒管型2~3个。血生化检查：血尿素氮10.14 mmol/L，二氧化碳结合力15.2mmol/L，K^+ 5.12 mmol/L，

Na^+ 134 mmol/L，Cl^- 177.7 mmol/L，Ca^{2+} 2.25 mmol/L，三酰甘油 4.4 mmol/L，胆固醇9.9 mmol/L。诊为慢性肾小球肾炎肾病型。采用益气养阴利水、和胃降逆之法。纳食改善，呕恶、心悸消失，水肿消除，血液生化检查在正常范围。但尿常规检查尿蛋白（+++）持续不变月余，腰痛胫酸，舌暗、苔白，脉沉细，按“久病入络”，投以化瘀方加黄芪、党参。服药3周，尿蛋白转阴，诸症状消失。再以上方减少全蝎、蜈蚣剂量，去土鳖虫，服药月余，巩固疗效。随访数年未出现蛋白尿，体健丰腴。

【验方来源】 朱素．化瘀方治疗慢性肾炎蛋白尿108例[J]．陕西中医，1991，12（7）：307.

按：蛋白尿是慢性肾小球肾炎的一种表现。慢性肾小球肾炎病程长久，虽有不同程度的气、血、阴、阳受损，但必有瘀血内停，阻滞脏腑经络。化瘀方用蜈蚣、全蝎、土鳖虫等活血化瘀之峻品，内入脏腑，外行经络，无瘀处不达，辅以赤芍、丹参、当归、益母草、槐花、生地黄、鱼腥草活血养血，通络祛邪，并以血中之气药川芎走而不守，载诸药直达病所，不论是肾组织循环障碍还是外周循环障碍，皆可使瘀祛络通，经气畅达，使受损害的肾组织修复，达到清除尿蛋白之功。现代药理学研究证明，活血化瘀药物益母草、当归、川芎、丹参等有抗炎杀菌、抑制肾小球萎缩和纤维组织增生、促进废用肾单位逆转、抑制细胞及体液免疫作用，减轻变态性损害，亦为活血化瘀为主治疗慢性肾蛋白尿提供了理论根据。由于病变的多样性和个体的差异性，采用化瘀方配合辨证分型用药，既遵守定法，又灵活变通，突出了中医学辨证论治的学术思想。

玉米须黄芪汤

【药物组成】 玉米须30～60 g，黄芪15～60 g，茯苓、薏苡仁、山药、丹参各 15 g，山茱萸 9 g，乌梅炭 3～6 g，益母草 24 g。

加减：气虚为主者，重用黄芪，加党参；阳虚为主者，加淫羊藿、附子、补骨脂；阴虚为主者，加女贞子、旱莲草、生地黄；寒湿内困者，加苍术、槟榔；湿热蕴结者，加石韦、泽泻、白茅根；咽痛者，加蝉蜕、桔梗、玄参。

【适用病症】 慢性肾小球肾炎蛋白尿。

【用药方法】 每天 1 剂，水煎服。

【临床疗效】 此方治疗慢性肾小球肾炎蛋白尿 15 例，完全缓解者 10 例，基本缓解者 3 例，好转者 2 例。疗程最短者 30 天，最长者 1 年。

【病案举例】 王某，女，29 岁，已婚。慢性肾小球肾炎病史 20 年，多次住院治疗，长期蛋白尿（++～+++）。4 年前因感冒出现双下肢轻度浮肿，尿常规检查尿蛋白（++++）而入院治疗。诊断为慢性肾小球肾炎（氮质血症期），经用激素、环磷酰胺等综合治疗后，水肿消退，尿蛋白为（++～+++），久治不消，后出院用中药治疗。诊见：腰酸乏力，疲劳，易感冒，口苦，纳差，夜寐差，面色萎黄，咽痛，尿黄，舌尖红边有齿痕、苔根部黄腻，脉弦。辨证为气阴两虚，湿热内蕴。治以益气养阴、清热利湿为法。处方：黄芪、山药、茯苓各 15 g，党参、生地黄、玄参各 12 g，泽泻、山茱萸各 9 g，石韦、益母草各 24 g，车前子 18 g，玉米须 30 g，乌梅炭（研末吞服）3 g。服上方 15 剂后，尿蛋白降为（++），尿淡黄，口苦、咽痛减轻，纳食增加，腰酸乏力仍较明显。继原方去生地黄、玄参、泽泻，加怀牛膝 15 g，重用黄芪为 30 g。服药 3 个月后，尿蛋白转阴，临床症状明显好转，肾功能恢复正常。继服上方月余巩固疗效。随访半年未见复发。

【验方来源】 刘学耀，万晓刚. 中药治疗慢性肾炎蛋白尿

15 例［J］. 湖北中医杂志，1996，18（2）：35.

按：蛋白质是维持人体生命活动的基本物质，慢性肾炎尿中蛋白长期损耗，主要与脾肾相关。脾不摄精，肾失闭藏，则精气不固，而发为此证，因此，健脾益气、补肾固精是治疗本病之关键所在。故本方用黄芪、山药等健脾益气，用山茱萸、乌梅炭等固摄精关，与本病之基本病机相合。另外，蛋白尿之临床表现，严重者小便混浊不清，此又为湿浊下注之象，是以湿邪下注而精微随泄，或精微泄而脾益虚，脾虚而湿难运，湿浊与精泄互为因果，故若纯予补涩，难收良效。本方中所以使用茯苓、薏苡仁、玉米须者，意在补涩中不忘清利，即寓补涩于利湿之中。从现代医学角度来看，由免疫效应所致的肾小球毛细血管内凝血，是肾炎发病的重要因素，而其病理过程符合中医学“瘀血”概念，故选用益母草、丹参以化瘀和络。只要临证辨证准确，适当增减，多有效验。

固 本 汤

【药物组成】　玉米须 30 g，黄芪 20 g，丹参 15 g，白术、茯苓各 10 g，山药 25 g，山茱萸 12 g。

加减：气虚明显者，加党参或人参 10 ~ 20 g；血虚明显者，加当归、熟地黄各 15 g；水湿甚者，加泽泻、大腹皮各 10 g；阳虚者，加肉桂、制附子各 5 g；阴虚明显者，加女贞子、旱莲草各 10 g；血瘀明显者，加益母草 10 g。

【适用病症】　慢性肾小球肾炎蛋白尿。

【用药方法】　2 天 1 剂，水煎 2 次，分早、午、晚服，20 剂为 1 个疗程。原服用糖皮质激素者，逐渐减量到停用。服用中药 1 ~ 3 个疗程。

【临床疗效】　此方治疗慢性肾小球肾炎蛋白尿 38 例，临床治愈（尿蛋白及临床症状消失）10 例，好转（尿蛋白少量或“+”，在原基础上降低至“++”~“+++”，临床症状明显缓解或缓解）26 例，无效（尿蛋白无明显变化，临床症状稍有缓解或无缓解）2 例。总有效率 94.7 %。

【病案举例】 杨某，男，28 岁。患者既往有慢性肾炎病史 1 年余，水肿反复发作，尿蛋白一直在“++”~“+++”。1 个月前无明显诱因突发颜面浮肿，随即蔓延全身，伴腰背疼痛，双下肢软弱无力。诊见：面色㿠白，精神萎靡，少气懒言，舌淡苔薄、边有齿痕。尿常规检查：尿蛋白（+++），红细胞（++）。中医辨证属脾肾两虚，精关不固，精气下泄。治以健脾固肾。方用固本汤加党参 20 g，当归、熟地黄各 15 g，大腹皮、益母草各 10 g。服药 16 天后，患者水肿消失，伴随症状明显缓解，尿蛋白（+）。后续用上方加减 40 剂，诸症状消失，尿常规检查尿蛋白（-）。后嘱患者用玉米须每天 30 g 代茶饮 2 个月。随访 1 年余，未复发。

【验方来源】 陈远宁，刘志芬. 自拟固本汤治疗慢性肾炎蛋白尿［J］. 四川中医，2001，19（1）：33.

按：慢性肾小球肾炎蛋白尿的特点是本虚标实。本虚指脾肾功能失调，气、血、精、阴、阳亏损；标实指外邪（风、寒、湿、瘀、情志等）可诱发和加重病情，并在病程中夹杂出现。故对慢性肾小球肾炎蛋白尿的治疗应重补益脾肾以固本，本固则精、津、水液运化正常，精微物质不得外泄。固本汤就是从这一机制入手，临床治疗慢性肾炎蛋白尿颇为应手。现代研究证明，黄芪能增强机体免疫功能，在方中起补气健脾利水作用；山茱萸补益肝肾，涩精；白术、茯苓、山药健脾利湿；丹参活血补血，针对久病多虚、久病多瘀的双重病机。诸药合用共奏固本清源之功。这里特别一提的是玉米须，著名中医专家岳美中称该药为治疗慢性肾炎的“圣药”。中医研究院主编的《岳美中医案集》

“玉米须用于小儿慢性肾炎”条中说：“我多年临床经验，本品用于15岁以下患慢性肾炎儿童，坚持服用6个月，不需要服用其他的中西药品及针灸，基本上可达到治愈。”通过20多年的临床运用，证实玉米须对成年人慢性肾炎疗效亦十分显著，特别是蛋白尿消失后的巩固期，以该品代茶饮2个月左右，复发者极少。

补脾益肾消蛋汤

【药物组成】　黄芪30 g，丹参、白术、山药各20 g，党参、茯苓、巴戟天、淫羊藿、菟丝子、芡实、怀牛膝各15 g，益母草、白茅根各30 g，泽泻18 g。

【适用病症】　慢性肾小球肾炎蛋白尿。

【用药方法】　每天1剂，水煎2次，分早、晚服。30天为1个疗程，连用2个疗程。

【临床疗效】　此方治疗慢性肾小球肾炎蛋白尿29例，完全缓解（水肿等症状及体征完全消失，尿蛋白检查持续阴性，或24小时尿蛋白定量持续<0.2 g，肾功能正常）8例，基本缓解（水肿等症状及体征基本消失，尿蛋白检查持续减少50%以上，肾功能正常或基本正常）14例，好转（水肿等症状与体征明显好转，尿蛋白检查持续减少1个“+”，或24小时尿蛋白定量持续减少25%以上，肾功能正常或有改善）6例，无效（临床表现与实验室检查均无明显改善或加重者）1例。总有效率90.6%。

【病案举例】　陈某，女，36岁。2年前因感冒后出现颜面肢体浮肿，腰腿酸软，某医院以“急性肾炎”治疗（药物不详），一度好转。后因反复出现腰酸肢肿，神疲乏力，纳差便溏，尿常规检查尿蛋白持续（“++”~“++++”），治疗乏效。

诊见：面色㿠白，神倦肢冷乏力，腰膝酸软，活动后尤甚，纳差便溏，小便少，双下肢水肿，舌质淡胖、边有齿痕、苔薄，脉沉细。尿常规检查：尿蛋白（+++），红细胞0~3个，颗粒管型0~2个。证属脾肾阳虚。用补脾益肾消蛋汤原方治疗，每天1剂。治疗1个疗程后，诸症状缓解，精神转佳。复查尿蛋白（+），余正常。续服药3个月，精神、食欲恢复正常，尿蛋白转阴。后又续服药半个月以巩固疗效。1年后随访，未复发。

【验方来源】　黎小平. 从脾肾论治慢性肾炎蛋白尿［J］. 四川中医，2001，19（2）：25.

按：蛋白尿发生机制主要是由于肾小球滤过膜的通透性增高，致使大量血浆蛋白漏出，超过了肾小管重吸收的能力而排出体外。中医理论认为，本病的病机多为本虚标实，正虚邪实。本虚主要在于脾、肾二脏功能失调及气、血、精、阴阳亏损；标实有外感、水饮、湿热、瘀血、情志等，它们可诱发和加重病情，并在病程中兼夹出现。脾主升摄，脾虚则运化失健，中气不足，升摄功能减退，致使清气不升，精微下注。肾主封藏，五脏六腑之精气皆藏于肾，肾气足则精气内守，肾气虚则固摄无权而精气外泄。肾气虚主要为肾之阳气虚惫，而阳气乏源又主要责之于脾，脾虚不仅肾失后天水谷精微充养，水湿亦失健运，导致寒湿蕴积，伤肾损阳。同时，肾气不足，命火衰微，反过来又会使脾失温煦而运化失常。加之病积日久，湿热瘀血互结，致使肾之精关失固而精气外泄，蛋白质等精微物质即随尿而下。因此，本病在治疗上必须着重补脾益肾以固本，兼以活血祛瘀、利湿化浊以治标。补脾益肾消蛋汤正是根据上述理论为依据组方，用于治慢性肾小球肾炎蛋白尿每多获效。方中黄芪、党参、山药、白术、茯苓等补气健脾利湿，使脾气得充，恢复其健运功能；巴戟天、淫羊藿、菟丝子、芡实等温肾助阳，使肾脏恢复其封藏、固摄之功，从而使精微物质不得外泄；丹参、怀牛膝、益母草、白茅根、泽泻等活血化瘀，利湿化浊，能有效改善肾血管的微循环，去瘀生新。诸药合用，扶正祛邪，标本兼治，固本澄源。临床实践证明，上述方药对脾肾两虚型的患者，确有较好的消除尿中蛋白的作用。

消 白 汤

【药物组成】 黄芪、益母草、白花蛇舌草、丹参各 30 g，白术、怀牛膝、土茯苓各 10 g，泽泻、山楂各 12 g，石韦 25 g，鹿衔草、淫羊藿各 15 g。

加减：尿少、水肿甚者，加车前子（包煎）15 g，白茅根 30 g；脾气虚者，加党参 12 g，山药 10 g；肾阳虚者，加熟附子（先煎）9 g，肉桂（后下）3 g；肾阴虚者，加生地黄 15 g，枸杞子、女贞子各 10 g；尿蛋白高者，加金樱子 12 g，芡实、桑螵蛸各 10 g；血尿者，加琥珀（研末冲服）3 g；腰痛者，加桑寄生 15 g；血压高者，加葛根 12 g，钩藤（后下）15 g。

【适用病症】 慢性肾小球肾炎蛋白尿。

【用药方法】 每天 1 剂，水煎 2 次，分早、晚服。6 个月为 1 个疗程，服用 1 ~2 个疗程。

【临床疗效】 此方治疗慢性肾小球肾炎蛋白尿 38 例，显效（水肿等症完全消失，多次测定尿蛋白定性阴性，24 小时尿蛋白定量 <1 g，血清白蛋白接近或大于 35 g/L，血胆固醇恢复或接近正常，血尿素氮、血肌酐降至正常水平）11 例，有效［水肿等症明显减轻，尿蛋白定性（ + ~ ++ ），24 小时尿蛋白定量在 1 ~2 g，血清白蛋白较中药治疗前提高，血尿素氮、血肌酐下降 50% 以上］20 例，无效（症状无减轻，尿常规检查无改善，血清白蛋白及血尿素氮、血肌酐无变化或恶化）7 例。总有效率 81.58%。

【验方来源】　甄君．消白汤治疗慢性肾炎蛋白尿38例［J］．四川中医，2000，18（3）：17.

按：慢性肾小球肾炎蛋白尿属于中医学“水肿”“腰痛”“虚劳”等范畴。蛋白质是人体精微物质，应藏于体内，若随尿而泄出体外，即属于中医的精微不固、失于封藏之病。蛋白尿在慢性肾炎的三个分型中都可见到，多为湿热遏伏日久而下流，湿伤阳，热伤阴，累及脾肾，形成体内既有稽留湿热，亦现脾肾两亏的局面。病机的一方面脾主生化而升清，肾主藏精而固涩，脾肾两虚，不但体内精微的来源不足，精微物质的保持亦受威胁，大量的精微物质随尿液流失，使机体物质消耗加速。脾与肾有先后之别，两者的脏腑功能相互补充、相互为用。脾虚则不能升清，谷气下流，精微下注；肾虚则封藏失司，所受五脏之精气就会下泄，精微物质得不到制约而渗入膀胱，导致体内精微物质消耗的绝对值远远大于其产生值，正气日益亏损。病机的另一方面，则是滞留经隧三焦的湿热之邪日久蕴结，水蓄血瘀，使膀胱气化、开合失常更甚而加速精微物质的丢失。总而言之，湿热导致脾肾俱虚，气血运行不畅，而脾肾两虚又加重湿积郁热，虚实互为因果，病变从而转入恶性循环。消白汤从调补脾肾、运湿清热着手，同时考虑到本病在发展过程中，因水而至血，常常兼有气滞血瘀的病理变化，故酌加活血化瘀之品，以恢复脾之升清和肾之固精作用，使精微物质的生成、输布、排泄正常，达到生化有源，固摄有权，精关秘固。方中黄芪、白术甘温健脾，益气升提，利水消肿；淫羊藿、鹿衔草补肾涩精，减少尿蛋白的流失。四药合用主要起健脾补肾之用，为治本之法。白花蛇舌草、石韦、泽泻、土茯苓清热利湿解毒；益母草、怀牛膝、山楂、丹参活血利水消肿。据现代研究，黄芪具有增强机体免疫机能、扩张肾血管、利尿、降压作用；石韦、桑螵蛸、金樱子对消除蛋白尿有一定疗效；淫羊藿能促进蛋白质合成，有类激素样作用，能提高机体免疫力，特别是对肾虚患者免疫功能低下有改善作用，又能改善微循环，增加血流量；土茯苓、鹿衔草有降血尿素氮作用；泽泻、山楂可降低血胆固醇含量，改善高脂血症；益母草、丹参等活血化瘀药能抗血小板聚集，降低血黏度，改善肾血流，提高肾小球的滤过率。纵观全方，既固涩精微不留邪，又祛湿利水而不伤正，通补兼施，恰合病机，对减轻慢性肾小球肾炎蛋白尿效果明显。

益气补肾汤

【药物组成】　黄芪 30 ~ 60 g，党参、山药各 30 g，熟地黄、山茱萸、鹿衔草、芡实、金樱子各 15 g，茯苓、泽泻、牡丹皮各 10 g，益母草 20 g。

加减：肾阳不足，有浮肿、怕冷、心悸等者，加淫羊藿、制附子、肉桂各 10 g；肾阴虚，有腰酸、五心烦热、盗汗者，加生地黄、女贞子、旱莲草各 15 g；腰膝酸软者，加桑寄生、杜仲、续断各 15 g；有血尿或尿中潜血阳性者，加白茅根、石韦、小蓟、藕节各 15 g；口淡乏味，食少腹胀便溏者，加陈皮、砂仁、木香、枳壳各 10 g；血压高者，加天麻、钩藤、桑寄生、杜仲、怀牛膝各 15 g。

【适用病症】　慢性肾小球肾炎蛋白尿。

【用药方法】　每天 1 剂，水煎服。

【临床疗效】　此方治疗慢性肾小球肾炎蛋白尿 42 例，完全缓解（尿蛋白检查持续阴性，或 24 小时尿蛋白定量持续 <0. 2 g，高倍镜下红细胞消失，尿沉渣计数正常，临床症状及体征完全消失）16 例，基本缓解（尿蛋白检查持续减少 50% 以上，高倍镜下红细胞 <3 个，尿沉渣计数接近正常，临床症状及体征基本消失）9 例，好转（尿蛋白检查持续减少，或 24 小时

尿蛋白定量持续减少 25% 以上，高倍镜下红细胞 <5 个，临床症状及体征明显好转）11 例，无效（尿常规检查各项指标、临床症状及体征无明显改善或加重者）6 例。总有效率 85. 7% 。

【病案举例】 吴某，女，40 岁。患者于 5 年前出现颜面及下肢浮肿，在某医院诊断为慢性肾炎，经服中西药治疗后症状消失。近 2 个月因过度劳累而复发。诊见：颜面、四肢浮肿，怕冷，腰膝酸软，食少腹胀便溏，尿量少，舌质暗红稍胖、苔薄白，脉沉细，血压正常。尿常规检查：尿蛋白（+++），尿潜血（++）。血尿素氮 5. 76 mmol/L，血肌酐 122. 6 μmol/L。证属脾肾两虚。治以益气补肾汤。处方：黄芪、党参、山药、白茅根、石韦、小蓟各 30 g，熟地黄、山茱萸、鹿衔草、益母草、芡实、金樱子各 15 g，土茯苓、泽泻、牡丹皮、陈皮、砂仁各 10 g。服 10 剂后诸症状减轻。继服上方加减 2 个月后症状消失，蛋白尿转阴。半年后复诊未再复发。

【验方来源】 任秦有，金霞. 益气补肾法治疗慢性肾炎蛋白尿 42 例［J］. 陕西中医，2000，21（4）：154.

按：慢性肾小球肾炎病程冗长，缠绵不愈，蛋白尿的治疗较为困难。本病的根本是脾肾虚弱，精关不固，精气下泄所致。而蛋白是肾脏精液的基本物质，控制尿蛋白量的丢失，提高患者的血浆蛋白浓度，是取得病情转归的关键。治疗应以益气补肾为主，在此基础上随症加减。本方加陈皮、砂仁促进脾运，使补而不滞，以利气机之宣畅；加白茅根、石韦、小蓟凉血止血，取得较好的疗效。同时治疗过程中应注意饮食、起居调护，避免受凉、过度疲劳，基本掌握低脂、低盐、低蛋白原则，以减轻肾脏负担，促使水肿、蛋白尿的早期消退。对于脾肾阳虚而无氮质血症者，在大量补脾益肾药基础上，给予充足蛋白饮食收效会更好。

芪蛇益白汤

【药物组成】 黄芪 50 g，白花蛇舌草 30 g，丹参、白术、半枝莲各 25 g，益母草、山茱萸、杜仲、菟丝子、枸杞子、金樱子、芡实各 15 g，蜈蚣 2 条，炙鸡内金 10 g。

加减：气虚者，加党参、莲子肉；血虚者，加当归、鹿角胶、阿胶；阴虚者，加生地黄、女贞子；阳虚者，加淫羊藿、补骨脂、熟附子；湿热者，加石韦、鱼腥草；血瘀者，加水蛭、刘寄奴；水肿甚者，加车前子、猪苓、冬瓜皮；血尿或镜下红细胞多者，减金樱子、芡实，加小蓟、白茅根、血余炭。

【适用病症】 原发性肾小球肾炎蛋白尿。

【用药方法】 每天 1 剂，水煎 2 次，共取煎液 400 mL，分早、晚服。5 周为 1 个疗程，共治疗 2 个疗程。对合并感染，高血压，高度水肿，水、电解质或酸碱平衡失调等结合西医对症处理。同时配合低盐、低脂、优质蛋白饮食治疗。

【临床疗效】 此方治疗原发性肾小球肾炎蛋白尿 42 例，治愈（水肿消退，血压正常，尿常规、肾功能正常，随访 1 年内无复发）22 例，好转（水肿及血压明显改善，尿常规及肾功能检查明显好转或接近正常）11 例，有效（部分症状及体征消失，尿常规、肾功能好转）6 例，无效（体征及化验室检查治疗后无改善或加重）3 例。总有效率 92.9%。

【验方来源】 于宏达，王新伟. 芪蛇益白汤治疗原发性肾小球肾炎蛋白尿 42 例临床观察［J］. 黑龙江中医药，2000（2）：21.

按：肾为先天之本，主藏精，肾虚则精关不固，封藏失职，精气下泄，出于小便成蛋白尿。脾为后天之本，主化生气血以助先天，脾运失司，升清降浊失常，致水湿滞留，湿蕴化热，如油入面，胶着难化，反碍于肾。湿热往往贯穿于肾病蛋白尿的全过程，使病情反复多变，迁延难愈。“久病入络”，血行滞涩，阻碍三焦水道的正常运行，致使精微不能循环于正道而外泄，使治疗更加困难。因此，临证中抓住脾肾虚亏之根本，扶正达邪，标本兼顾是治疗本病的关键所在。芪蛇益白汤以山茱萸、杜仲、枸杞子、菟丝子补肾填精，扶正固本；黄芪、白术补气健脾助气化；金樱子、芡实补脾肾化湿敛精，摄尿中蛋白；白花蛇舌草、半枝莲、益母草清热利湿解毒；丹参、蜈蚣活血通络；鸡内金醒脾悦胃助运化。全方以扶正为主，补泻兼施，药性和缓，补而不燥，滋而不腻，共奏补脾肾、化湿浊、解毒通络、消除蛋白尿之功。芪蛇益白汤临证可用于治疗多种肾脏疾患所致的顽固性蛋白尿，经临床验证，疗效确切，这可能与方中诸药具有增强和调节机体免疫功能，改善肾脏病理状态，降低肌酐、尿素氮，清除内毒素有关。特别是丹参、蜈蚣活血化瘀通络，改善微循环，增加肾血流量，降低肾小球滤过膜的通透性，从而降低或消除蛋白尿。

疏肾化湿汤

【药物组成】　丹参、茯苓、佩兰各 15 g，薏苡仁、泽泻、白茅根各 20 g，白豆蔻（后下）、杏仁、苍术、石菖蒲各 6 g。

加减：水肿甚者，加车前子 20 g；血压高者，加夏枯草 12 g，龙骨（先煎）、牡蛎（先煎）各 20 g；偏热者，加黄芩 10 g；偏寒者，加紫苏叶 12 g。

【适用病症】　慢性肾小球肾炎蛋白尿。

【用药方法】　每天 1 剂，连服 6 天，停服 1 天。

【临床疗效】　此方治疗慢性肾小球肾炎蛋白尿 100 例，临床治愈（24 小时尿蛋白定量 <100 mg，尿常规正常）58 例，显

效（24 小时尿蛋白定量≤150 mg，镜下血尿明显减少）22 例，有效（24 小时尿蛋白定量≤250 mg，镜下血尿及其他症状改善不明显）12 例，无效（24 小时尿蛋白定量及临床无变化）8 例。总有效率 92%。

【验方来源】　郑绍基．疏肾化湿汤治疗慢性肾炎蛋白尿 100 例［J］．陕西中医，1997，18（6）：281．

按：慢性肾小球肾炎蛋白尿是肾病治疗殊为棘手的问题。中医认为，肾主藏精，脾失统摄，则水湿潴留为患，易受湿邪。湿邪为患，易夹他邪，故宜疏肾化湿汤。方中用丹参疏肾化瘀，杏仁、白豆蔻、佩兰、苍术、石菖蒲芳香化湿，茯苓、薏苡仁、泽泻、白茅根导湿下行。由于组方合理，故而获效显著。

牡蛎泽泻散

【药物组成】　牡蛎、白花蛇舌草、半枝莲各 30 g，泽泻、天花粉、海藻、黄芪、山药各 15 g，苍术、葶苈子各 10 g。

加减：舌边有瘀点，或镜检尿中红细胞大于 1 个“+”者，加益母草、白茅根各 30 g；下肢浮肿甚者，加冬瓜皮 30 g；纳呆者，加红枣 7 枚，炒谷芽、炒麦芽各 15 g。

【适用病症】　慢性肾小球肾炎蛋白尿。

【用药方法】　每天 1 剂，水煎 2 次，分早、晚服，3 个月为 1 个疗程。

【临床疗效】　此方治疗慢性肾小球肾炎蛋白尿 53 例，经治 1～2 个疗程后，治愈（症状消失，尿常规、肾功能检查正常，随访 1 年未复发）36 例，有效（症状消失，尿常规检查改善，肾功能检查正常）10 例，无效（症状、尿常规检查、肾功能检查无改善或恶化）7 例。总有效率 86.8%。

【病案举例】　郭某，男，42 岁。患慢性肾小球肾炎 5 年，时轻时重，迁延不愈来诊。诊见：面色萎黄，倦怠乏力，气短纳差，腰酸膝软，下肢浮肿，小便短赤混浊、泡沫甚多难消，舌质偏红、苔黄薄腻，脉濡数。尿常规检查：尿蛋白（+++），颗粒管型1～2个/HP，红细胞（+）。血红蛋白100 g/L，血尿素氮86 mmol/L，肌酐168 μmol/L。诊为脾肾气虚，湿热内蕴。治拟健脾益肾、化湿解毒。牡蛎泽泻散加益母草、白茅根各30 g。服药21剂，下肢浮肿消失，复查尿蛋白（+），颗粒管型（-），红细胞（-）。用原方去葶苈子，加红枣7枚，炒谷芽、炒麦芽各15 g，继服2个月，复查血红蛋白120 g/L，血尿素氮5.6 mmol/L，肌酐98 μmol/L；尿蛋白阴性，诸症状消失。随访1年，未复发。

【验方来源】 方约生．牡蛎泽泻散加减治疗慢性肾炎蛋白尿53例［J］．浙江中医杂志，1999（6）：236.

按：尿短混浊、泡沫难消是慢性肾炎蛋白尿的主要临床见症。《黄帝内经》云："水液浑浊，皆属于热。"提示蛋白尿发生与湿热之邪密切相关。有学者认为尿中蛋白乃"离经之蛋白"，这种蛋白已非精微物质，相反已成为损害肾脏的"毒邪"，其理与"离经之血便为瘀"之论点雷同，推知湿热邪毒蕴结于肾是导致慢性肾炎蛋白尿的主要原因之一。治疗应重视清热、化湿、解毒。选用牡蛎泽泻散加减，意在注重祛邪，化湿解毒。顾护脾胃之气是提高本病疗效的重要措施。由于本病用药时间较长，祛邪药的运用又贯穿始终，药物对脾胃的损害值得重视，故选药要精当，力求选用一药多能，又不影响脾胃运化的药物。如扶正药选用黄芪而不选党参，是因黄芪有补气、固表、和营、摄精、解毒、利水多种功效，且无碍脾胃的升清降浊。再如泽泻既可泄热渗湿，又有补益肾水的作用，使"内源性毒邪"清除，有利于消除蛋白尿。

肾 妙 散

【药物组成】 黄芪、白花蛇舌草各 30 g，太子参、茯苓、白英、石韦、丹参各 20 g，苍术、白术、桑寄生、枸杞子各 10 g，益母草 15 g。

加减：表证较重者，加连翘、防风；肾虚者，加杜仲、何首乌；脾肾阳虚者，加肉桂、干姜；食纳不佳者，加炒三仙；瘀血明显者，加参三七；血压高者，加天麻、白蒺藜。

【适用病症】 慢性肾小球肾炎蛋白尿。

【用药方法】 每天 1 剂，水煎服。3 个月为 1 个疗程。

【临床疗效】 此方治疗慢性肾小球肾炎蛋白尿 52 例，治愈（症状消失，尿常规、肾功能检查正常，能参加体力劳动，随访 1 年未复发）40 例，好转（症状消失，或尿常规检查尿蛋白“+”～“±”，肾功能检查正常）6 例，无效（症状无好转，尿常规、肾功能检查无改善或恶化）6 例。总有效率 88.5%。

【验方来源】 杨金荣. 肾妙散治疗慢性肾炎蛋白尿 52 例［J］. 浙江中医杂志，1998（2）：58.

按：慢性肾炎之发病，与肺、脾、肾三脏关系密切，尤以脾肾不足最为突出，故健脾补肾为治疗大法，但本法对蛋白尿的控制往往久治乏效。实践中发现，在此病程中大多有不同程度的邪实存在，而其中又以湿热瘀阻最为常见，即尿液多见混浊，或泡沫难消，有如《黄帝内经》所谓“水液混浊，皆属于热”。又由于久病气虚，血行不畅，致气虚血滞，湿热互结，从而虚者更虚，实者更实，如此恶性循环，终致尿毒重症。故治疗时予以健脾益肾、清利湿热、活血化瘀之法。肾妙散方中用黄芪、太子参、白术、茯苓及白花蛇舌草、白英等，是辨证施治的原则。而据现代医学研究证明，慢性肾炎的发病机制是一个自身免疫反应的过程。上述药物也均有不同程度的免疫调节作用。慢性肾炎大多存在血小板凝集和纤溶障碍，肾小球内毛细血管纤维蛋白的沉积和微血栓形成了肾损害，而用丹参、益母草等活血化瘀药则有利于这些病理状态的改善。本方获效，当是辨病与辨证相结合的缘故。

活血利湿汤

【药物组成】　益母草、丹参、冬葵子、薏苡仁、薏苡仁根各30 g，茯苓、泽兰叶各20 g，炒当归、川芎、泽泻、牡丹皮、炒白术各15 g。

加减：水肿甚者，加猪苓、车前子（包煎）各20 g，桂枝6 g；高血压者，加夏枯草30 g，茺蔚子15 g；气虚甚者，加黄芪、党参各30 g；血尿者，加白茅根、茜草各30 g，荠菜花20 g；湿热偏重者，加知母、黄柏、栀子各12 g。

【适用病症】　慢性肾小球肾炎蛋白尿。

【用药方法】　每天1剂，水煎2次，分早、晚服。

【临床疗效】　此方治疗慢性肾小球肾炎蛋白尿32例，临床治愈（尿常规检查持续阴性，24小时尿蛋白定量持续<0.15 g，高血压、水肿等症状与体征完全消失）11例，有效（尿常规检查尿蛋白持续在1个“+”以内，24小时尿蛋白定量<0.25 g，水肿、血尿等症状明显好转）18例，无效（临床表现及实验室检查均无明显改善，甚至加重）3例。总有效率90.6%。

【验方来源】　陈咏．活血利湿法治疗慢性肾炎蛋白尿32例［J］．上海中医药杂志，1997（4）：18.

按：慢性肾小球肾炎蛋白尿治疗较为棘手，一般多采用补气固涩为主治疗，但收效甚微。本病的治疗应着眼于湿与瘀的病理症结。慢性肾小球肾炎患者久病病邪入络，久病必瘀，影响机体升降失常，开合失司。清阳不升，浊阴不降，湿浊血瘀，潴留体内，可表现为尿液异常，如蛋白尿、血尿等；水、电解质代谢紊乱可引起浮肿；水、钠潴留则导致高血压等。湿与瘀既是病理产物，又是致病因素，故治疗应以利湿化浊、活血化瘀为主，使邪去而正复，即使正气已衰，也应以祛邪扶正、标本兼顾为法。若一味补涩，越补越恋，越涩越重，出现闭门留寇之弊。慢性肾小球肾炎患者临床上很少有舌紫、脉涩等典型的瘀血体征，但面色大多晦暗，多有血液黏稠度增高、血小板凝集、纤维蛋白沉积和微循环障碍。活血化瘀药物具有扩张血管，增加血流量，降低血液黏稠度，对抗组织缺血缺氧，抑制血小板凝集、增加纤溶酶活性等作用，从而可以调整肾脏血液循环，改善肾组织血氧供应，促进新陈代谢，增加全身和肾脏的抗病和修复能力。

滋肾化瘀汤

【药物组成】　生地黄 15 g，女贞子、旱莲草、郁金各 10 g，益母草、白花蛇舌草各 20 g，土大黄 12 g，白茅根 30 g。

加减：气虚乏力、便溏浮肿者，加黄芪、白术、茯苓；头晕少寐、血压增高者，加石决明、菊花、怀牛膝。

【适用病症】　慢性肾小球肾炎血尿。

【用药方法】　每天 1 剂，水煎服。10 天为 1 个疗程，一般用药 1 ~ 3 个疗程。用药期间不加其他任何药物。

【临床疗效】　此方治疗慢性肾小球肾炎血尿 30 例，完全缓解（血尿消失，观察半年以上无复发）5 例，基本缓解（肉眼血尿消失，尿红细胞 < 5 个/HP）13 例，好转（肉眼血尿消失，尿红细胞 < 10 个/HP）11 例，无效（血尿无明显改善）1

例。总缓解率为60%，总有效率97%。

【病案举例】　王某，女，15岁。患肾小球肾炎已1年，虽经中西药治疗，但镜下红细胞一直在“++”~“+++”。诊见：面无浮肿，二颧略红，经常有咽喉干痒，大便偏干，舌红、苔薄，脉细。证属肾阴不足，瘀血阻络。治以滋肾养阴、化瘀通络。处方：生地黄15 g，郁金、沙参、女贞子、旱莲草各10 g，益母草、白花蛇舌草各20 g，土大黄12 g，白茅根30 g，知母6 g。服药7剂后咽喉干痒已除，尿常规检查红细胞（+）。上方去知母、沙参，加太子参15 g，守方再服21剂，3次尿常规检查结果均为阴性。为巩固疗效，改服六味地黄丸1个月。随访半年未见复发。

【验方来源】　陆与放. 滋肾化瘀法治疗肾炎血尿30例[J]. 浙江中医学院学报，1995，19（3）：23.

按：慢性肾小球肾炎血尿病位在肾，病机错杂，其病性属阴虚者为多。由于本病迁延日久，久病必瘀，所以滋肾化瘀为治疗之法。现代医学认为肾小球疾病与免疫功能失调和血液流变异常有关，而肾对免疫功能的稳定和调节起着重要作用。一方面滋阴补肾药大多具有免疫调节作用，另一方面活血化瘀能改善血液流变性，有助于免疫复合物的清除及肾小球病变组织的修复。滋肾与化瘀同用，无论从中医病因病机或现代医学认识都是一致的，有利于提高临床疗效。方中生地黄、女贞子、旱莲草滋肾益阴，清热凉血；白花蛇舌草清热解毒，活血利尿；土大黄、白茅根凉血止血又能缓解肾小球血管痉挛，从而改善肾血流量；益母草、郁金活血化瘀，能祛瘀生新，止血而不留瘀。肾炎血尿，特别是顽固性血尿，不能见血止血，应遵循“久漏宜通”的原则，通过滋养肾阴治其本，活血化瘀疏通气血，使气机条畅，脏腑功能得以恢复，达到血止病愈的目的。

参地二至汤

【药物组成】　太子参 20 g，旱莲草、生地黄各 15 g，白芍、侧柏叶、牡丹皮、知母、女贞子、麦冬各 10 g，白茅根 50 g，五味子、甘草各 5 g。

加减：气虚者，加党参、黄芪各 10 g，山药 15 g；兼风热外感者，加金银花 15 g，连翘 12 g，黄芩 10 g；湿热下注者，加黄柏 10 g，石韦 20 g，土茯苓 15 g；有皮肤感染、咽喉肿痛、热毒壅盛者，加紫花地丁、蒲公英各 15 g，金银花、连翘各 10 g；久病或有瘀血征象者，加蒲黄、藕节各 10 g，参三七粉（吞服）3 g；水肿严重者，加泽泻、防己各 15 g，车前子 20 g。

【适用病症】　慢性肾小球肾炎血尿。

【用药方法】　每天 1 剂，水煎服。

【临床疗效】　此方治疗慢性肾小球肾炎血尿 58 例（5 例配合雷公藤多苷片治疗，每天 3 次，每次 2 片，3 个月为 1 个疗程），显效（临床症状消失，尿常规检查正常）28 例，有效（临床症状改善，尿常规检查明显好转）21 例，无效（临床症状无好转，尿常规检查无明显改变）9 例。总有效率为 84.5%。其中疗程最长者 3 个月，最短者 15 天。

【病案举例】　陆某，女，35 岁。反复发作性蛋白尿血尿年余，加重半个月。曾服过复方芦丁片、雷公藤多苷片等药物，症状时轻时重，蛋白尿曾一度消失，但镜下血尿持续存在。此次因外感而发。诊见：尿少色红，面目轻浮，腰部酸痛，神疲乏力，口干咽痛，舌偏红、苔薄黄，脉浮数，咽部轻度充血，两肾区有叩击痛。尿常规检查：尿蛋白（++），潜血（+），显微镜检查：红细胞（++）。辨证为气阴两虚，夹有风热外感。治予益气养阴，疏风清热。处方：太子参 20 g，金银花、泽泻、旱莲草、生地黄各 15 g，侧柏叶、黄芩、麦冬、牡丹皮、女贞子各 10 g，白茅根 50 g。服 5 剂后，咽痛已除。复查尿常规：蛋白（++），红细胞（+）。因患者病程较长，有瘀血内阻之象，上方去金银花、黄芩，加蒲黄 10 g，参三七粉（吞服）3 g，服 10 剂后症状改善。尿常规检查：红细胞少许。继以原方加减续服 1 个月后临床症状消失，尿常规检查正常。后以杞菊地黄丸、金水宝益肾补肺固表，预防感冒，嘱慎防过劳。随访 2 年未复发。

【验方来源】 肖美玲. 参地二至汤治疗慢性肾炎血尿 58 例［J］. 江苏中医，1998，19（4）：18.

按：慢性肾小球肾炎血尿病程长，虚实夹杂，临床辨证以气阴两虚、阴虚内热为多见。慢性肾小球肾炎血尿病程较长，久病必有瘀，故血尿的治疗不同于其他出血性疾病，不能妄用收涩止血之品，应在辨证的基础上加用活血化瘀之品。因此，益气养阴、泄热化瘀是治疗慢性肾小球肾炎血尿的有效方法。参地二至汤宗此治疗原则，取太子参益气生津为主药，配麦冬、五味子有益气固摄之效；生地黄、女贞子、旱莲草补益肝肾治其本；牡丹皮、知母养阴清虚热；白茅根、侧柏叶清热凉血而不留瘀；甘草调和诸药。在临床应用时随症加味，可收到满意的效果。

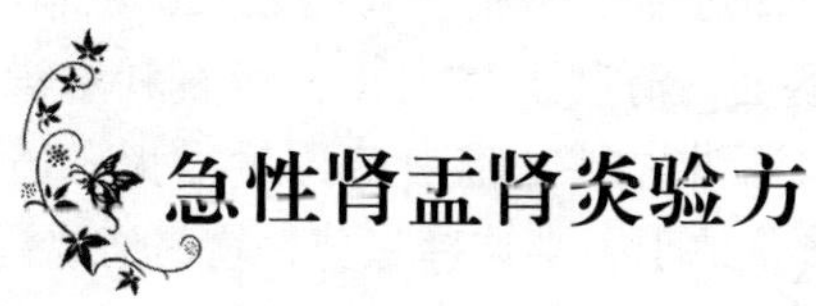

急性肾盂肾炎验方

寒通二丁半汤

【药物组成】 滑石（包煎）30 g，白芍 15 ~ 30 g，知母 12 ~ 24 g，黄柏 10 ~ 15 g，紫花地丁、蒲公英各 30 g，半枝莲 15 ~ 30 g。

加减：发热较高者，加柴胡 10 ~ 15 g，连翘 9 ~ 12 g；腰痛明显者，加桑寄生、续断各 15 g；兼血尿者，加白茅根 30 g，大蓟、小蓟各 15 ~ 30 g；兼肾阴虚者，加生地黄、黄精各 15 g；兼肾阳虚者，加淫羊藿 10 ~ 15 g，仙茅 5 ~ 10 g。

【适用病症】 急性肾盂肾炎。

【用药方法】 每天 1 剂，水煎服。同时鼓励患者多饮水，每天饮水量保持在 1 500 mL 以上，保持尿路通畅。

【临床疗效】 此方治疗急性肾盂肾炎 75 例，有效（临床症状及体征消失，尿培养无细菌生长）69 例，无效（临床症状及体征无变化或略减轻，尿培养仍有细菌生长）6 例。总有效率 92%。一般服药5 ~ 10 剂症状及体征明显减轻，服 10 ~ 15 剂后做尿培养无菌生长。

【验方来源】 周宁. 寒通二丁半汤治疗 75 例急性肾盂肾炎［J］. 上海中医药杂志，1989（11）：11.

按：寒通二丁半汤由《医学衷中参西录》中的寒通汤（滑石、生白芍、知母、黄柏）加“二丁半”（紫花地丁、蒲公英、半枝莲）组成。此方对湿热郁结所引起的小便淋涩不利诸症，效果甚宏。方中知母能泻膀胱、肾经之火，滋益肾水，利二便；黄柏能补肾水不足，清利下焦之火；滑石利水渗湿，和白芍相配，能增强利水通淋之效，唯白芍用量需大，15～30 g 始得见效；蒲公英、紫花地丁、半枝莲三药，均具清热泻火、解毒通淋之功。诸药合用，相得益彰。同时务必保持尿路通畅，鼓励患者多饮水，这对细菌排出颇有助益。

小柴胡汤

【药物组成】　柴胡、法半夏、白茅根各 30 g，黄芩、党参、甘草各 12 g，大枣 4 枚。

加减：尿路刺激征明显或伴尿血者，加滑石 10 g，蒲黄（布包）14 g；伴肾结石、输尿管结石者，加白芍 24 g，鸡内金 15 g，米醋 50 mL。

【适用病症】　急性肾盂肾炎。

【用药方法】　每天 1 剂，水煎服。7 天为 1 个疗程。

【临床疗效】　此方治疗急性肾盂肾炎 200 例，治愈（临床症状消失，体征转阴，实验室检查各项指标均正常）191 例（其中 2 天内控制症状者 172 例，其余均在 3 个疗程内获效），有效（临床症状有明显改善，但肾区仍有叩击痛，配合抗生素治愈者）9 例（其中 2 例因肾结石体积过大，在症状控制后转激光碎石）。总有效率 100%。

【病案举例】　刘某，女，28 岁，已婚。初觉小便不利，继则寒战高热，腰痛，尿急、尿频、尿痛，甚者呈肉眼血尿。病已 1 天。诊见：胁痛口苦，泛酸欲呕，纳谷不香，双肾区叩击痛（+），体温 39.8 ℃，苔黄腻，脉弦数。血常规检查：白细胞 14×10^9/L。尿常规检查：红细胞满视野，脓球（++++）。诊为急性肾盂肾炎。处方以基础方加蒲黄（布包）14 g，滑石 7 g。

每天1剂，头煎加水800 mL，煎至400 mL，一次服下，4小时后重煎再服。服药1天，诸症状悉减。复诊：上方2剂。共服药3剂，症状消失，体征转阴，尿常规检查正常。

【验方来源】 陈亦工，陈强，陈萌. 小柴胡汤治疗急性肾盂肾炎200例. 国医论坛，2000，15（3）：9.

按：急性肾盂肾炎是由多种细菌感染，直接引起肾盂或肾实质的炎症，病理研究证实为双肾充血水肿。中医认为急性肾盂肾炎隶属于“淋病”范畴。究其原因多责之于湿热蕴郁，气化不利，如《素问·灵兰秘典论》曰：“三焦者，决渎之官，水道出焉。”明确指出了三焦的主要生理功能，一是通行元气，二为水液运行的道路。淋病发病部位主要是在下焦，下焦包括胃以下的部位和脏器，如小肠、大肠、肾和膀胱等，而肾和膀胱与尿液的生成和排泄关系甚为密切，因此，湿热或热邪蕴郁，常可导致三焦枢机不利，下焦水道涩滞，酿成淋病，从出现恶寒发热、腰痛尿涩等症。值得一提的是，不管发热恶寒或寒热往来，绝大多数是因下焦之热或湿热通过三焦外达肌髓所致，为病在于里而反映于外，即《黄帝内经》所谓“三焦膀胱者，腠里毫毛其应”。这种寒热并非外感使然，故不得妄用汗法，误汗则耗津动血而尿血，故仲景告诫后学“淋家不可发汗，发汗则必便血”。病位既在下焦，又属湿热为患，热在湿中，热因湿郁而成，治疗大法理应以祛湿为要，兼以清热。小柴胡汤中柴胡苦平，透泄、清解少阳之邪；黄芩苦寒，清热燥湿；法半夏辛苦温燥，辛散苦降，温燥化湿；加入白茅根增强清热利尿之效；佐以党参、甘草、大枣益气健脾，扶正以祛邪。从其组方配伍不难看出，恰与急性肾盂肾炎发病机制不谋而合，这也正是用小柴胡汤治疗急性肾盂肾炎的理论根据所在。临床实践也证实了小柴胡汤治疗急性肾盂肾炎的正确性、可行性。

公英石韦汤

【药物组成】 蒲公英、石韦、马齿苋各 30 g，败酱草、萹蓄各 12 g，柴胡 15 g，黄柏、苦参各 9 g。

加减：湿热内蕴型者，加瞿麦 12 g，车前子（包煎）15 g，栀子、竹叶各 9 g，滑石 24 g，以清热利湿；脾失健运型者，加黄芪 15 g，升麻 9 g，陈皮 6 g，茯苓 12 g，以补气健脾和胃；肾虚不固型者，加熟地黄、枸杞子、山药各 15 g，菟丝子 12 g，杜仲 9 g，以补肾固涩；腰痛明显者，加怀牛膝 18 g，以补益肝肾，散瘀止痛；伴大便干者，加大黄（后下）6 ~ 9 g；尿常规检查有红细胞者，加女贞子、小蓟各 15 g，旱莲草 30 g；兼扁桃体炎者，加山豆根 12 g，升麻 9 g，金银花 30 g。

【适用病症】 急性肾盂肾炎。

【用药方法】 每天 1 剂，水煎 2 次，分早、晚服。连服 6 剂为 1 个疗程，最多 4 个疗程。

【临床疗效】 此方治疗急性肾盂肾炎 100 例，治愈（症状、体征消失，尿常规检查正常）65 例，好转（症状减轻，尿常规检查明显改善）27 例，无效（症状及尿常规检查均无变化）8 例。总有效率 92%。

【病案举例】 某女，35 岁。近日来每因劳作即感腰膝酸软，周身乏力，2 天前出现尿频尿急、灼热疼痛，纳少。诊见：口渴而不欲饮，大便干，发热 38.1℃，舌红、苔黄腻，脉滑数。尿常规检查：白细胞（+++），脓细胞（++），蛋白（+），红细胞少许。确诊为急性肾盂肾炎。中医诊断为淋证之湿热内蕴型。以基本方加车前子（包煎）、益母草各 15 g，小蓟 12 g，白茅根 30 g，大黄（后下）6 g，滑石 30 g，甘草 3 g，每天 1 剂。服药 3 天后症状缓解，6 天后仅感腰酸乏力，其余症状消失。尿常规检查正常。嘱中药继服6剂后，口服中成药三金片清热利湿、六味地黄丸滋阴补肾15天，以缓解腰酸乏力之症状。随访半年未复发。

【验方来源】 李长华. 公英石韦汤治疗急性肾盂肾炎100例［J］. 山东中医杂志，2000，19（10）：599.

按：急性肾盂肾炎的主要病因病机是湿热蕴结于下焦，膀胱气化不利。病位主要在肾和膀胱，与肺、脾、胃有密切关系，所以治疗重在清化下焦湿热，主要以清热利湿通淋为原则，要药力精专，始可速效。邪毒已去，正气始复。公英石韦汤中，蒲公英清热解毒通淋，《本草备要》云“蒲公英为治淋之妙药”，试之灵验；石韦上清肺热，下利膀胱，现代医学认为该药有抑菌作用；萹蓄利尿通淋；柴胡清热疏肝解郁，通调气机；败酱草、马齿苋、黄柏、苦参清热解毒，利尿通淋，现代药理认为此几种药物有抑菌和杀菌作用。全方共奏清热解毒、清泄湿热、通淋利尿之功效，临床用之，多收良效。临床应用此方，必须把握属实、属热之病机，方为恰当。注意此病初起多为邪实，久病则由实转虚或虚实夹杂，所以要辨证准确。若兼正虚，须予以扶正清泄兼施，如健脾益气，通淋利湿，或补肾固涩，通淋利尿。在单独运用泄法症状缓解后，要根据患者阴虚、阳虚之不同，分别选用六味地黄丸或金匮肾气丸服之，以调整阴阳，保持平衡。

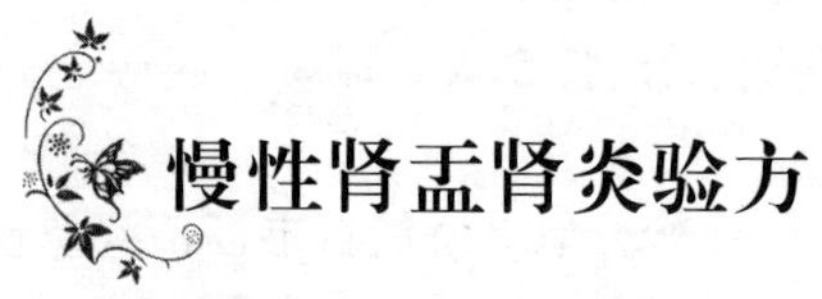

慢性肾盂肾炎验方

益肾复劳汤

【药物组成】 黄芪、半枝莲、蒲公英各 30 g，党参、茯苓、菟丝子、枸杞子、女贞子各 15 g，白术、陈皮、巴戟天、车前草各 10 g。

加减：颜面、肢体浮肿者，加冬瓜皮、薏苡仁；尿频无痛者，加桑螵蛸、益智仁；妇女白带多而稀薄者，加山药、芡实、鹿角霜；尿液混浊者，加萆薢；血尿、蛋白尿者，加茜草、蒲黄、龙骨、牡蛎、白茅根。

【适用病症】 慢性肾盂肾炎。

【用药方法】 每天 1 剂，水煎服。服药期间，禁辛辣油腻食物。

【临床疗效】 此方治疗慢性肾盂肾炎 60 例，痊愈（体征完全消失，尿常规、尿培养均转为阴性，追踪 6 个月无复发者）30 例，好转（体征基本消失，尿常规明显较前好转，尿培养无菌生长）25 例，无效（自觉症状不减，尿培养、尿常规均为阳性）5 例。总有效率 91.7%，疗程最短者 1 个月，疗程长者有 3 个月以上。

【病案举例】 刘某，女，53 岁。患者间断性尿痛、尿频 10 余年。诊见：腰部酸困，颜面下肢拘胀，倦怠无力，舌淡胖、苔薄黄，脉沉细；尿常规检查：红细胞（+），白细胞（+），尿培养大肠杆菌 $>10\times10^4$/mL。诊断：慢性肾盂肾炎。中医辨证属脾肾两虚兼有湿热。治宜益气健脾补肾清利湿热之法。方用益肾复劳汤加冬瓜皮、薏苡仁各 15 g。服 15 剂后，尿痛、尿频及颜面、下肢拘胀已减轻，但腰部仍酸困，劳累后加重，采用前方稍予加减，调治 2 个月余，诸症状悉除。经尿常规、尿培养复查多次均正常。追踪 1 年余未见复发。

【验方来源】　李素兰．益肾复劳汤治疗慢性肾盂肾炎 60 例［J］．陕西中医，1996，17（4）：148.

按：慢性肾盂肾炎病因病机多由于久淋不愈，湿热耗伤正气，或老年多病以及劳累过度，房室不节，导致脾肾亏虚，处于湿热未尽，正气已伤，表现为虚实夹杂证候。在治疗方面，既要有整体观念，又要重视局部毒菌为患，既要调整整体机能的状况，又要有局部解毒的治疗。方中黄芪益气补脾，具有调节机体免疫功能，提高机体抗病能力；党参、白术、茯苓、陈皮以助黄芪益气健脾利湿；菟丝子、巴戟天温肾阳而不燥；女贞子、枸杞子滋肾阴而不腻；半枝莲、蒲公英清热通淋解毒，体外试验有较广泛的抗菌作用；车前草导湿热从小便而出。全方具有益气健脾补肾、清热利湿、标本兼顾之功能，故临床疗效较为满意。

黄芪山药汤

【药物组成】　黄芪、山药、丹参各 30 g，黑豆 60 g，茯苓、益母草、车前草、白花蛇舌草各 20 g，牛膝、白茅根、忍冬藤、杜仲各 15 g。

加减：偏肾阴虚者，酌加山茱萸、熟地黄、龟板等；偏阳虚者，酌加附子、鹿角胶、肉桂等；偏气阴两虚者，酌加太子参、麦冬、山茱萸、莲子等；脾肾两虚重者，酌加莲子、菟丝子、巴戟天、芡实等。

【适用病症】 慢性肾盂肾炎。

【用药方法】 每天1剂，水煎2次，分早、晚服。同时配合常规西医治疗。

【临床疗效】 此方治疗慢性肾盂肾炎42例，痊愈（症状消失，疗程结束后第2、6周尿细菌培养阴性）28例，好转（症状消失或明显好转，尿细菌培养未转阴）9例，无效（症状未消失，尿细菌培养未转阴）5例。

【验方来源】 李秀兰. 中西医结合治疗慢性肾盂肾炎疗效观察［J］. 河北中医，2000，22（7）：541.

按：慢性肾盂肾炎多由急性肾盂肾炎迁延失治、误治转变而成。病久湿热耗伤正气，损伤脾肾，多由实证转为虚实夹杂之证。根据虚则补之、实则泻之的原则以及久病多瘀的理论，治疗上当攻补兼施。方中黄芪益气健脾；山药补脾益肾；黑豆、杜仲、牛膝强腰补肾，且牛膝能活血祛瘀，引诸药入经；益母草活血利水；丹参活血祛瘀；白茅根、车前草、白花蛇舌草均有清热利湿之功；忍冬藤有清热解毒之效；茯苓可利水健脾。诸药合用，切中本病病机，且补肾滋阴药物能弥补利水药物易引起伤阴的弊端。本方随症加减，更适合病情变化。现代医学研究证实，白花蛇舌草、忍冬藤、车前草、白茅根等对革兰氏阳性球菌和革兰氏阴性杆菌均有不同程度抑制作用。补脾益肾法的运用能够提高机体免疫力，增强机体抗感染能力；活血祛瘀药物能够扩张血管，改善病灶周围血液循环，促进炎症的吸收。

益气固肾利湿活瘀汤

【药物组成】 黄芪、生地黄、熟地黄、土茯苓、白花蛇舌草各30 g，山茱萸、当归、泽泻、赤芍、白芍各15 g，车前子、石韦、丹参各20 g，蝉蜕、红花、甘草各10 g。

加减：尿痛、尿频、尿急者，加大黄 10 g，萹蓄、瞿麦各 15 g，小蓟 30 g；腰痛甚者，加续断、菟丝子、桑寄生各 30 g；胁腹胀满不适者，加枳壳、延胡索、莱菔子各 12 g，木香 6 g；伴血尿甚者，加茜草 10 g，白茅根 30 g，蒲黄炭 20 g。

【适用病症】　慢性肾盂肾炎。

【用药方法】　每天 1 剂，水煎 2 次，分早、晚服。1 个疗程 30 天。待临床症状消失，尿常规检查阴性后每天用黄芪 20 g，车前草、茜草各 10 g，蒲公英 15 g，泡茶饮用，持续半年。

【临床疗效】　此方治疗慢性肾盂肾炎 62 例，痊愈（临床症状消失，尿常规检查阴性，2 年未复发者）31 例，显效（临床症状消失，尿常规检查正常，1 年内未复发者）26 例，无效（临床症状改善，但菌尿间断存在者）5 例。总有效率 91.9%。在治愈的 31 例中，服药时间最短者 20 天，最长者 60 天，平均 40 天，服药期间未发现不适反应。

【病案举例】　陈某，女，42 岁。主诉腰部酸困疼痛，伴全身倦怠乏力、小便频数、灼热 10 个月余。经他院以慢性肾盂肾炎治疗，服药诸症状减轻，停药又发，已反复 3 次。诊见：面色萎黄，神情倦怠，腰酸膝软，眩晕头昏，小便频数，灼热，舌质暗红、苔白腻，脉沉涩。双肾区及肋膈角压痛、叩击痛。尿常规检查：尿蛋白（+），红细胞（++），白细胞（+），上皮细胞（+++）。血常规检查：白细胞 17×10^9/L，红细胞 4.6×10^{12}/L，血红蛋白 110 g/L。诊为慢性肾盂肾炎。采用益气固肾利湿活瘀汤加茜草 10 g，白茅根 30 g，蒲黄炭 20 g。服药 10 剂后，诸症状消失，唯尿常规检查仍有白细胞（+）；服 20 剂后尿常规检查白细胞（－），2 个月后尿细菌培养（－）。按上茶饮方服用半年后停药，2 年后随访未再发作。

【验方来源】　彭可旭．益气固肾、利湿活瘀法治疗慢性肾盂肾炎 62 例［J］．陕西中医，2000，21（4）：153．

按：慢性肾盂肾炎是反复尿路感染或尿路解剖异常而致的肾盂、肾盏的炎症性改变。其病机为肾气亏虚，膀胱湿热，瘀停下焦。因本病多反复发作，缠绵难愈，久病必虚，久病必瘀，肾气亏虚，固摄无力，致使膀胱气化不行，湿热稽留下焦，而变证迭出，故肾气虚、湿浊停、瘀血阻是本病的主要病机。方中黄芪、生地黄、熟地黄、山茱萸益气固肾，以壮根本；土茯苓、车前子、泽泻、石韦利湿解毒通淋；当归、丹参、赤芍、白芍、红花活瘀行血，使瘀去新生；白花蛇舌草、蝉蜕清热解毒，祛风解痉，使湿热余邪得以彻底清除；甘草调和诸药。诸药合用共奏益气固肾、利湿活瘀之功。现代药理研究表明，白花蛇舌草、土茯苓、蒲公英有明显的抑菌杀菌作用，且白花蛇舌草能明显增强网状细胞及白细胞吞噬能力；黄芪、当归、丹参、生地黄有提高机体免疫功能，且黄芪治疗微小病变肾病可使血浆蛋白水平提高，胆固醇明显下降；车前草、茜草有增强尿酸排泄及对碳酸钙结石形成有抑制作用。病情稳定后以黄芪、车前草、茜草、蒲公英煎水代茶饮，可起到益气活瘀、清除余邪的作用，与现代医学的长疗程低剂量抑菌疗法不谋而合。

活血益肾汤

【药物组成】　丹参 15 g，赤芍、生地黄各 10 g，牡丹皮、山茱萸各 6 g，金钱草 20 g，大黄 9 g。

加减：少腹痛胀者，加桃仁、延胡索；腰痛者，加杜仲、续断；尿血者，加白茅根、大蓟、小蓟；发热者，加栀子；尿痛、尿频者，加萹蓄、瞿麦；神疲乏力者，加黄芪、党参；畏寒肢冷者，加制附子、肉桂；便溏者，加白术、太子参。

【适用病症】　慢性肾盂肾炎。

【用药方法】　每天 1 剂，水煎 2 次，分早、晚服。急性发作期 5~7 天为 1 个疗程，慢性期 1 个月为 1 个疗程。治疗中停服一切西药。

【临床疗效】 此方治疗慢性肾盂肾炎 32 例，痊愈（症状消失，尿常规检查正常，2 年未发）20 例，好转（症状明显减轻，尿常规检查正常）12 例。治愈率为 62.5%，总有效率 100%。

【病案举例】 毕某，女，63 岁。有肾盂肾炎病史 20 年，近几年来遇劳则发，每年可发作 2~3 次，平素腰酸时作，尿色微黄，3 天前因家务劳累后病情复发。初诊：尿频急微痛，腰痛明显，少腹痛坠拒按，体温 37.5 ℃，面色黧黑，口干苦，手足心热，尿黄赤，舌质红、苔薄黄，脉细数微涩，两肾区有叩痛。尿常规检查：红细胞 0~5 个，脓细胞（++），尿中段培养见大肠杆菌，菌落计数 10×10^4/mL 以上。考虑为慢性肾盂肾炎急性发作期，证属久淋肾阴虚亏，湿热内蕴，热郁血瘀，瘀热互结膀胱，气化不利。拟方活血化瘀，滋肾清利。处方：丹参 15 g，赤芍 10 g，牡丹皮 6 g，生地黄 12 g，山茱萸 6 g，金钱草 20 g，山药 15 g，栀子 6 g，萹蓄 10 g，车前草 15 g，桃仁 6 g，大黄 9 g。服药 3 剂后热退，尿频急明显减轻，尿色转清，口干不显，少腹微痛，复查尿常规脓细胞 0~5 个。二诊继服原方 4 剂，诸症状均愈，唯感腰痛微作，复查尿常规正常。三诊用基本方法加杜仲、续断各 10 g，黄柏 6 g，续服 7 剂后腰痛已愈。后 2 次检查尿中段细菌培养均为阴性。嘱平素常服中成药知柏地黄丸及丹参片以巩固治疗。随访 2 年未发。

【验方来源】 龙庆余. 活血益肾汤治疗慢性肾盂肾炎 32 例［J］. 吉林中医药，1997（5）：13.

按：应用本方时，辨证是根本。慢性肾盂肾炎为肾虚邪留虚实夹杂之候，急性发作期为本虚标实之证，以标实为主；慢性稳定期则以本虚为先。活血益肾汤方虽以活血、益肾为基本治疗方法，然仍需根据形成“瘀”的不同病因机制来辨证论治。方中丹参、赤芍可养血活血化瘀；牡丹皮、生地黄清热凉血，活血去瘀；山茱萸滋肾养肝，健脾涩精；大黄、金钱草清热利湿，泻火通淋。全方组成有活血化瘀、滋肾清利之功。

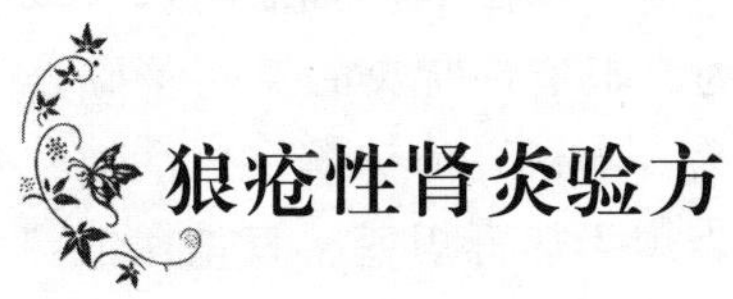

狼疮性肾炎验方

大青叶蛇舌草汤

【药物组成】　大青叶、白花蛇舌草、忍冬藤、半枝莲各30 g，全蝎6 g，丹参20 g。

加减：热毒明显者，加水牛角片30 g，蒲公英、生地黄各20 g，牡丹皮、赤芍各10 g；阴虚者，加女贞子、熟地黄、旱莲草各15 g，山茱萸10 g，炒山药20 g；阳虚者，加杜仲、淫羊藿、仙茅各15 g，甚则加肉桂、附子各6 g；气阴两虚者加麦冬、玄参、炒山药各20 g，五味子、白术、黄芪、炙龟板各10 g。

【适用病症】　狼疮性肾炎。

【用药方法】　每天1剂，水煎服。同时配合西医常规治疗。

【临床疗效】　此方治疗狼疮性肾炎32例，临床痊愈（治疗6个月后，主、次症状消失，检验指标完全符合缓解条件，连续服用药物能保持缓解，检验指标趋于完全正常）9例，显效（治疗6个月后，症状总积分值下降≥2/3原总积分值，检验指标基本符合缓解条件，连续服药病情稳定）16例，有效（治疗6个月后，1/3原总积分值≤症状总积值下降≤2/3原总积分值，检验指标有部分符合缓解条件）5例，无效（治疗6个月后，主、次症状虽有些改善，但不稳定，总积分值下降<1/3原总积分值，并偶见活动指征者）2例。总有效率93.8%。

【验方来源】　张灵建，王爱玲．中西医结合治疗狼疮性肾炎32例临床观察[J]. 浙江中医学院学报，2000，24（3）：40.

按：中医认为，狼疮性肾炎的发病基础是肾虚，而在临床上则以滋养肾阴治其本，以清热解毒、活血化瘀治其标，狼疮性肾炎急性期常表现为热毒炽盛，宜重用清热凉血解毒药。使用激素过程中，又表现为阴虚火旺，治疗以滋阴降火为主。肾病患者常有脾肾阳虚表现，治疗宜温补脾肾。狼疮性肾炎患者实证或虚中夹实者居多，而纯虚证者极少；夹瘀者多，夹热者多。故在临床应用中须辨证论治，灵活运用，才能达到治疗目的。

清热化瘀汤

【药物组成】　金银花、野菊花、紫花地丁、蒲公英、丹参、益母草、土茯苓各15 g，小春花* 16 g，白茅根、金荞麦各30 g，赤芍、茜草各10 g。

加减：发热者，加水牛角、石膏（先煎）各30 g；腹胀、腿肿者，加商陆6 g；腰酸、小便清长者，加金樱子根30 g，菟丝子10 g；纳差、脘痞者，加厚朴花3 g，佛手5 g；关节疼痛者，加秦艽、徐长卿各10 g；倦怠乏力者，加黄芪15 g，炒白术10 g；口干、舌红者，加生地黄、北沙参各15 g。

【适用病症】　狼疮性肾炎。

【用药方法】　每天1剂，加水适量煎服。30天为1个疗程，至少服3个疗程。服药期间饮食宜清淡，忌食虾、蟹等海鲜及辛辣油腻食物。

---

*　小春花即阴地厥，为阴地厥科植物 *Botrychium ternatum*（Thunb.）Sw. 的带根全草。

【临床疗效】　此方治疗狼疮性肾炎100例，临床治愈（水肿消失，血压正常，尿常规检查正常维持1年以上，肾功能正常）34例，好转（水肿消失，血压正常，肾功能正常，尿蛋白较原来减少，含量在微量至“+”，镜下血尿持续时间在1年以内）51例，无效（症状及理化检查无明显改善或比治疗前加重）15例。总有效率85%。

【病案举例】　丁某，女，24岁。患狼疮性肾炎2年余，曾经中西药治疗，临床症状时好时差。诊见：形体消瘦，面部红斑，腰酸，疲劳无力，四肢关节酸痛，小便清，大便偏干，舌暗红、苔薄黄，脉沉细略数；心肺无异常，腹软，肝脾肋下未触及，腹水征阴性，双肾区轻度叩击痛，两下肢胫前轻度凹陷性水肿。尿常规检查：尿蛋白（++），血沉40 mm/h，血肌酐136 mmol/L，抗核抗体（+）。证属热蕴营分，肾虚络瘀。方用清热化瘀法治疗。处方：金银花、野菊花、紫花地丁、蒲公英、黄芪、土茯苓各15 g，小春花、商陆各6 g，赤芍、茜草、秦艽各10 g，金荞麦30 g。经1个疗程治疗后，临床症状明显好转，复查尿常规：尿蛋白（±），血沉26 mm/h，血肌酐122 mmol/L。原方继服1个疗程，面部红斑消退，两腿浮肿消失，腰酸乏力及关节疼痛等症状均消失，复查尿蛋白阴性，血沉10 mm/h，血肌酐112 mmol/L。原方去商陆，加桑寄生10 g，再服1个疗程以资巩固。患者一般情况好，尿蛋白持续阴性，复查抗核抗体（-）。

【验方来源】　孙年祥. 清热化瘀治疗狼疮肾炎100例[J]. 江苏中医，1996，17（12）：16.

按：中医认为，狼疮性肾炎是由于机体阴阳气血失调，复加热毒入里燔灼阴血，以致肾络瘀阻，气机不畅，肾之开合失司，不能分清别浊，导致水湿潴留而水肿，精微下泄而成蛋白尿。其外在病因为热毒，而血瘀为其内在的继发性病理因素，二者互为因果，在疾病的发展过程中持续存在。故治当兼顾，清热解毒与活血化瘀并用，以阻断其病理过程，使邪去而络通，气机流畅，所以能取得较好效果。

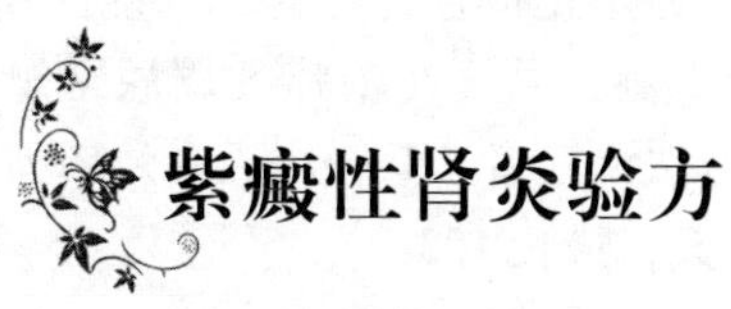

紫癜性肾炎验方

凉血化瘀饮

【药物组成】　水牛角 30 g，生地黄、赤芍、牡丹皮、蝉蜕、大蓟、小蓟各 10 g，鸡血藤、益母草各 15 g，雷公藤 6 g，甘草 5 g。

加减：临床若见发热口渴者，加石膏 30 g（先煎），黄芩、栀子各 10 g，薄荷 5 g（后下）；咳嗽咽痛者，加麻黄 6～10 g，杏仁、牛蒡子各 10 g，桔梗 5 g；皮肤紫癜者，加紫草、荆芥穗各 10 g；关节肿痛者，加牛膝 10 g，忍冬藤 15 g，炙乳香、炙没药各 5 g；腹痛者，加白芍 12 g，延胡索 10 g，煨木香 5 g；肠出血者，加地榆炭、槐花炭各 10 g；水肿者，加泽泻、车前子各（包煎）10 g；血压高者，加夏枯草、钩藤各 10 g；尿中红细胞多者，加藕节炭、蒲黄炭各 10 g；尿蛋白多者，加荠菜花、玉米须各 10 g；尿中白细胞多者，加白茅根 20 g，黄柏 6 g；尿中有管型者，加猫爪草 15 g。

【适用病症】　小儿紫癜性肾炎。

【用药方法】　每天 1 剂，水煎服。恢复期改用玉屏风散、生脉饮、二至丸复方化裁。总疗程 3～6 个月，少数病例延到 1 年。

【临床疗效】　此方治疗小儿紫癜性肾炎 39 例，痊愈（临床症状、体征全部消失，尿蛋白阴性，血生化检查均正常，随访半年未复发）33 例，显效（临床症状、体征消失，血生化检查正常，尿蛋白或红细胞波动于“±”～“+”）4 例，有效（临床症状、体征消失，血生化检查有好转，尿蛋白或红细胞较入院时减少1个“+”）1例，无效（治疗8周尿常规无改变，或病情加重而配合其他方法治疗者）1例。总有效率为97.4%。尿蛋白阴转天数最短17天，最长103天，平均45天。

【验方来源】 孙秩秋，纪风鸣，叶进. 凉血化瘀饮治疗小儿紫癜性肾炎39例［J］. 陕西中医，1993，14（12）：540.

按：小儿紫癜性肾炎的发病关键在于“热”“瘀”，故治疗重点是清热解毒，凉血化瘀，使热清血宁、瘀血得化、血行常道，则水道疏通，出血自止，水肿自消。方中水牛角、生地黄清热凉血止血；赤芍、牡丹皮凉血化瘀止血；雷公藤、鸡血藤化瘀通络；大蓟、小蓟、益母草凉血化瘀，通淋利水；蝉蜕祛风胜湿；甘草解毒兼调和诸药。全方共奏清热凉血、化瘀利水之功。在使用本方时应注意，因雷公藤性寒味苦、有剧毒，宜先浸泡2小时后，文火久煎2小时，以减轻其毒性；一般用量为6～10 g，不超过15 g。本组病例均按此法煎服，未发现1例有毒副作用。

祛风凉血滋肾饮

【药物组成】 荆芥、防风、石斛、旱莲草各6 g，金银花、连翘、生地黄、牡丹皮、小蓟、鲜侧柏叶、茜草各10 g，三七粉（冲服）3 g，鲜白茅根30 g。

加减：若兼脾虚者，加黄芪、党参；肾虚较重者，加山茱萸、桑寄生。

【适用病症】 小儿紫癜性肾炎。

【用药方法】 每天1剂，水煎2次，分早、晚服，并配合服用泼尼松1 mg/kg，症状好转后，逐渐减量，乃至停药。4周为1个疗程。

【临床疗效】 此方治疗小儿紫癜性肾炎30例，经1个疗程治疗，显效（皮肤紫斑消失，尿常规检查正常，随访 1 年未复发）16 例，有效（皮肤紫斑消失，尿潜血阴性，尿蛋白及镜下血尿减少）11 例，无效 3 例。总有效率 90%。

【病案举例】　于某，男，10 岁。患者 5 天来皮肤出现瘀点、瘀斑，伴口干口渴、腹胀，未予治疗。昨天突然腹痛。诊见：手足及臀部瘀点、瘀斑，色或红或紫，触之碍手，压之不褪色；体温 38.4 ℃，眼睑微浮，双肺呼吸音粗，心率 102 次/分，脐周压痛，舌质红、苔薄黄，脉滑数。血常规检查：白细胞 $14.5 \times 10^9/L$，中性粒细胞 0.87。尿常规检查：尿潜血（+++），尿蛋白（+++）。西医诊断为过敏性紫癜性肾炎。中医诊断为紫斑（血热妄行）。处方：荆芥、防风、石斛、旱莲草、延胡索各 6 g，金银花、连翘、生地黄、牡丹皮、小蓟、鲜侧柏叶、茜草、白芍各 10 g，鲜白茅根 30 g，三七粉 3 g，每天 1 剂。口服泼尼松 25 mg，每天 1 次。连续治疗 6 天后，皮肤瘀斑结痂，腹痛好转，无发热，仍腹胀、心烦。继以上法治疗 6 天，症状基本好转，尿常规检查尿潜血阴性，尿蛋白（+）。仍以中西药巩固治疗 6 天后，复查尿常规正常，要求出院。嘱带药 6 剂，逐渐停用激素。半年后随访，复查尿常规正常。1 年半后随访，未复发。

【验方来源】　李云慧．祛风凉血滋肾饮为主治疗小儿紫癜性肾炎 30 例［J］．江苏中医，2000，21（9）：23.

按：小儿紫癜性肾炎属中医学“紫斑”“尿血”“水肿”等范畴。由于小儿形体不足，气血未充，卫外功能不固，易受外邪入侵，热伏血分，内搏营血，灼伤脉络，迫血妄行，留于肌肤，积于皮下而成紫癜。先天之肾不足，外邪内侵脏腑，损伤肾络，而为尿血。外邪须祛风解表，血热应凉血止血，尿血应养阴补肾、清热凉血。从表证、血证、肾病角度，强调祛表邪、凉血热、养真阴，故用祛风凉血滋肾饮治疗本病。方中荆芥、防风祛风解表；金银花、连翘泻火解毒；生地黄、牡丹皮清营凉血，养阴生津；小蓟、侧柏叶凉血止血，解毒利尿；三七粉、茜草凉血活血止血；石斛、旱莲草养肾阴；白茅根清热凉血，生津利尿。诸药合用，外风得解，血热得清，肾阴得保，共奏良效。正如《景岳全书·小儿则》有云："其脏气清灵，随拨随应，但能确得其本而摄取之，则一药可愈。"

脱　敏　煎

【药物组成】　银柴胡、乌梅、五味子各 10 ~ 15 g，防风 3 ~ 10 g。

加减：皮肤紫癜、色鲜红伴血热者，加蝉蜕 5 g，紫草15 ~ 30 g，牡丹皮 10 g，赤芍 9 g，生地黄 12 g；尿血者，加仙鹤草、白茅根、茜草、旱莲草各 15 ~ 30 g；水肿者，加泽泻 10 g，玉米须、车前子各 10 ~ 30 g；关节痛者，加汉防己、木瓜各 6 ~ 15 g；腹痛者，加白芍、延胡索各 6 ~ 10 g；气虚者，加生黄芪、太子参各 10 ~ 15 g。

【适用病症】　小儿紫癜性肾炎。

【用药方法】　每天 1 剂，水煎 100 ~ 150 mL，分 2 ~ 3 次服。1 个月为 1 个疗程，连续治疗 2 个疗程。

【临床疗效】　此方治疗小儿紫癜性肾炎 23 例，经 2 个疗程的治疗，治愈（临床症状体征消失，尿常规检查连续正常，血常规检查正常，随访 6 个月未复发）12 例，均为肾炎型；显效（临床症状体征基本消失，尿常规检查红细胞 <5 个/HP、尿蛋白"±"~"+"）6 例，其中肾炎型 2 例、肾病型 4 例；好转（临床症状体征减轻，尿常规检查红细胞及尿蛋白明显减少）3 例，其中肾炎型 2 例，肾病型 1 例；无效（临床症状体征及尿常规检查均无好转）2 例，均为肾病型。

【病案举例】 冯某，男，9 岁。2 个月前因着凉后引起上呼吸道感染，发热、咽痛明显。1 周后出现眼睑浮肿，两下肢点状出血并对称分布，略凸出于皮肤，伴踝关节疼痛，血尿，无腹痛及黑便。在当地医院诊断为“过敏性紫癜并发肾炎”，给予地塞米松及脱敏药物、青霉素等治疗 1 个月余效果不显。诊见：患儿精神尚佳，眼睑无浮肿，胃纳可，双下肢皮肤见弥漫性大小不等鲜红色及陈旧性出血点（新旧交替），舌质红、苔薄黄腻，脉细数。血常规检查正常；尿常规检查：尿蛋白（+++），红细胞（+++），白细胞 0～5 个/HP。双肾 B 超未见异常。西医诊断：过敏性紫癜性肾炎；中医诊断：肌衄、尿血。证属风热内蕴，损伤脉络，迫血妄行。治以脱敏煎加味：银柴胡、五味子各 10 g，乌梅、牡丹皮各 9 g，防风、蝉蜕各 5 g，紫草 30 g，仙鹤草、白茅根、茜草根各 15 g，生甘草 3 g。每天 1 剂，水煎 2 次，分早、晚服。7 剂后，紫癜消退明显，尿常规检查：尿蛋白（+），红细胞（+）。再予上方加减共服 25 剂，紫癜完全退净，尿常规检查正常。随访 1 年，病未复发。

【验方来源】 陈长江. 脱敏煎加味治疗小儿紫癜性肾炎 23 例观察［J］. 浙江中医杂志，1998（9）：394.

按：中医认为小儿紫癜性肾炎的发病与过食燥热、荤腥动风之物有关，病机为湿热毒邪内蕴，损伤血络。治宜疏风清热，凉血和络。脱敏煎中银柴胡甘寒益阴，清热凉血；防风疏风化湿；五味子酸甘育阴。再加蝉蜕疏风退热，紫草凉血透疹，白茅根、牡丹皮、赤芍清热凉血止血。诸药合用，清中有疏，凉而不滞，故能收佳效。

清热解毒活血化瘀汤

【药物组成】 金银花、连翘、大蓟、小蓟、赤芍、牡丹皮各 9 g，益母草、白茅根各 30 g，三七粉（吞服）2 g。

加减：若气虚者，加黄芪 15 g，党参 10 g；阴虚者，加生地黄 12 g，麦冬 9 g；血尿明显者，加琥珀粉（吞服）3 g。

【适用病症】　小儿紫癜性肾炎。

【用药方法】　每天 1 剂，水煎 2 次，分早、晚服。疗程一般在 6 个月至 2 年。

【临床疗效】　此方治疗小儿紫癜性肾炎 114 例，痊愈（症状消退，尿常规检查正常）82 例，好转（症状消退，尿常规检查有轻度异常）30 例，无效（症状或尿常规检查异常无改变）2 例。总有效率 98.25%。

【病案举例】　王某，女，8 岁。患儿因皮疹 11 天，便血 2 天入院。四肢及臀部皮疹较多，呈出血性斑点状，略高于皮面，用氢化可的松、维生素 C、青霉素、庆大霉素、吲哚美辛等治疗，皮疹逐渐消退，黑便消失，但尿常规检查尿蛋白（++），红细胞 30~40 个/HP，白细胞 4~6 个/HP。诊见：舌红、苔薄，脉弦细。证属热毒内蕴，经脉瘀阻。治宜清热解毒，活血化瘀。处方：金银花、连翘、大蓟、小蓟各 9 g，益母草、白茅根各 30 g，丹参 15 g，蝉蜕 5 g，琥珀粉（吞服）3 g。连服 2 周，尿常规检查：尿蛋白（+），红细胞 8~10 个/HP。再拟上方加黄芪 15 g。继服 2 周，尿常规检查：尿蛋白（-），红细胞 0~2 个/HP。遂用健脾益气、活血补肾法巩固。处方：黄芪、生地黄各 15 g，白茅根、益母草各 30 g，五味子 3 g，丹参 5 g，山药 12 g，补骨脂 9 g。连服 3 个月，随访 6 年，前 6 个月以六味地黄丸口服，以后未服任何中西药物，尿常规检查一直正常，未复发。

【验方来源】　封玉琳. 时毓民用清热活血法治疗小儿紫癜性肾炎 114 例［J］. 辽宁中医杂志，1998，25（3）：119.

按：此方为时毓民教授经验方。小儿紫癜性肾炎是由于风热外侵，热邪郁于血分，蕴热灼津，瘀血内阻，血不循常道则外溢于肌肤，内伤脏腑，损及肠胃，甚者波及于肾而发病。所以时教授认为本病以脾肾虚为本，以湿热瘀为标，治疗当以清热解毒、活血化瘀为主，待病情稳定后，再以健脾补肾巩固疗效。方中金银花、连翘清热解毒；益母草利尿活血；白茅根、大蓟、小蓟凉血止血；牡丹皮、赤芍清热凉血活血；三七粉活血止血。诸药配伍，共奏清热解毒、活血化瘀之效。琥珀具有活血化瘀、通淋止血的功效，时教授对肾炎血尿明显者常用该药，屡获良效。据现代医学报道，清热解毒药可抑制变态反应性损害；活血化瘀药能减少血管阻力，扩张血管，抑制血小板聚集，改善肾脏的血液循环，促进肾脏病变修复和纤维蛋白吸收等作用。所以，清热解毒活血化瘀汤不失为治疗紫癜性肾炎的有效方剂，经过实践，临床已取得了很好的疗效。儿童紫癜性肾炎的预后虽较成人好，但是病程迁延，容易复发。此与儿童易患呼吸道感染有密切关系，故时教授在疾病的后期重用健脾益气药以提高患儿机体免疫力，增强体质，减少呼吸道感染，这是减少紫癜性肾炎复发的一条重要途径。

紫肾通络汤

【药物组成】　紫草、牡丹皮、赤芍、川芎、蝉蜕各 6 ~ 10 g，当归 4 ~ 6 g，生地黄、益母草、鸡血藤、猪苓、茯苓、白茅根各 10 ~ 15 g。

加减：尿中有红细胞、白细胞者，加藕节、茜草、蒲黄炭等各6 ~ 10 g；水肿者，加木通 4 ~ 6 g，车前子（包煎）、泽泻各 6 ~ 10 g；腹痛者，加白芍、延胡索各 6 ~ 12 g；关节痛者，加忍冬藤 15 g，川牛膝 10 g，乳香、没药各 3 g。本病后期兼有气阴虚证候时，加黄芪 20 g，党参 10 g，山药 15 g，旱莲草 12 g 等。

【适用病症】 紫癜性肾炎。

【用药方法】 每天1剂，水煎100～200 mL，分2～9次服，1个月为1个疗程，连治2个疗程。

【临床疗效】 此方治疗紫癜性肾炎32例，痊愈（临床症状、体征全部消失，尿蛋白阴性，血常规检查正常，随访半年未复发）21例，显效（临床症状体征消失，血常规检查正常，尿蛋白或红细胞较入院时减少）5例，无效（治疗8周尿常规无改变而配合其他方法治疗者）6例。总有效率81.25%。

【验方来源】 刘吉占，宫伟星．紫肾通络汤治疗小儿紫癜性肾炎32例［J］．新中医，1998，30（3）：46.

按：紫癜性肾炎为过敏性紫癜的继发性肾脏损害。小儿紫癜性肾炎可归属于中医学“尿血”范畴，其发病关键是“热”“瘀”，是热毒内蕴，损络血溢，瘀阻经脉，水液内停而致病。故投清热解毒、凉血活血之剂，以除血分之热毒，疏通血脉之闭阻，方可改善这一病理机制。紫肾通络汤方中紫草、牡丹皮、生地黄、蝉蜕清热凉血透疹，当归、川芎、赤芍、鸡血藤养血活血通络，益母草、白茅根、猪苓、茯苓活血利水消肿。药理研究证实，紫草、蝉蜕具有增强单核细胞、巨噬细胞吞噬异物的能力，并有抗过敏作用；当归、赤芍、牡丹皮等活血化瘀药物有增加肾血流量、改善微循环、调节免疫的功能，并有对抗自由基损伤的作用。凉血活血法应贯穿于本病治疗之始终，不宜多用温补之剂。该方对紫癜性肾炎证属热盛血瘀者疗效较好。

凉血化瘀益肾方

【药物组成】 白茅根25 g，牡丹皮、生地黄、赤芍、山药、茯苓、小蓟、白花蛇舌草各15 g，泽泻、茜草根各10 g。

加减：夹有外感者，加金银花、连翘、防风；阴虚甚者，加女贞子、旱莲草、炙鳖甲；脾肾不足明显者，加党参、黄芪、阿胶；皮肤紫癜瘙痒者，加紫草、蝉蜕。

【适用病症】　紫癜性肾炎。

【用药方法】　每天1剂，水煎服。

【临床疗效】　此方治疗紫癜性肾炎32例，治愈（临床症状消失，尿常规检查连续3次正常）19例，好转（临床症状消失，尿常规检查红细胞5个以下/HP，蛋白“±”~“+”）9例，无效（临床症状及尿常规检查均无好转）4例。治疗总有效率87.5%。

【验方来源】　张伟，侯树平，王凯闻. 凉血化瘀益肾方治疗紫癜性肾炎32例临床分析［J］. 中医药研究，2000，28(4)：31.

按：此病在儿童中较为常见，可归属中医学“尿血”范畴。其发病是由感受邪毒化热，内窜血络，迫血妄行，离经之血凝结瘀滞，久则耗血伤气，致脾肾不足。其病机概括为血热、血瘀、肾虚，故治疗采用凉血、化瘀、益肾为主。方中赤芍、牡丹皮、茜草根、白茅根、小蓟等活血凉血化瘀，能够改善微循环及肾血流量，对抗血小板凝聚，调节机体的免疫机能；白花蛇舌草清热解毒，一则预防感染，消除诱发因素，二则抑制免疫反应；生地黄、山药、茯苓、泽泻等药物可提高机体的免疫能力，调节免疫状态，改善肾血流及肾功能。采用上述疗法治疗紫癜性肾炎，临床上随症加减，可取得满意疗效，且安全可靠，无毒副作用。

清热解毒凉血止血方

【药物组成】　金银花、紫草、仙鹤草各20 g，连翘、生地黄、益母草、白茅根、蝉蜕、车前子（包煎）各15 g，牡丹皮、防风各10 g，桔梗5 g。

【适用病症】 紫癜性肾炎。

【用药方法】 每天 1 剂，水煎 2 次，取药液 300 mL，分早、晚服。

【临床疗效】 此方治疗紫癜性肾炎 10 例，全部治愈（皮肤瘀斑、浮肿全部消退，尿量正常，尿常规检查恢复正常），服药 5 剂治愈 2 例，服药 12 剂治愈 4 例，服药 16 剂治愈 3 例，服药 21 剂治愈 1 例。随访半年均未见复发。

【验方来源】 田玉荣，王姝. 清热解毒、凉血止血法治疗紫癜性肾炎［J］. 吉林中医药，2000，20（6）：36.

按：紫癜性肾炎属中医学“肌衄”“发斑”“水肿”范畴，一般多认为血热炽盛，兼感风热毒邪，伤及血络，迫血妄行，血不循经，外溢肌肤，而发为斑；风热毒邪外袭，肺失宣降，水道不通，风水相搏，流溢肌表，而发为水肿。方中金银花、连翘、紫草清热解毒；生地黄、仙鹤草凉血止血；牡丹皮化瘀除斑；白茅根、益母草凉血止血，利尿消肿；蝉蜕、防风散风透邪止痒；桔梗宣肺；车前子利尿消肿，使邪毒从小便排出。诸药合用以达到清热解毒、凉血止血、化瘀消斑、散风消肿之功效。

加味六味地黄汤

【药物组成】 生地黄 15 g，山药、山茱萸、牡丹皮、泽泻、茯苓、蝉蜕、茜草、玄参各 10 g，紫草 10 ~ 15 g，白茅根 20 g，防风 6 g。

加减：若风热内盛，紫癜致密经久不消者，加水牛角粉、赤芍；血尿明显者，加小蓟；腹痛兼便血者，加白芍、炒地榆；皮肤紫癜减少，但尿蛋白经久不消，或气虚乏力，舌淡者，去防风、蝉蜕、玄参，加黄芪、太子参、当归。

【适用病症】 紫癜性肾炎。

【用药方法】　每天1剂，水煎服。治疗期间，除激素递减直到停用外，其他西药一律停用。

【临床疗效】　此方治疗紫癜性肾炎12例，临床治愈（临床症状消失，尿常规检查正常）9例，好转（临床症状减轻，尿常规检查尿蛋白及红细胞减少）3例。

【病案举例】　黄某，女，10岁。患儿于5个月前无明显诱因发热，全身皮肤有出血点，斑点致密，继则关节疼痛，鼻衄，腹痛，解黑便，尿血，两下肢浮肿。曾先后在本地医院、省级医院诊断为“紫癜性肾炎”，予泼尼松片45 mg，隔天1次顿服，并配合钙片、双嘧达莫、雷公藤多苷等药物治疗。历时5个月，皮肤紫斑减少，关节痛减轻，腹痛、便血消失，但两膝以下仍浮肿，尿常规检查尿蛋白仍在3个“+”以上，潜血（+~+++），故转中医治疗。诊见：体温36.8 ℃，血压12/8 kPa，面色萎黄，全身皮肤仍可见散在性出血点，心肺正常，腹软，双肾叩击痛（±），两膝关节以下呈凹陷性浮肿，舌质偏红、苔薄黄。尿常规检查：尿蛋白（+++），潜血（+++），红细胞2~5个/HP，管型0~2个/HP。证属风毒内蕴，波及营血，扰动血络，迫血妄行，日久阴伤血灼。治宜清热解毒，滋阴凉血，化瘀消斑。处方：生地黄、玄参各15 g，白茅根、益母草、山药各20 g，山茱萸、牡丹皮、泽泻、蝉蜕、茜草、紫草各10 g，防风6 g。按上方略事加减，服30剂后皮肤紫癜消失，尿常规检查尿蛋白（+）、潜血（±）。停用激素，续用上方去防风、蝉蜕、玄参，加黄芪、当归、太子参，再服30剂后，诸症状消失，尿常规检查3次均正常。随访2年，未再复发。

【验方来源】　徐忠华. 六味地黄汤加味治疗紫癜性肾炎[J]. 江西中医药，2000，31（6）：29.

按：紫癜性肾炎的病理变化是弥漫性小血管炎，目前认为可能是某种致敏原引起变态反应。由于免疫复合物沉积造成毛细血管炎性改变，而使其通透性增加，血浆及细胞渗出引起水肿、出血、肾脏病变。根据其临床表现当属中医学“肌衄”“斑毒”“发斑”“尿血”“水肿”等范畴。其病因病机是患者素体阳盛阴虚，外感风热邪毒，或过食燥热荤腥动风之品，风热相搏，邪毒郁而化热，扰动血络，迫血妄行，外溢于肌肤则为紫癜发斑；内渗于里，迫于胃肠，中焦气机阻遏则腹痛频作、便血；下舍于肾、膀胱而致尿血、水肿。阳有余而阴不足，肝肾阴亏，虚火内生，血随火动，出血也不易停止。总之本病病因病机概括为风邪、热毒、阴虚、气虚、血瘀。目前西医对本病尚缺乏有效治疗方法，而激素仅对肾外表现如关节、腹部及皮肤症状疗效较好，但对肾炎疗效较差。本病初期多由于风邪热毒伤及营血，久必伤阴灼血，而阴虚者尤多，故当以滋阴凉血为主，兼以清热利湿、化瘀消斑治其标。故本方选防风、蝉蜕疏风散热；紫草、生地黄、玄参、牡丹皮、茜草清热凉血，化瘀消斑，为治疗热瘀血分的主要药物。紫草、茜草是治疗过敏性紫癜的要药，早期热毒较盛时宜重用；六味地黄汤滋阴益肾，泻火解毒；白茅根利水消肿。以上诸药合而用之，共奏清热利湿、滋阴凉血、化瘀消斑之功。

益母草丹参汤

【药物组成】　益母草 30 g，丹参 20 g，桃仁、红花、川芎、赤芍、牡丹皮、炒大黄、地龙、川牛膝各 10 g。

【适用病症】　紫癜性肾炎。

【用药方法】　每天 1 剂，水煎 2 次，分早、晚服。西药泼尼松每天 40～60 mg，分次口服，4～6 周后逐步递减改为维持量；雷公藤多苷片 20 mg，每天 3 次。另加对症治疗和支持治疗。

【临床疗效】 此方治疗紫癜性肾炎20例，临床治愈（症状消失，尿常规检查、血压、肾功能检查均正常，24小时尿蛋白定量 <0.15 g）13例，好转（症状消失，尿常规检查红细胞持续≤5个/HP，24小时尿蛋白定量较治疗减少≥50%，肾功能检查正常）6例，无效（临床症状及实验室检查无明显改变或加重）1例。总有效率95%。

【病案举例】 李某，女，23岁，未婚。有过敏性紫癜反复发作史3年，经泼尼松、环磷酰胺、阿司咪唑及中药治疗无效。1周来，双下肢浮肿，并伴有双下肢皮肤散在的瘀点、瘀斑，小便量少，时有尿血。来诊时尿常规检查：红细胞（++++），尿蛋白（++），颗粒管型（++）。血常规检查：血尿素氮12.92 mmol/L，肌酐199.4 μmol/L。予雷公藤多苷20 mg，每天3次；呋塞米40 mg，每天2次。并给予中药活血化瘀，利水消肿。处方：益母草、防已各30 g，丹参20 g，桃仁、红花、川芎、赤芍、牡丹皮、地龙、炒大黄、泽兰、川牛膝各10 g。每天1剂。服药4天后，浮肿尽消，瘀点、瘀斑告退，尿血减少，二氧化碳结合力正常。停用呋塞米，余药继续治疗2周，尿血停止，尿常规及肾功能检查转为正常。后以汤药巩固近1个月，同时逐渐撤减泼尼松和雷公藤多苷，3个月后停服。随访2年无复发。

【验方来源】 王付民. 活血化瘀法治疗紫癜性肾炎20例[J]. 陕西中医，1995，16（4）：160.

按：过敏性紫癜性肾炎往往既有肾内损害，又有肾外症状，临床上很难用中医某个疾病来概括。本病为外感风热毒邪所致，气火逆乱、血热互结是本病病初的主要病理机制。而瘀血沉积于肾，是本病迁延不愈的根本所在。因此，活血化瘀应成为治疗本病的基本大法。应用活血化瘀药物，不仅在治愈率、治愈时间、有效率、改善肾功能及长期缓解率等方面疗效显著提高，而且副作用也明显减轻。这可能与活血化瘀药物增加的溶酶活性，促进纤维蛋白溶解，扩张血管，增加器官血流量，抑制血小板聚集和改善微循环等作用有关。

化瘀止血汤

【药物组成】 桃仁、红花各 9 g，生地黄 15 g，茜草炭、当归、炒赤芍、炒白芍各 10 g，川芎 6 g，三七粉（冲服）、泽兰、益母草各 12 g。

加减：气虚者，加党参、白术、茯苓、黄芪；肾虚者，加桑寄生、杜仲、菟丝子；皮疹明显者，加蝉蜕、紫草；腹痛便黑者，加地榆、槐花。

【适用病症】 过敏性紫癜性肾炎。

【用药方法】 每天 1 剂，水煎服。

【临床疗效】 此方治疗过敏性紫癜性肾炎 34 例，治愈（过敏性紫癜消失，尿常规及肾功能检查正常）23 例，好转（镜下血尿在 1 年内消失，肾功能正常，血压正常，无水肿，蛋白微量）10 例，无效（镜下血尿，红细胞 >50 个/HP）1 例。总有效率 97.1%。

【病案举例】 朱某，男，11 岁。因血尿 2 个月就诊。患者 3 个月前因食龙虾后出现双下肢紫癜，伴腹痛、恶心，经当地医院予阿司咪唑、酚磺乙胺等治疗，紫癜消失，腹痛、恶心逐渐好转。但 2 个月前出现肉眼血尿，呈粉红色，无发热、尿频、尿急、尿痛。尿常规检查：尿蛋白（±～+），红细胞 >50 个/HP。肾功能正常，血 IgA 升高。当地医院予中药清热凉血止血剂治疗，疗效不显。诊见：小便暗红，伴乏力，口干，午后面部烘热，腰酸痛，舌红、苔少，脉细数。证属阴虚络阻，血不循经。治宜养阴通络，化瘀止血。方用化瘀止血汤加减：桃仁、女贞子各 9 g，川芎、红花各 6 g，当归、生地黄各 12 g，三七粉（冲服）、泽兰、益母草、茜草炭、旱莲草、炒赤芍、炒白芍各 10 g，白茅根 30 g。服 3 剂后肉眼血尿消失，但尿红细胞 20～30 个/HP。原方去茜草炭、白茅根；继服 7 剂后，诸症状消失。随访 1 年未复发。

【验方来源】　张金明，陈晓明．化瘀止血汤治疗过敏性紫癜性肾炎 34 例［J］．国医论坛，2000，15（4）：29.

按：紫癜性肾炎的主要病理是肾小球系膜细胞增殖，伴有不同程度的内皮细胞和上皮细胞增殖，其中 IgA 沉积是紫癜性肾炎的特点。它的发病是 IgA 或免疫复合物通过旁路途径激活补体，产生一系列炎症介质，导致局部炎性病变，继之发生凝血及纤溶系统障碍，出现小血管内血栓形成及纤维蛋白沉积，导致肾小球损害。小血管血栓形成与纤维蛋白沉积是紫癜性肾炎的病理基础。根据这一病变特点，在临床实践中以辨证与辨病相结合，自拟化瘀止血汤治疗本病。方中以桃红四物汤为基础，四物汤养血活血，桃仁、红花逐瘀行血；泽兰、益母草加强其活血化瘀之功；茜草炭、三七粉化瘀止血。全方通补兼施，既能化瘀止血，又能养血扶正，可以消除血栓形成及蛋白沉积这些病理改变，从而阻断紫癜性肾炎的病理过程，故能取得较好的疗效。

生地茅根汤

【药物组成】　生地黄 10～15 g，白茅根、鹿衔草各 10～30 g，黄柏、丹参、牡丹皮各 5～10 g，大黄、生甘草各 3～6 g。

加减：血尿显著者，加三七、旱莲草；腹痛者，加延胡索、白芍；关节痛者，加伸筋草；咽痛者，加玄参、山豆根、蝉蜕；气虚明显者，加黄芪、太子参；阴虚显著者，加女贞子、旱莲草；热象明显者，加金银花、白花蛇舌草。

【适用病症】 过敏性紫癜性肾炎。

【用药方法】 急性期服生地茅根汤，每天 1 剂，水煎服。另加服维生素 C 和复方芦丁片。缓解后连服双嘧达莫 2 个月，成人每天 3 次，每次 50 mg；小儿每天每千克体重 2 ~4 mg。

【临床疗效】 此方治疗过敏性紫癜性肾炎 21 例。临床治愈：症状消失，肾功能检查正常，尿常规检查正常；好转：症状消失，血尿、蛋白尿减轻；无效：症状减轻，尿常规检查无好转。经 1 ~2 个月治疗后，其中急性紫癜肾炎综合征 14 例中，临床治愈 9 例，好转 4 例，无效 1 例；慢性紫癜肾炎综合征 4 例中，临床治愈 1 例，好转 1 例，无效 2 例；紫癜肾病综合征 3 例中，好转 1 例，无效 2 例。其中以急性紫癜肾炎综合征的疗效为好。

【验方来源】 钱琴英，傅晓骏. 中西医结合治疗过敏性紫癜肾炎 21 例［J］. 浙江中医杂志，1997（10）：448.

按：过敏性紫癜性肾炎的病理变化，主要为弥漫性或局灶性肾小球毛细血管病变，其特点为肾小球内 IgA 为主呈弥漫性沉积，继而发生凝血和纤溶系统障碍，出现小血管内血栓形成及纤维蛋白沉淀，导致肾小球损害。早期急性病例的临床表现酷似急性肾小球肾炎患者，可测定血硫酸软骨素以资鉴别。中医认为，过敏性紫癜肾炎多由风热疫毒侵犯机体，深入内脏，损害下焦脏器，导致气血不调，气化不利，血液凝聚，血脉瘀滞。故治疗拟活血化瘀为主，以畅通血流，祛瘀生新。基本方中丹参活血化瘀，现代药理认为能扩张微血管，改善微循环；牡丹皮理气活血凉血；黄柏清理下焦浊邪；大黄解毒祛瘀通利；生地黄养阴清热凉血；白茅根清热凉血止血；鹿衔草祛风活血，补虚益肾；生甘草调和诸药。全方共奏活血化瘀、凉血通利之功。

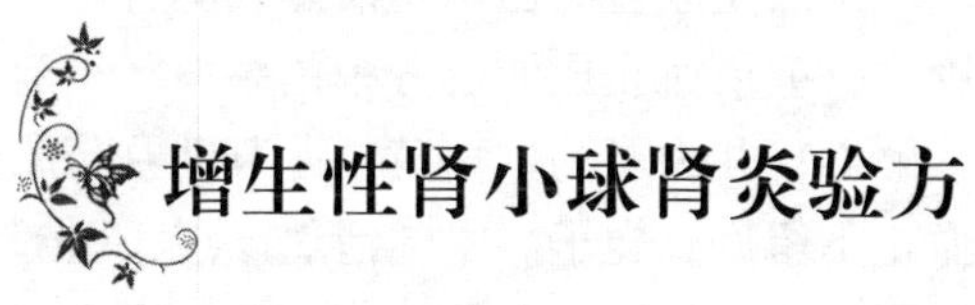

增生性肾小球肾炎验方

白蓟汤

【药物组成】　白茅根、生地黄、茜草、女贞子、旱莲草各15 g，小蓟10 g，黄芪、栀子、金银花、蒲黄（布包）各9 g，木通3 g，当归、甘草各6 g。

【适用病症】　原发性系膜增生性肾小球肾炎单纯性血尿。

【用药方法】　每天1剂，水煎2次，每次取汁150 mL，混匀，早、晚分服。以45天为1个疗程。

【临床疗效】　此方治疗原发性系膜增生性肾小球肾炎单纯性血尿50例，显效（离心尿镜检红细胞 < 3 个/HP，计数 <8 000个/毫升）26例，有效（离心尿镜检红细胞“+”，计数减少50%以上）16例，无效（尿离心镜检、计数红细胞减少不明显或无减少）8例。总有效率84.0%。

【验方来源】　徐顺贵，杨爱国．中药治疗原发性系膜增生性肾炎单纯性血尿50例［J］．江苏中医，2001，22（1）：21．

按：原发性系膜增生性肾小球肾炎早期症状多不明显，单纯性血尿是其临床表现之一。其产生的主要机制是免疫复合物沉积于系膜区，继而发生炎症等反应，改变肾小球滤过膜通透性，毛细血管内红细胞由此漏出。目前，对单纯性血尿患者尚无特效西药治疗。中医学把其纳入“尿血”范畴。系膜增生性肾小球肾炎多为本虚标实之病。本虚以肾阴虚为主，牵涉肝脾，延及气阴；标实以湿热毒瘀为主。湿热、热毒、阴虚内热灼伤血络，脾肾不固，血随尿出故见尿血。白蓟汤清热利湿解毒化瘀治标，益肾养脾滋肝固本，务求血止尿清。方中白茅根、小蓟、金银花凉血止血、清热解毒，共为君药。蒲黄、茜草助君药凉血止血，兼能祛瘀，使血止不留瘀；栀子、木通泄热渗湿，引邪下行；热灼血络多耗气伤阴，故以生地黄养阴清热、凉血止血；黄芪、当归益气养血补脾，女贞子、旱莲草滋阴补益肝肾，以上共为臣佐药。甘草调和诸药，为使药。诸药合用，标本兼治。现代药理研究亦证实，蒲黄、茜草、黄芪、当归、生地黄、木通、甘草等药能对抗血小板聚集，降低毛细血管通透性，改善肾脏血液循环，并能调节免疫，抑制炎症反应，增强系膜细胞吞噬消化功能，防止免疫复合物沉积和系膜细胞、基质增生。由于白蓟汤切中了原发性系膜增生性肾小球肾炎单纯血尿型本虚标实之病机，故能取得明显的临床疗效。

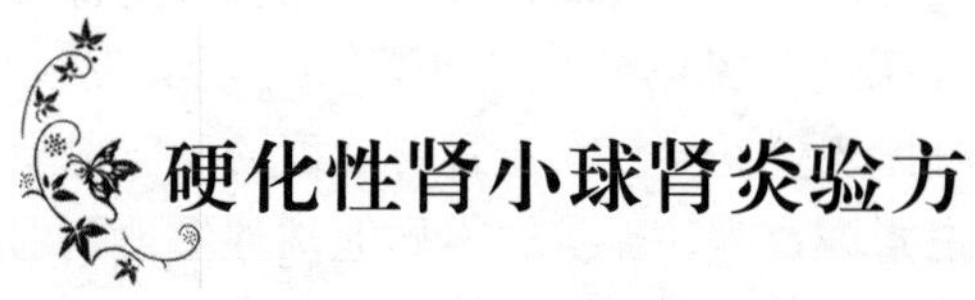

硬化性肾小球肾炎验方

黄芪川芎汤

【药物组成】 黄芪、川芎各 30 g，炒地龙 10 g，制大黄 6～10 g，当归 12 g。

加减：气阴两虚者，加女贞子 30 g，茯苓、山药、牡丹皮、熟地黄各 12 g；脾肾气虚者，加杜仲、枸杞子、炒白术、山药、山茱萸各 12 g；夹湿者，加玉米须、薏苡仁各 15 g，石韦、苍术各 12 g；兼热毒者，加大青叶、黄芩、金银花、大力王各 10 g；热伤肾络者，加白茅根、旱莲草、茜草根各 30 g。同时用贝那普利 10 mg，每天 1 次；低分子肝素钙注射液5 000 U，每天 1 次，皮下注射；如有高脂血症者，给予辛伐他汀 20 mg，每天 1 次。疗程为 4 周。

【适用病症】 原发性局灶节段性硬化性肾小球肾炎。

【用药方法】 每天 1 剂，水煎服。

【临床疗效】 此方治疗原发性局灶节段性硬化性肾小球肾炎 48 例，显效（尿蛋白持续减少 >50%，肾功能有所改善或稳定在正常范围）28 例，有效（尿蛋白减少 25%～50%，肾功能无变化）16 例，无效（尿蛋白无明显变化，甚或加重者，肾功能下降）4 例。

【验方来源】 张史昭，何灵芝，邓伟. 中西医结合治疗原发性局灶节段性肾小球硬化性肾炎 48 例［J］. 浙江中医杂志，2000，35（11）：468.

按：原发性局灶节段性硬化性肾小球肾炎是肾脏疾病持续发展至终末期肾病最常见的病理改变之一。因其发病机制呈多样化，导致其临床表现差异较大，且对治疗的反应也不一致，故目前多数学者主张综合治疗。虽然本病的病理生理和组织形态学改变多样，但从传统的中医理论去认识，均是气虚、血瘀、湿阻所致的结果。抓住主要病机，重视补气、行瘀、通络，兼顾化湿、清热，以黄芪、炒地龙、川芎、制大黄、当归为主方，随症加减。其中制大黄、川芎现代药理研究证实具有抑制肾组织中细胞增殖，减轻细胞外基质积聚，抗血小板凝集，缓解肾小管高代谢的功能。人体试验表明，黄芪具有中等利尿作用，且能显著减少尿蛋白，与当归合用可改善脂代谢紊乱，增加肾小球毛细血管的血运，调节机体的免疫功能等多项作用。这些功能均能影响原发性局灶节段性硬化性肾小球肾炎的启动因素，因此有利于改善患者的临床症状。血管紧张素转换酶抑制剂贝那普利，目前认为其不仅可降低肾小球内压，抑制肾组织局部多种细胞因子，减少尿蛋白，尚能减轻肾间质纤维化过程，有效阻止肾小球硬化的发展。此外，应用低分子肝素钙注射液治疗原发性局灶节段性硬化性肾小球肾炎，能抗血小板活化，促进纤溶和细胞外基质降解、抑制细胞外基质的合成与组装。中西医结合治疗原发性局灶节段性硬化性肾小球肾炎有其优越性。

益肾活血化瘀汤

【药物组成】　当归、赤芍、桃仁各 12 g，冬虫夏草 9 g，太子参 15 g，川芎、丹参、益母草各 30 g，红花、水蛭各 6 g。

加减：血尿者，加白茅根、紫花地丁；湿浊甚者，加泽泻、车前草；氮质血症者，加大黄。

【适用病症】　局灶硬化性肾小球肾炎。

【用药方法】 每天1剂，水煎服。同时予休息、低盐优质蛋白饮食及西医对症治疗。

【临床疗效】 此方治疗局灶硬化性肾小球肾炎27例，显效（临床症状改善，24小时尿蛋白定量下降50%，血浆白蛋白升高>20g/L，内生肌酐清除率升高>30%）8例，有效（临床症状改善，24小时尿蛋白定量下降>30%，血浆白蛋白升高>10g/L，内生肌酐清除率升高>15%）12例，无效（症状无改善，24小时尿蛋白定量及内生肌酐清除率无改善或恶化）7例。总有效率74.07%。

【验方来源】 王关乔，寿苗林．益肾活血化瘀汤治疗局灶硬化性肾小球肾炎27例［J］．浙江中医杂志，2000，35(4)：148.

按：局灶硬化性肾小球肾炎都存在着高凝状态，故治疗时活血化瘀法当为首选，故采用益肾活血化瘀汤治疗，方中桃仁、红花、丹参、益母草、水蛭活血祛瘀；当归、赤芍、川芎补血活血；气行则血行，太子参益气补气以行血；冬虫夏草平调肾阴。诸药同用，共奏益肾补气、活血化瘀之功，使邪去而正不伤。通过观察，此方治疗本病确有良好的疗效。

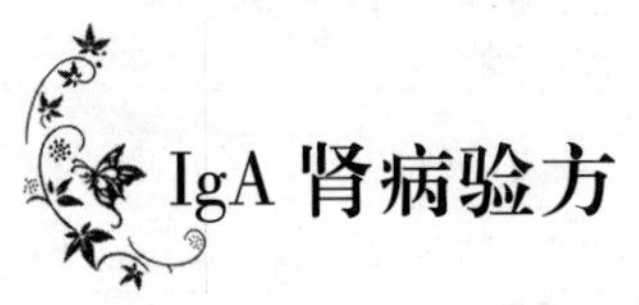

IgA 肾病验方

固本清瘀汤

【药物组成】　何首乌、生地黄、丹参、地榆、猫爪草各20 g，黄芪、益母草、白茅根各30 g，黄柏、知母各10 g。

加减：兼肾阳虚者，去知母、黄柏加巴戟天、菟丝子各10 g；尿蛋白持续不退者，加桑螵蛸以敛阴固肾；伴有高血压者，或合二至丸以滋水涵木。

【适用病症】　IgA 肾病。

【用药方法】　每天1剂，水煎服。15天为1个疗程。

【临床疗效】　此方治疗 IgA 肾病30例，经2~3个疗程治疗后，痊愈（血尿停止，尿常规检查正常，诸症状消失，随访2年无复发者）16例，显效（血尿停止，尿常规检查仍时有红细胞5~10个/HP，2年内无复发者）10例，无效（诸症状未见改善者）4例。总有效率86.7%。

【病案举例】　陈某，男，20岁。患者2年前因感冒发热，3天后出现血尿，曾请当地老中医治疗未效，反见腰痛加重，遂住院治疗月余，血尿缓解。但近2年来，每年均有肉眼血尿2~3次，每次持续10~30天不等。曾作膀胱镜及肾盂造影未发现占位性病变及结石阴影，胸透无异常，血沉正常。肾图提示：肾功能无明显损害。血清 IgA 6.8 g/L。诊断为 IgA 肾病。住院治疗2个月余，血尿渐止。诊见：肉眼血尿，腰酸痛以晨间为著，伴见口干咽燥，食少不香，易举阳，每周遗精2次，血压20/

12 kPa，舌质红，苔薄黄，脉弦细。基本方加党参、白术各10 g。连服15剂后血尿已止，腰痛减轻，遗精已止，食欲增进，尿蛋白极微量，红细胞5～10个，白细胞0～1个。守前方酌情调治30天，诸恙悉平。尿常规检查正常，血清IgA测定正常，随访未见复发。

【验方来源】 唐德元. 固本清瘀汤治疗IgA肾病30例［J］. 陕西中医，1995，16（10）：450.

按：中医认为，IgA肾病的发生与加重多因“风邪入于少阴则尿血”。而出血又多有瘀滞，瘀血阻络，血不循经，则尿血不止，致使肾阴亏损，肾失封藏，久之肾病及脾，脾肾同病，精血下泄，正气日虚。又因反复外感，瘀热下扰，重伤肾络，则尿血加重，出现气阴两虚、瘀热互结的虚实夹杂证。故治当采用扶正祛邪，标本兼顾之法，方能奏效。固本清瘀汤用何首乌、生地黄为君，以滋阴补肾，取黄芪益气健脾，三药均有增强或调节机体免疫功能，改善肾脏代谢的作用；用丹参、益母草活血化瘀，可增加肾脏微循环，抑制和排除免疫复合物，改善肾血管内高凝状态，与上药相伍，使瘀化血行，气血调畅，循环归经；佐以猫爪草、黄柏等清热解毒之品，不仅可排除肾中毒素，而且又能预防重复感染，这又有助于肾损伤之修复；地榆、白茅根善清下焦血分之热，又能助知母清热之功。诸药相伍，共奏益气养阴、化瘀清热之功。

二 莲 汤

【药物组成】 半枝莲、白花蛇舌草、藕节各30 g，旱莲草、白术、山药各15 g。

加减：脾虚气弱者，加黄芪、薏苡仁；气虚下陷者，加党参、升麻；肺气不固者，加黄芪、防风；脾虚湿重者，加茯苓、薏苡仁；湿热壅盛者，加白茅根、苎麻根；热邪偏重者，加凤尾草、紫草；肾气不固者，加杜仲、益智仁；瘀血阻滞者，加茜草根、蒲黄；阴液亏损者，加枸杞子、女贞子；虚火上炎者，加知母、黄柏。

【适用病症】 IgA肾病。

【用药方法】 每天1剂，水煎服。2个月为1个疗程，一般治疗2~3个疗程。如感冒，改用银翘散或荆防败毒散加减，酌用1~2周；如血压升高，酌用珍菊降压片、心痛定等。

【临床疗效】 此方治疗IgA肾病32例，完全缓解（症状体征消失，24小时尿蛋白定量<0.2 g，尿红细胞不超过0~3个/HP，肾功能正常）14例，基本缓解（症状体征消失，24小时尿蛋白定量<1 g，尿红细胞少许或“+”）6例，部分缓解（症状体征好转，尿蛋白、红细胞检查有所好转，但未达到基本缓解的要求）4例，无效（经治疗2个疗程以上，症状体征和实验室检查均无好转或反而恶化）8例。总有效率75.0%。

【验方来源】 金亚明，朱戎，陈以平. 中药治疗血尿为主IgA肾病32例［J］. 江苏中医，2001，22（3）：14.

按：无症状性血尿为主要临床表现的IgA肾病，脾虚不能统摄在疾病的发生发展过程中，起了较重要的作用。方中半枝莲、白花蛇舌草合用以清热解毒，又可活血散瘀、利湿；白术、山药以健脾补虚固摄；白术除了培补脾胃，更可利水除湿，使脾气得升，脾阳得运；旱莲草、藕节皆有止血之功。藕节既能收涩，又能化瘀，故止血而不留瘀；旱莲草性甘寒，既能凉血止血，又能益肾养阴，固摄止血，可治各种出血证候。此方数法并用，攻补兼施，药味之间功效互补，相辅相成，再结合患者特点随症加味，对缓解病情起了较好的作用。

健脾益肾方

【药物组成】　黄芪、接骨木各 15 g，淫羊藿、山药、生地黄各 12 g，白术、芡实、白芍、石韦各 9 g。

加减：治疗初期可酌加大蓟、茜草、白茅根以止血，牡蛎、金樱子以固摄；后期可加丹参、牛膝、仙鹤草以活血化瘀。

【适用病症】　IgA 肾炎。

【用药方法】　每天 1 剂，水煎 2 次，分早、晚温服。3 个月为 1 个疗程。治疗期间每 2 周复查 1 次尿常规，并停用其他中西药物。

【临床疗效】　此方治疗 IgA 肾炎 31 例，治愈（临床症状消失，尿蛋白持续阴性，高倍镜下尿红细胞消失，肾功能正常）5 例，有效（临床症状明显好转，尿蛋白“－”~“+”，高倍镜下尿红细胞不超过 8 个，肾功能正常或改善）21 例，未愈（临床表现以及实验室检查无明显变化或加重）5 例。总有效率 83.9%。

【验方来源】　张卫国. 健脾益肾方治疗 IgA 肾炎 31 例［J］. 河北中医，2000，22（1）：44.

按：目前西药治疗 IgA 肾炎效果不理想。应用健脾益肾方治疗 IgA 肾炎，总有效率达到 83.9%，说明本方有较好疗效。IgA 肾炎病因为思虑劳倦而伤及心脾，波及肾气，肾阳亏虚导致脾肾不足，统摄无权，封藏失职，出现血尿、蛋白尿等。方中黄芪、白术、山药为主健脾益气；生地黄、芡实、淫羊藿益肾固精。临证按病情变化酌情应用止血、活血以及固摄之药，取得实效。现代医学认为，IgA 肾炎是一种全身性免疫性疾病。健脾益肾方中黄芪、生地黄等药经现代药理学研究证明能提高人体免疫功能，增强抗病能力，故本方值得临床推广。

加味六味地黄汤

【药物组成】 生地黄24 g，山药12 g，泽泻、牡丹皮、山茱萸各10 g，仙鹤草、女贞子、旱莲草、土茯苓各15 g，白茅根、蒲公英、丹参各30 g，水蛭（冲服）3 g，甘草6 g。

加减：食欲不振、四肢倦怠无力者，加黄芪、党参；咽痛、咽干、恶寒、周身酸楚者，加金银花、菊花、板蓝根。

【适用病症】 IgA肾病。

【用药方法】 每天1剂，水煎2次，分早、午、晚服。1个月为1个疗程，一般治疗3个疗程。治疗期间未使用其他药物。

【临床疗效】 此方治疗IgA肾病20例，痊愈（自觉症状全部消失，尿蛋白持续阴性，红细胞持续消失3个月以上）6例，显效（自觉症状基本消失，尿蛋白持续减少>50%，尿红细胞持续减少<3个/HP）10例，好转（尿蛋白及红细胞减少>25%）2例，无效（尿蛋白或红细胞无明显减少甚或加重，或肾功能恶化）2例。总有效率90%。

【验方来源】 栗华．加味六味地黄汤治疗IgA肾病20例小结［J］．甘肃中医，2000，13（3）：20.

按：IgA肾病属中医学“尿血”“腰痛”范畴。结合本病的特点，发现IgA肾病与中医的阴虚密切相关，而滋阴益肾为其主要治则。所以笔者运用六味地黄汤加二至丸滋养肾阴；因本病常迁延不愈，久病入络，所以加用丹参、水蛭活血化瘀；IgA肾病的发病和加重与热毒较盛、正不胜邪有关，所以加用蒲公英、白茅根清热解毒。以上诸药共奏滋阴益肾、清热解毒、活血化瘀之功。现代医学研究表明，本病的发生与免疫功能失调有关，并且患者都存在血液流变异常，而其发病和加重与感染密切相关。滋阴益肾中药大多有免疫调节作用；活血化瘀药能改善血液流变异常，有助于炎症复合物的清除及肾小球病变组织的修复；清热解毒药可消除和预防感染，减少抗原的侵入，明显改善血尿及蛋白尿，有助于病情缓解。这些研究结果无疑为本方提供了理论依据。

养阴清热汤

【药物组成】　生地黄、山药、女贞子、旱莲草、小蓟各20 g，山茱萸、牡丹皮、地榆各15 g，白茅根、荠菜各30 g。

加减：夹湿热者，选加板蓝根、金银花、桔梗、玄参；外感者，选加紫苏叶、蝉蜕、金银花、连翘；血脉瘀阻者，选加蒲黄、茜草根、桃仁、红花、丹参；肝郁气滞者，选加柴胡、白芍、郁金、佛手。

【适用病症】　IgA 肾病。

【用药方法】　每天 1 剂，水煎 2 次，分早、晚服。配合雷公藤制剂：①雷公藤多苷片，每次 20 mg，每天 3 次（上海医科大学红旗制药厂生产）。②火把花根片，每次 0.9 g，每天 3 次（四川省中药研究所制药厂生产）。③肾复康胶囊，每次 4 粒，每天 3 次（广州中医药大学第一附属医院制剂）。以上中药汤剂，配合一种雷公藤制剂内服，3 个月为 1 个疗程，视病情继续用药，但原则上不超过 2 个疗程。

【临床疗效】　此方治疗 IgA 肾病 57 例，完全缓解（尿红细胞持续消失 3～4 个月，尿蛋白持续阴性）32 例，显著缓解（尿红细胞及尿蛋白分别持续减少≥50%）9 例，好转（尿红细胞及尿蛋白分别减少 >25%）11 例，无效（尿红细胞或尿蛋白无变化或增加）5 例。总有效率 91.2%。另外，临床自觉症状均消失或好转。实验室检查 6 例大量蛋白尿患者，完全脱离肾病综合征状态。尿蛋白转阴率达 100%。5 例肾功能不全患者，肾功能从失代偿转变为代偿状态。血清 IgA 异常升高 28 例患者均恢复正常。追踪观察 48 例患者 2 年，血尿复发 8 例。57 例患者治疗期间，服雷公藤制剂超过 1 个疗程的女性出现闭经者 5 例、谷丙转氨酶升高者 3 例，但停药后均恢复正常。

【验方来源】 洪钦国. 养阴清热法配合雷公藤制剂治疗 IgA 肾病 57 例 [J]. 新中医，1999，31（10）：31.

按：IgA 肾病临床表现以血尿为主，或伴有蛋白尿。以前认为本病预后良好，但近年来发现患者的病理改变不会自行消退，平均每年约有 3% 的患者发展为慢性肾功能不全。目前西医对本病尚无特殊的治疗手段，皮质激素治疗大都无效。中医认为本病以阴虚为病根，阴虚内热，络伤血出为主要发病机制，故以中药养阴清热、凉血止血以治本。又依据现代医学研究，IgA 肾病是肾小球系膜有颗粒状免疫球蛋白 IgA 沉积为特征的一类肾小球疾病的观点，认为本病是免疫异常引起的疾病，异常的免疫球蛋白是实邪，引发本病属标，故以具调整免疫功能的雷公藤制剂治之，标本兼顾，故能取得良好效果。近年研究表明，雷公藤制剂可以使抗原刺激的免疫活性细胞受抑制，从而抑制了抗体的产生，减轻肾脏病变。临床观察到，部分女性患者，使用雷公藤制剂超过 3 个月，出现继发性闭经，可能是雷公藤对性腺的抑制所致，故对育龄期而近期准备生育的患者宜慎用或不用；对谷丙转氨酶升高者可配合联苯双酯使用。这些副作用均可在停药后消失。

滋肾化瘀清利汤

【药物组成】 女贞子、旱莲草各 9 g，侧柏叶、马鞭草、白花蛇舌草、益母草、白茅根各 30 g，石韦、大蓟、小蓟各 15 g。

加减：口干、咽痛、扁桃体肿大者，加金银花、蒲公英、玄参、麦冬各 15 g；水肿者，加茯苓、猪苓、白术各 20 g，泽泻 25 g，桂枝 9 g，麻黄 10 g，生石膏 30 g；高血压者，加石决明 30 g，天麻、钩藤各 15 g，牛膝 12 g；有尿蛋白者，加芡实 30 g，茯苓、白术各 15 g，白扁豆、山药各 20 g，薏苡仁 30 g。

【适用病症】 IgA 肾病血尿。

【用药方法】 每天 1 剂，水煎成 200 mL，分早、晚服。1 个月为 1 个疗程，连续服用 2 个疗程。

【临床疗效】 此方治疗 IgA 肾病血尿 23 例，完全缓解（尿常规检查正常，浮肿缓解，血压恢复）10 例，显著缓解（尿潜血减少至 1 个“+”，浮肿基本缓解，血压降至 19.95/12.64 kPa 以下）8 例，好转（尿潜血减少，浮肿减轻，血压降低）3 例，无效（尿潜血无减轻或加重，浮肿无减轻或加重，血压无降低）2 例。总有效率 91.3%。

【验方来源】 李力，陶新朝，杨歌明. 滋肾化瘀清利汤治疗 23 例 IgA 肾病血尿［J］. 吉林中医药，2000，20（2）：21.

按：IgA 肾病血尿在临床上极其常见，属祖国医学“尿血”范畴。本病虽有虚实之别，但据临床所见，IgA 肾病血尿大多为虚实夹杂，主要是由于肝肾亏虚，阴虚火旺，灼伤血络，血溢脉外而成血尿。肾为水火之脏，阴虚生内热，热与湿合，是为实邪，而瘀血阻络是其必兼之证。“阴虚血必滞”，正如唐容川所指：“离经之血，虽清血鲜血，亦是瘀血”，因此，采用滋阴清利、活血化瘀是治疗本病的有效方法。临床用滋肾化瘀清利汤治疗本病可获得很好的效果，方中女贞子、旱莲草滋养肝肾，侧柏叶、马鞭草、白茅根、大蓟、小蓟、益母草活血凉血，白花蛇舌草、石韦清热利湿，全方共奏滋肾化瘀清利之功。

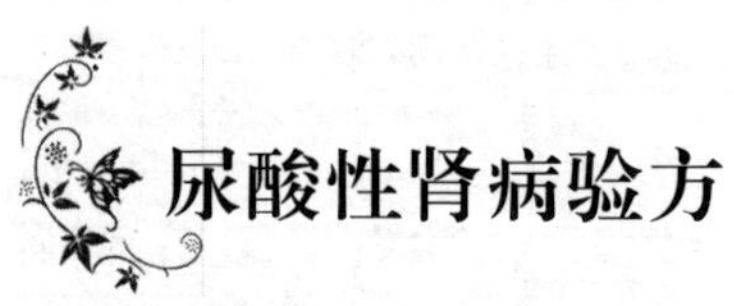

尿酸性肾病验方

威　草　汤

【药物组成】　威灵仙、草决明、山楂、何首乌、金钱草、益母草各 15 g，炙黄芪 30 g，白术、茯苓、枸杞子、杜仲各 20 g，萆薢 12 g，大黄 9 g。

【适用病症】　尿酸性肾病。

【用药方法】　每天 1 剂，水煎服，连服 4 周。同时给予西药能量合剂静脉滴注。经 4 周治疗，如肾功能恢复正常或接近正常，可改用金钱草、益母草各 15 g，每天 1 剂，泡服。

【临床疗效】　此方治疗尿酸性肾病 27 例，显效（症状和体征消失，血压降至正常，血肌酐下降至 159 μmol/L，血尿素氮下降至 7.1 mmol/L，血尿酸下降至 360 μmol/L以下）22 例，好转（症状和体征显著减轻，血压下降至 19.5/11.7 kPa 以下，血尿酸下降至 420 μmol/L以下）5 例。

【验方来源】　任开明，胡家才，吴凡. 威草汤治疗尿酸性肾病 27 例疗效观察［J］. 湖北中医杂志，2000，22（10）：10.

按：以益气健脾、补肾养肝、活血利尿排毒为法组成的威草汤，能降低血尿酸，减轻肾损害，恢复肾功能，有较好的临床疗效。中医认为，尿酸性肾病的病机多为脾肾阳虚或肝肾阴虚。威草汤方中的威灵仙、草决明、枸杞子、杜仲补肾益精，滋阴壮阳；何首乌、益母草养血活血；黄芪、白术、茯苓健脾益气，补后天以益先天；金钱草、萆薢清热解毒，利水通淋；大黄通腑泻浊排毒。全方攻补兼施，可有效地改善肝、脾、肾三脏功能。临床观察表明，威草汤对机体嘌呤代谢有明显影响，其机制有待进一步研究。

降酸泄浊汤

【药物组成】 黄芪、太子参、萆薢、藿香、佩兰、丹参、丝瓜络、伸筋草各15 g，白术、茯苓各10 g，薏苡仁、山慈菇各20 g，川芎12 g。

加减：有尿酸结石者，加金钱草20 g，海金沙15 g；伴关节疼痛者，加海风藤、络石藤各15 g；发热者，加生石膏60 g，知母10 g。

【适用病症】 原发性慢性尿酸性肾病。

【用药方法】 每天1剂，水煎2次，分早、晚服。同时每天常规服用别嘌醇和碳酸氢钠。

【临床疗效】 此方治疗原发性慢性尿酸性肾病35例，显效（症状、体征消失，血尿酸正常，血肌酐、血尿素氮较原来降低50%以上）17例，有效（症状、体征消失或明显改善，血尿酸正常，血肌酐、血尿素氮较前下降20%～50%）14例，无效（症状、体征改善不明显或无改善，血尿酸异常，血肌酐、血尿素氮指标较前下降不足20%，或病情恶化）4例。总有效率88.6%。

【验方来源】 唐开武. 中西医结合治疗原发性慢性尿酸性肾病35例［J］. 山西中医，2000，16（3）：28.

按：尿酸性肾病是由嘌呤代谢异常致尿酸生成过多，或尿酸排泄障碍，使血尿酸升高，尿酸盐沉积在肾髓间质引起。主要病理改变是肾小管萎缩，晚期可见肾球囊纤维化及肾小球基膜增厚，肾小管及肾小动脉硬化。慢性尿酸性肾病属中医学“肾劳”

范畴，多发生于中老年形体丰腴之人，原发性尿酸性肾病患者由先天性嘌呤代谢紊乱所致。因此，其在未发生临床症状之前已有先天不足，加之嗜食肥甘厚味，损伤脾胃，日久终致脾肾两虚，水湿代谢失常，湿浊之邪内生，久病入络，浊瘀互结而成本病。脾肾两虚为本，浊瘀内停为标，治当益肾健脾，泄浊和络。方用黄芪、太子参、白术、茯苓益肾健脾化湿；薏苡仁、萆薢、藿香、佩兰、山慈菇化湿泄浊；丹参、川芎、丝瓜络、伸筋草活血和络。现代药理研究证明萆薢、丝瓜络、伸筋草、山慈菇有降尿酸作用。临证时再根据患者具体情况，随症加减，可取得良好疗效。

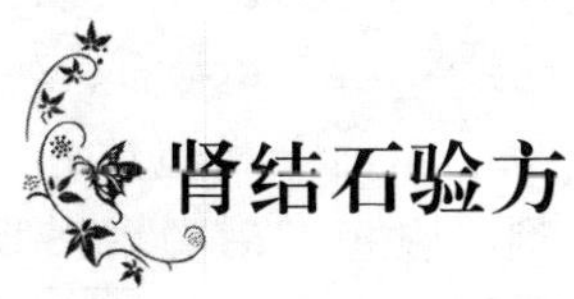

肾结石验方

人参排石汤

【药物组成】　金钱草 25 g，海金沙（包煎）15 g，小红参 4.5 g，鱼脑石、怀牛膝、川牛膝、鸡内金、瞿麦、石韦各 10 g，木通、车前子（包煎）、滑石各 5 g，炒枳壳 6 g。

【适用病症】　肾结石。

【用药方法】　每天 1 剂，水煎 2 次，分早、晚服。20 天为 1 个疗程。较大结石一般连续服用 2～3 个疗程。此方为治疗较大肾结石惯用的经验方，药味一般不作加减，只是药物剂量变化。

【临床疗效】　此方治疗肾结石 68 例，痊愈（无临床症状，经 X 线或 B 超复查结石影消失）48 例，有效（部分结石排出，经 X 线或 B 超复查，结石由大化小或下移或少量排出）18 例，无效（未见结石排出，亦无排石感，X 线或 B 超复查结石仍在，或服药 20 天治疗中断）2 例。总有效率 97.1%。

【病案举例】　包某，女，42 岁。2 天前因腰部绞痛伴下腹及左胁胀痛，去省立医院摄片和县医院 B 超检查，确诊为双肾多发性结石伴左侧重度积水，最大结石 23 mm×18 mm，两院均建议做手术治疗，由于结石较大且为多发性，手术时要作双肾取石术。患者家属害怕，不愿手术，要求中医中药治疗。诊见：患者体质较弱，面色无华，腰、腹、胁均感胀痛，舌体胖、边暗红、苔淡黄，脉弦细滑。据症状及 B 超报告，诊断为石淋。治以破石通淋、理气行水为主。用人参排石汤：金钱草 40 g，海金沙（包煎）20 g，小红参 4.5 g，鱼脑石、鸡内金各 15 g，瞿麦、石韦、怀牛膝、川牛膝、车前子（包煎）、炒枳壳各 10 g，滑石、木通各 5 g。10 剂。服 7 剂后患者发现有结石排出，腰、腹、胁痛均感减轻。继服 2 个疗程，症状基本消失，B 超复查仍有结石存在，但结石变小、变少了。再按剂量较小的基本方服 1 个疗程，经 B 超复查肾盂内无结石光团及声影。通过 70 天的中药治疗，排出结石 300 余粒。

【验方来源】 桑奎，桑任佐. 人参排石汤治疗肾结石 68 例 [J]. 四川中医，2000，18（3）：27.

按：人参排石汤治疗肾结石（较大型）确有独特疗效。方中鱼脑石、鸡内金、金钱草、海金沙有破石、化石、溶石之功；瞿麦、石韦、车前子、滑石有清利湿热、制水通淋之效；炒枳壳、川牛膝、木通有理气活络、通经疏道之能；怀牛膝培补肝肾，引药直达病所；小红参益元阳之气。诸药皆降，唯红参独升，一升一降以调节气机，平衡阴阳，有利于动荡结石、强化排石作用。由于筛选精良，配伍恰当，切中病机，升、降、阴、阳有机结合，其疗效自然相得益彰。

金威消石汤

【药物组成】 金钱草 60 g，威灵仙 30 g，车前子、海金沙各 15 g，冬葵子、石韦、白芍、地龙各 12 g，陈皮 9 g，枳壳、甘草各 6 g。

加减：血尿者，加生地黄、牡丹皮、白茅根；发热者，加金银花、连翘、蒲公英、紫花地丁；乏力者，加黄芪、山药、扁豆、薏苡仁；腰膝酸软者，加桑寄生、女贞子、旱莲草、枸杞子；肾绞痛者，加重白芍、地龙用量，另加延胡索、郁金。

【适用病症】 肾结石。

【用药方法】 每天1剂，水煎2次，分早、晚服，7天为1个疗程。观察1~3个疗程后评定疗效，并随访1~2年。治疗期间禁忌辛腻食物，宜多饮水。

【临床疗效】 此方治疗肾结石80例，痊愈（症状消失，B超示结石已全部排出，随访2年未复发）66例，显效（症状消失，B超示结石已全部排出，2年内偶有发作）6例，有效（症状消失，B超结石部分排出，2年内因劳累而有发作，但症状较前为轻，服药后症状又消失）4例，无效（症状虽已消失，但B超示结石无改善）4例。总有效率95%。

【病案举例】 某男，48岁。腰左侧突然发生剧痛1天，伴腹部、小腹牵痛难当，呈阵发性绞痛，出冷汗，恶心欲呕，尿频、尿急、尿痛、尿血，有时排尿突然中断，尿色黄赤混浊，舌质红紫、苔黄腻，脉弦滑。B超示：左肾数块结石，大者1.2 cm×0.9 cm，小者0.4 cm×0.6 cm，左输尿管上端扩张。尿常规检查：尿混浊，红细胞（+++），白细胞（++）。诊断为石淋（左肾结石）。辨证属湿热蕴结，日久尿中杂质结为砂石。治以清热利湿，解痉止痛，通淋排石。处方：金钱草60 g，威灵仙、白茅根各30 g，海金沙、地龙、白芍、延胡索、车前子（包煎）、生地黄、蒲公英各15 g，石韦、冬葵子、郁金各12 g，陈皮9 g，枳壳、甘草各6 g。每天1剂。治疗4天后，从小便排出大小结石12粒（大者如黄豆，小者如绿豆），疼痛悉除。为巩固疗效，上方去延胡索、郁金，继服3剂，体征、症状全消失。B超示：左肾、左输尿管、膀胱均未见异常。随访2年无复发。

【验方来源】 贾秀萍，吕春鸾，倪正海．金威消石汤治疗肾结石80例［J］．山东中医杂志，2000，19（7）：406.

按：肾结石症属于中医学“砂淋”“石淋”“血淋”范畴。

淋证的主要病因病机是湿热蕴结，石淋之形成与湿热煎熬有关。结石乃有形之物，阻碍气机运行，不通则痛，故常见剧痛难当。结石日久，必致阳虚气弱，运化无力。肾主水，肾阳虚无以蒸化，肾气虚无以推动，结石久留，水道不通，肾气日消，终可导致脏腑衰败，生机灭绝。方中金钱草、威灵仙清热利湿、溶石排石，为君药；海金沙甘淡而寒，其性下降，专利水道；石韦苦甘微寒，清肺金以滋化源，通利膀胱而利水道；冬葵子性滑利，滑可去着；车前子甘寒，清热利水通淋，据药理研究报道其不仅能利尿，还能增加尿素及尿酸的排泄；枳壳、陈皮行气和中；白芍、地龙解痉止痛，利尿而不伤阴，为佐药；甘草调和诸药。诸药相伍，共奏清热利尿、解痉止痛、溶石排石之功。

金 贞 丸

【药物组成】 金钱草 700 g，鸡内金 100 g，女贞子（淡盐水炒）200 g。

【适用病症】 无症状性肾结石。

【用药方法】 上药共研细末，装胶囊，每次服 3.6 g，每天 3 次，3 个月为 1 个疗程，连服 3 个疗程。同时每天适量多饮开水，增加运动量，停服其他排石药。若治疗过程中出现肾绞痛等症，予对症处理。

【临床疗效】 此方治疗无症状性肾结石 38 例，治愈（B 超、腹平片、静脉肾盂造影未见结石，镜下血尿消失，肾积水消除）24 例，好转（B 超、腹平片、静脉肾盂造影仍有结石存在，但结石已移位，或镜下血尿消失）10 例，无效（B 超、腹平片、静脉肾盂造影结石存在，位置无变化）4 例。治愈率63.2%，总有效率 89.5%。

【验方来源】 曹彦．金贞丸治疗无症状性肾结石 38 例小结［J］. 甘肃中医，2000，13（1）：24.

按：无症状性肾结石尚在疾病初起阶段，其病理变化尚不能行诸于外，但其有向“肾虚”“膀胱热”发展之趋势。本病治疗当从补肾清膀胱着手。由于本病变尚轻浅，补当平补，泻宜缓泻，丸药缓图之。金钱草性凉，有清热利尿的作用，近代名医岳美中以金钱草为主药治疗尿路结石，入煎剂，动辄 60 g、90 g，多者达 210 g，每有奇效。金贞丸中以金钱草为君药，鸡内金磨积化石。《医学衷中参西录》云：“鸡内金，鸡之脾胃也。中有瓷、石、铜、铁，皆能消化，其善化淤积可知。不但能消脾胃之积，无论脏腑何处有积，鸡内金皆能消之。”此虽古人取象比类之意，临证用之颇效。女贞子味甘性平，有补益肝肾之功，补而不腻，以淡盐水炒则引药入肾，药力更著。《本草经疏》云：“女贞子，气味俱阴，正入肾除热补精之要品。”女贞子有清膀胱之作用。除蔓荆子外，诸子皆降，女贞子亦然，下行滑窍，利于结石排出，为要药，不可缺，亦不可过，取十之其二可也，实为临床经验之谈。

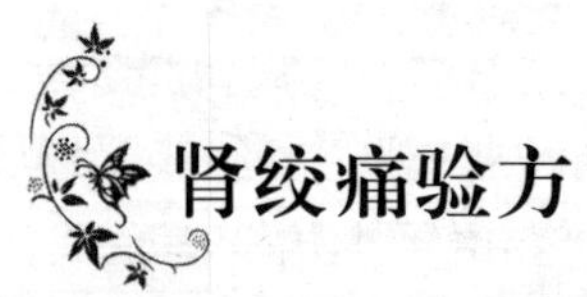

肾绞痛验方

理气通腑汤

【药物组成】 大腹皮、大黄（后下）、青皮各15 g，枳实、延胡索、乌药、桃仁各10 g，生地黄30 g，白芍20 g。

加减：大便秘结甚者，加芒硝（冲服）10 g；血尿者，加大蓟、小蓟各20 g；气阴虚者，合生脉散。

【适用病症】 肾绞痛。

【用药方法】 每天1剂或数剂，水煎服。正气已虚者非本方所宜。

【临床疗效】 此方治疗肾绞痛63例，显效（服上方2剂后腑气通，大便得解，疼痛症状及体征全部消失）48例，有效（服药3剂后肛门频频矢气，绞痛缓解，疼痛无继续加重）11例，无效（服药后绞痛未止，体征未消失或药后呕吐）4例。总有效率为93.7%。一般服药3剂后均可达止痛效果。

【病案举例】 病案1：周某，女，35岁，农民。患右肾结石3年，曾行右肾手术取石治疗，取出榄核大结石1粒。3天前因饱食后即觉右腰胁部如刀割样疼痛，痛引脐中，尿道刺痛，小便短少，大便急迫。做X线腹部平片检查示：右输尿管上段结石。曾肌内注射哌替啶、阿托品，静脉滴注庆大霉素3天，疼痛未止。诊见：症状如前，舌红、苔中黄而干，脉沉弦而数。证属湿热内蕴，燥结于里，腑气不通。治以理气通腑泄热法。处方：大腹皮、大黄（后下）、青皮、牛膝各15 g，桃仁、枳实、乌药、延胡索各 10 g，生地黄 30 g，白芍 20 g。水煎服。当天上午服 1 剂后即有肛门矢气及便意，下午再服 1 剂后即觉腹中肠鸣，随后排出秽臭粪便半痰盂，便通绞痛止。

病案 2：欧某，男，26 岁。患左肾结石半年，平素时觉左腰胁部隐痛，并屡服清热利湿草药试图排石。近 1 周来工作劳累，左腰胁疼痛加剧，并向阴部放射，尿频急带血性，曾于门诊肌内注射哌替啶、阿托品及补液治疗 5 天，绞痛未止。诊见：痛苦非常，呻吟不止，左腰部拒按，腹胀满、按之痛甚，大便 5 天未解，舌绛红、苔黄干，脉滑数。证属下焦湿热，实热内结，热伤脉路。治以疏理气机，泄热通便，凉血止血。处方：大腹皮、大蓟、小蓟、大黄（后下）各 15 g，枳实、芒硝（冲服）、乌药、桃仁各 10 g，生地黄 30 g，白芍 20 g。即煎服 5 剂，复煎再服，当天大便已通，热结得解，绞痛渐止。

【验方来源】　梁炳垣. 理气通腑法为主治疗肾绞痛 63 例［J］. 新中医，1996，(11)：37.

按：肾绞痛大多由于结石梗阻于肾或输尿管而引起，湿热气血交阻，通降不畅，不通则痛。现代医学以解痉止痛之剂如阿托品、哌替啶等对症治疗。由于解痉止痛药物使用过量或不当及其副作用均会引起肠蠕动减弱而出现腹胀，大便不通，无疑也是人为引起的“腑气不通”，致使肠道秽物排泄障碍，以及疼痛引起脏腑功能紊乱，二者兼夹使腑传化物的生理功能失调，气化、传化失职，粪便浊气积于肠内或内热蕴积而形成腑实见证。邪热内蕴，侵于肾、膀胱而出现痛证。肺气不通，邪无去路，不通则痛，故屡用解痉止痛剂而不能取效。理气通腑汤以小承气汤泻下通便；以乌药、延胡索、青皮理气止痛；生地黄增液养阴；桃仁活血祛瘀通便；白芍用量较大，缓急止痛。药中病机，故收到较好的止痛效果。

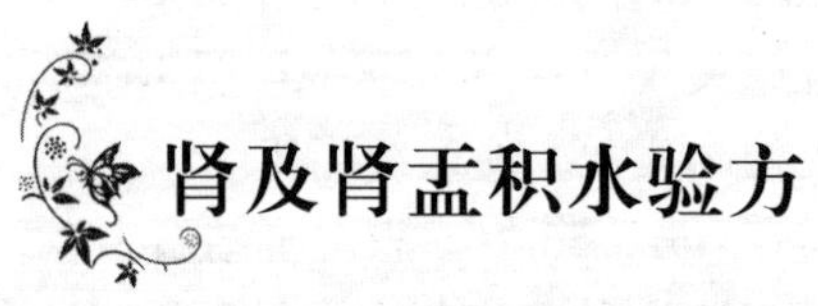

肾及肾盂积水验方

补肾活血益气利水汤

【药物组成】 熟地黄、桑寄生、白术、泽泻各12 g，山茱萸、牡丹皮、川芎各9 g，红花6 g，益母草、车前子各30 g。

加减：有尿路感染者，加白茅根、瞿麦、萹蓄、黄柏；血尿者，加小蓟、蒲黄、藕节；结石者，加鸡内金、海金沙、金钱草、石韦、冬葵子、桃仁等，并配合结石总攻疗法；少尿水肿者，加猪苓、防己；肾功能不全者，配合中药外洗及灌肠。

【适用病症】 肾盂积水。

【用药方法】 每天1剂，水煎服。

【临床疗效】 此方治疗肾盂积水32例，治愈（临床症状消失，B超、X线或CT示积水消失）16例，显效（症状减轻，积水减少）8例，有效（症状减轻，积水未减少）3例，无效5例。总有效率84.4%。

【病案举例】 胡某，女，38岁。患慢性肾盂肾炎10年，以腰痛、尿频急与灼热20余天入院。诊见：心肺（-），右肾区叩击痛（+），双下肢轻度水肿，舌红、苔薄黄，脉细滑数。尿常规检查：尿蛋白（±），镜下脓细胞少许。血二氧化碳结合力31 mmol/L，血尿素氮3.52 mmol/L，肌酐90.6 μmol/L。B超示：右肾盂轻、中度积水。病因为素体肾阴亏虚，复感湿热外邪，久病致瘀。治以滋肾活血，益气利水，清热利湿。方用补肾活血益气利水汤化裁：生地黄、川芎、桑寄生各12 g，山茱萸、牡丹皮、泽泻、萹蓄、瞿麦、桃仁各 10 g，车前子 15 g，甘草 6 g。每天 1 剂。西药环丙沙星静脉滴注 10 天。治疗 34 天后症状消失，B 超复查积水消失，痊愈出院。

【验方来源】 胡筱娟，乔富渠. 补肾活血益气利水法治疗肾盂积水 32 例［J］. 陕西中医，1996，17（10）：433.

按：肾盂积水多因肾系疾病日久不愈所引起，遵循中医学“久病及肾”“久病多瘀”“血不利便是水”的理论，认为本病多有肾虚与“肾主水”功能降低的前提及血液瘀滞的病理，“气为血帅”“气滞则血凝”，故对各种原因引起的肾盂积水均可通用补肾活血、益气利水法，再结合具体病因，佐以清利湿热、化石排石、行气通便等药味攻补兼施，以达到治疗的目的。据近年国内各地对肾盂积水治疗的报道，亦多应用此法。

三草桃红四物汤

【药物组成】 车前草、益母草、草决明各 30 g，桃仁、红花、当归、川芎、生地黄、赤芍各 12 g，茯苓、猪苓、桂枝各 15 g。

加减：腰痛病史超过半年者，加蜈蚣、丹参；肾绞痛者，加三七粉；血尿者，加地榆、小蓟；多尿者，加黄芪、五味子；腹水者，加防己、大腹皮；阴虚者，加山茱萸、山药；阳虚者，加鹿角胶、菟丝子；气虚者，加太子参；结石者，加冬葵子、海金沙。

【适用病症】 肾盂积水。

【用药方法】 每天 1 剂，水煎 2 次，分早、晚服。水及电解质紊乱者，适量补液；反复尿路感染者，加服头孢氨苄。

【临床疗效】 此方治疗肾盂积水 30 例，痊愈（实验室检查基本正常，临床体征完全消失）6 例，显效（实验室检查接近正常，临床症状积分改善在70%以上）21例，有效（主要症状积分改善在30%以上，实验室检查部分改善）2例，无效（治疗前后无进步）1例。总有效率96.7%。

【病案举例】 赵某，女，38岁。因头面、四肢浮肿，腰部剧痛4天就诊。诊见：自觉夜尿多，心烦，失眠，头昏，神疲乏力，坐卧腰痛难忍，舌暗、苔白，脉弦细而涩。尿常规检查阴性。经B超检查示：双肾盂光带分离，双侧肾盂积水，故按血瘀脾虚辨证。服用三草桃红四物汤加蜈蚣1条，每天1剂。服药1周后腰痛水肿明显减轻，积水改善率达80%以上，2周后全身症状悉除，4周后B超复查肾盂积水消失。病告痊愈。

【验方来源】 胡元奎. 活血通络法治疗肾盂积水30例[J]. 陕西中医，1996，17（10）：435.

按：肾盂积水为梗阻性肾病发展过程中一种常见病理改变，如果治疗及时得力可阻止肾功能衰竭的发生。依据西医病理特点，按肾家血虚多滞、经脉隧道不能滑利通畅辨证施治，故选用桃红四物养血温润，三草通络滑利走窜行散，药与病机相合，故能获显著效果。

温阳排石汤

【药物组成】 益智仁、菟丝子、金钱草、海金沙、车前子、白茅根、王不留行各30 g，泽泻24 g，郁金15 g，熟附子、鸡内金、桂枝、大黄各10 g，炙穿山甲（代）6 g。

加减：若湿热小便涩痛者，去熟附子、桂枝，加萹蓄、瞿麦；若腰疼小便疼痛者，加怀牛膝、石韦。

【适用病症】 肾积水、肾盂积水。

【用药方法】 每天1剂，水煎2次，分早、晚服。10天为1个疗程。

【临床疗效】 此方治疗肾积水、肾盂积水 88 例，经过 3 个疗程的治疗，痊愈（症状及体征全部消失，B 超及血、尿常规检查均在正常范围）57 例，好转（症状、B 超及血、尿常规检查均较前好转）30 例，无效（治疗前后症状无变化，B 超及血、尿常规检查无好转）1 例。总有效率 98.9%。

【病案举例】 董某，男，38 岁。以右侧股骨颈骨折并膝关节粉碎性骨折，经住院手术治疗 2 个月后基本治愈，突然自觉腰痛、小便不利就诊。诊见：患者精神不振，消瘦，腹部平软，右肾区叩击痛，小便时疼痛加重，痛时向阴部放射，伴有低热乏力，舌质青淡、苔薄白而滑，脉弦紧。B 超检查提示右肾积水并结石。血常规检查：白细胞 18×10^{9}/L；尿常规检查：红细胞（++），白细胞（+）。证属肾阳不足，阳不化水，水液泛滥而成积水。治宜温肾排石。方用温阳排石汤加减，另用 10% 葡萄糖注射液 50 mL，加氨苄西林 6 g，地塞米松 10 mL，混合静脉滴注，每天 1 次。连用 1 个疗程后复查，肾 B 超提示：右肾积水较前明显改善，结石仍存在；血常规检查已正常；尿常规检查仅见少量白细胞；腰亦不疼，小便较前好转，疼痛消失。后以本方调理 2 个疗程，患者精神、食纳正常，症状消失，经 B 超及血、尿常规检查，均已正常。追访至今，未见复发。

【验方来源】 李志龙，任忠厚. 温阳排石汤治疗肾积水 88 例［J］. 陕西中医，1996，17（10）：434.

按：肾积水、肾盂积水与慢性肾炎、肾病综合征是异病同因。临床上采用常规治疗多不理想，活血化瘀反伤阳气，且积水并非瘀血，故用温阳排石汤治疗肾积水、肾盂积水。温肾则能温阳化气行水，排石则能利水泄浊通气，使肾小管、肾盂通利，有利于积水的吸收和排泄。积水早期，虽然未形成结石，但肾小管及肾盂均处于积水之中，如不及时治疗，即可形成肾及输尿管结石。本病不同程度的小便不利或涩痛感多与肾气有关，因此温阳排石法振奋阳气，取其气行水亦行之意。方中的熟附子、桂枝、菟丝子、益智仁温肾助阳，以加强气化；金钱草、郁金、鸡内金、海金沙、大黄、炙穿山甲（代）、王不留行排石化湿泄浊；白茅根、车前子利尿通淋。全方以温阳利水为本，妙在借排石之法，利水泄浊，全方融温阳利水泄浊排石于一体，使阳复气行水化，结石不能生也。

转 胞 饮

【药物组成】 黄芪、党参、白术、紫苏梗、升麻、茯苓、柴胡、桂枝、桑寄生、菟丝子、续断。(原方无剂量)

加减：若伴恶寒发热者，加黄芩、蒲公英；恶心呕吐者，加法半夏、竹茹；下肢浮肿者，加车前子、通草；小腹时阵痛、阴道出血者，加阿胶、苎麻根。

【适用病症】 妊娠肾盂积水。

【用药方法】 每天1剂，水煎服。少数病例可配合吸氧及静脉推注50%葡萄糖注射液加维生素C，防止胎儿宫内窒息。

【临床疗效】 此方治疗妊娠肾盂积水30例，显效（经治1周内临床症状消失，B超示积水消除）13例，有效（经治1周后，临床症状基本消除）14例，无效（经治1周后，症状无明显改善或加重）3例。总有效率90%。

【验方来源】 王光辉. 转胞饮治疗妊娠肾盂积水30例[J]. 山东中医杂志，1997，16（3）：114.

按：妊娠合并肾盂积水，临床表现以小便不通、小腹拘急疼痛为主，而无排尿淋沥涩痛感，可按中医转胞论治。本病首见于《金匮要略》："妇人病，饮食如故，烦热不得卧，而反倚息者，何也？师曰：此名转胞……"《医学心悟》曰："孕妇胞胎坠下，多致压胞，胞系缭乱，则小便点滴不通，名曰转胞，治当升举其胎，使胎不下坠，则小便通矣。”可见，本病的发生是因气虚不能举胎，或肾虚胎失所养，则胎压膀胱，治疗当补气升胎、益肾行水。转胞饮以黄芪、党参、白术益气升提健脾；柴胡、升麻助升阳益气之功；桂枝、茯苓化气行水；紫苏梗理气行气；桑寄生、续断、菟丝子补肾气，固胎元。诸药合用，共奏健脾补肾、举胎行水之功。现代医学认为，妊娠中晚期 80% 的子宫偏向腹部右侧，膨大的子宫压迫盆腔内输尿管致梗阻，加之右侧卵巢血管在骨盆入口处跨过输尿管，所以右侧输尿管更易受压，故临床上以右侧肾盂积水多见。临证若见小腹坠痛难忍，宜配合导尿法。同时，为减轻子宫右旋转，减轻肾盂、输尿管受压，可嘱孕妇左侧卧位，从而减少肾盂积水的发生。

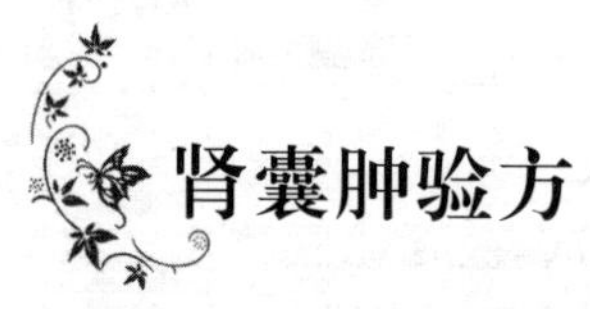

肾囊肿验方

补肾通瘀消积方

【药物组成】 益智仁、桂枝、牵牛子、茯苓、车前子、大腹皮、黄芪、陈皮、赤芍、牛膝、水蛭、白术。(原方无剂量)

加减：腰酸、腰痛甚者，加杜仲、桑寄生；腹胀便秘者，加枳实、大黄；脘痞纳差者，加苍术、枳壳；血尿者，加小蓟、白茅根、木通；手足心热、夜寐盗汗者，加阿胶、炙龟板、山茱萸。

【适用病症】 肾囊肿。

【用药方法】 每天1剂，水煎2次，分早、晚服。10剂为1个疗程。

【临床疗效】 此方治疗肾囊肿52例，治愈（经服药1~2个疗程后，症状消失，尿常规检查正常，B超检查显示囊肿明显缩小或消失，经半年以上观察无复发）36例，基本治愈（经服药2~3个疗程后，症状消失，尿常规检查正常，B超检查显示囊肿不再增大或稍有缩小，经观察3个月以上囊肿不增大）15例，无效（经服药2~3个疗程后，症状无明显改善，B超检查显示囊肿稍有增大，尿常规检查仍有血尿，并有肾功能衰竭征象）1例。总有效率98.1%。

【病案举例】 顾某，女，55岁。右侧腰酸腰痛1年余。近1周来，因脘腹胀满渐增，下肢浮肿，行走气短乏力而就诊。诊见：胃纳欠佳，形瘦，面色苍白，舌苔白微腻、舌质胖嫩，脉沉细。下肢微肿，按之微凹，心肺（－）。血常规、肝功能检查正常；肾功能检查：肌酐 145.5 μmol/L，尿素氮 6.5 mmol/L；尿常规检查：尿蛋白（＋），红细胞（＋＋＋）；B 超显示：右肾囊肿 6.5 cm×4.7 cm，左肾囊肿 1.5 cm×1.2 cm。辨证为脾肾阳虚，水湿不运，凝聚而成积。治宜温补肾阳利水，健脾行气活血。予补肾通瘀消积方：益智仁、白茅根各 30 g，苍术、枳壳、桂枝各 10 g，黄芪、小蓟各 20 g，牵牛子、水蛭各 6 g，茯苓 15 g，车前子（包煎）、大腹皮、陈皮、赤芍、牛膝、白术、木通各 12 g。每天 1 剂，连服 10 剂。复诊：自述诸症状已愈，检查血常规、尿常规、肾功能均正常；B 超显示：双肾囊肿已明显缩小。遂以上方减小蓟、白茅根、木通、苍术、枳壳，嘱其隔天服 1 剂，共 20 剂。再诊：检查血常规、尿常规、肾功能均正常；B 超显示：右肾囊肿已明显缩小至 3.6 cm×1.9 cm；左肾囊肿消失。6 个月后随访，病愈，未复发。

【验方来源】　王悟云. 补肾通瘀消积方治疗肾囊肿 52 例疗效观察［J］. 河北中医，2000，22（10）：751.

按：中医认为肾囊肿属腹内癥积，因气滞血行不畅，滞而成瘀成积。血瘀内积影响气机运行，气滞血瘀互为因果，互相影响，使癥块日渐增大。又因本病乃缘于先天虚弱，肾阳不足，水湿不运，凝血蕴里而不散，津液凝涩着而不去，久而成癥积，故治以温肾利水、行气活血之法，补肾通瘀消积方攻补兼施。方中益智仁补肾固精，温补肾阳，涩精健脾；桂枝通经络，活血脉，温经散寒，通阳化气，温化水湿，健脾解痉止痛，与益智仁相伍，温、通、补俱皆其宜，相得益彰，故二药乃为首选。牵牛子泻下去积消肿，通利小便；茯苓利水渗湿消肿，健脾补中，宁心安神；车前子利水通淋，清热；大腹皮下气消积，行气宽中，利水消肿；陈皮理气健胃，行气疏肝，消肿散结止痛；赤芍清热凉血，祛瘀止痛，散结消肿减毒；黄芪补气升阳，固表止汗，托里生肌，利水退肿；牛膝散瘀止痛，消肿利尿，补肝肾，强筋骨；水蛭逐恶血瘀血，破血癥积聚，利水消肿；白术补脾益气，燥湿利水，和中固表止汗。众药合力，破癥利水而不伤正气，瘀消积退而不伤肾气，故治肾囊肿效果显著。

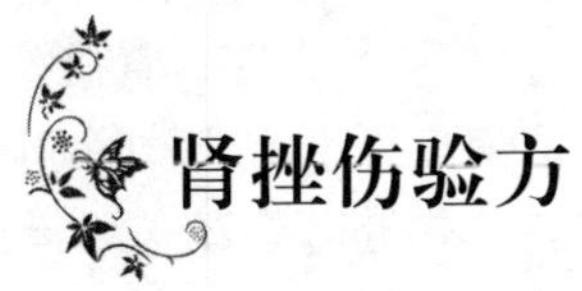

肾挫伤验方

猪苓汤加味

【药物组成】　阿胶、茯苓、生地黄各 15 g，猪苓、黄柏、泽泻各 10 g，滑石 18 g，三七 9 g。

【适用病症】　肾挫伤。

【用药方法】　每天 1 剂，疗程为 1 周。忌饮酒及食辛热温燥之品，注意卧床休息。

【临床疗效】　此方治疗肾挫伤 20 例，痊愈（尿常规检查无红细胞）18 例，好转（尿常规检查红细胞减少 1 个“+”以上）2 例。

【病案举例】　曾某某，女，65 岁。被水泥砖击中左腰部后血尿 2 小时，伴恶心呕吐 1 次就诊。诊见：心率 88 次/分，血压 13/9.5 kPa；面色苍白，心肺未见异常；腹平软，肝脾肋下未触及，左腰部红肿压痛、叩击痛；舌红、苔淡黄，脉弦涩；B 超检查双肾未见明显异常声像；尿常规检查红细胞（+++）。西医诊断：左肾挫伤、腰部软组织挫伤；中医诊断：尿血（气滞血瘀证）。服上方 2 剂后，第 3 天腰痛大减，尿常规检查红细胞（+），继服 2 剂。第 5 天尿常规检查红细胞 3～8 个/HP。前方去滑石，三七减为 4 g，生地黄减为 12 g，加车前子 10 g，服 3 剂。第 7 天腰痛轻微，尿常规检查无红细胞，即以六味地黄汤加阿胶、车前子，3 剂善后。

【验方来源】　王光耀，王明琦. 猪苓汤加味治肾挫伤 20

例［J］. 江西中医药，1998，29（4）：19.

按：此患者血尿是因暴力作用，肾脏经脉破损，血离经外溢，渗于水道而成。血液妄行于经外，瘀血阻滞又易化热，故清热凉血为组方的要点。方中猪苓、茯苓、泽泻、滑石通利水道；生地黄、黄柏、阿胶凉血清热止血；三七活血祛瘀止血。通方性凉，利水不伤阴，止血不留瘀，津液充足，气血循经运行，肾脏排泄畅通，故获较好疗效。

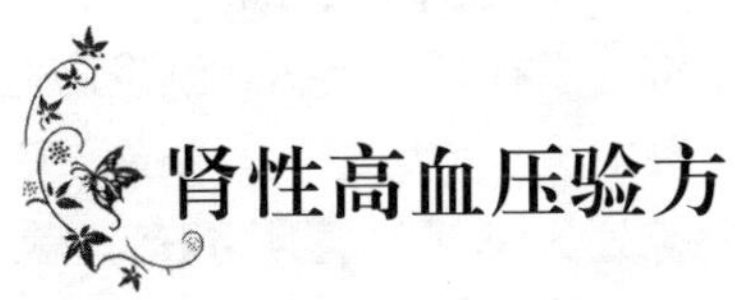

肾性高血压验方

扶癸抑木汤

【药物组成】　生地黄、山茱萸、枸杞子、泽泻、丹参、桃仁、鸡血藤、白芍、木通、炙龟板、炙鳖甲、龙骨、牡蛎、车前子、茺蔚子、桑椹。（原方无剂量）

【适用病症】　肾性高血压。

【用药方法】　每天1剂，水煎服。30天为1个疗程。

【临床疗效】　此方治疗肾性高血压34例，治愈（临床症状消失，血压下降至正常范围，随访6个月病情未复发）15例，好转（临床症状基本消失，血压降至近于正常，随访6个月，症状未加重）12例，有效（临床症状有所减轻，血压下降幅度不大，或血压虽有下降，但时隔不长有回升）5例，无效（临床症状仍存在，血压下降后回升至原来数值）2例。总有效率94.1%。

【病案举例】　苏某，女，36岁。患慢性肾小球肾炎8年，肾功能不全3年（氮质血症期），并发高血压3年。曾多处医治无效，时头晕目眩，头胀而痛，急躁易怒，少寐多梦，时欲吐，血压24～28/16～18 kPa，在当地医院服卡托普利片及中药，血压时高时低，从未降至正常范围。诊断为肾性高血压。投以扶癸抑木汤，每天1剂，连服30余剂，血压降至正常，肾功能恢复正常，能坚持正常工作。随访半年未复发。

【验方来源】　李志孝，柳际华．扶癸抑木汤治疗肾性高血压34例疗效观察［J］．河北中医，2000，22（1）：38.

按：肾性高血压为原有肾脏疾病，继发高血压，临床出现高血压的临床表现，属中医学“眩晕”“头痛”范畴。肾为先天之本，主藏精生髓，若先天不足，肾阴不充，髓海空虚则脑转耳鸣；肾主水，肝属木，肾水亏于下，肝木失其所养而肝阳独亢于上发为眩晕。扶癸抑木汤具有补肾滋阴潜阳、活血化瘀、通脉之功能。方中生地黄、山茱萸、枸杞子、泽泻、桑椹仿“壮水之主，以制阳光”之义，以补肾滋阴潜阳为主药；丹参、桃仁、鸡血藤、木通为活血通脉，改善肾脏血液循环，纠正肾脏缺血，改善主要的病理改变而设；炙龟板、炙鳖甲、龙骨、牡蛎为育阴潜阳之药，使过亢元阳潜入阴，以达阴阳之平衡；车前子、茺蔚子、泽泻为利水降压要药，主要通过利水以减少血液对血管壁的压力，达到降低血压之目的；车前子、枸杞子、茺蔚子、桑椹补肾填精，利水潜阳。诸药合用，补肾滋阴潜阳，活血化瘀通脉，使过亢之阳得平，达到病愈的目的。

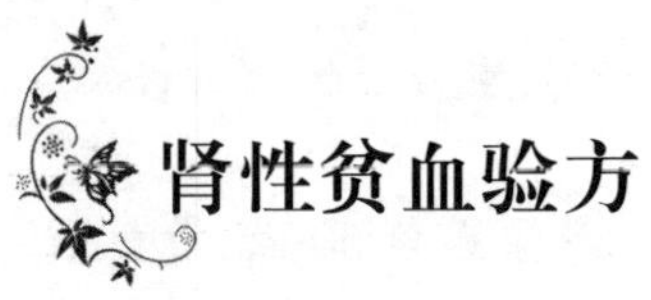

肾性贫血验方

加味保元煎

【药物组成】　党参、炙黄芪各 20 g，炒当归 12 g，制大黄 10 g，薏苡仁、枸杞子各 15 g，肉桂、炙甘草各 5 g。

【适用病症】　肾性贫血。

【用药方法】　每天 1 剂，由制剂室制成药液 150 mL，每天 3 次，每次温服 50 mL。治疗 2 个月为 1 个疗程。

【临床疗效】　此方治疗肾性贫血 26 例，显效（血红蛋白增加 25% 以上，红细胞增加 25% 以上；肌酐下降 15% 以上，尿素氮下降 15% 以上）8 例，有效（血红蛋白增加 10% 以上，红细胞增加 10% 以上；肌酐下降 5% 以上，尿素氮下降 5% 以上）14 例，无效（不符合上述显效及有效评定条件者）4 例。

【验方来源】　周富明，张真定，张雪峰. 加味保元煎治疗肾性贫血 26 例［J］. 浙江中医杂志，2000（5）：195.

按：从肾性贫血的临床表现看，其根本是肾气虚衰，肾精不足，肾病日久，又夹水湿、浊毒、瘀血阻滞。治疗宜标本兼顾，虚实并调。加味保元煎是保元煎加枸杞子、炒当归、薏苡仁、制大黄而成。方中党参、炙黄芪、肉桂、炙甘草益气温阳以固元；枸杞子、炒当归补肾填精以生血；薏苡仁、制大黄泄毒利浊化瘀以畅三焦之壅塞。全方有温阳填精、益气养血、渗利泄浊之功。临床实践表明本方对治疗肾性贫血有较好疗效。

生 血 宝

【药物组成】 冬虫夏草 50 g，女贞子、覆盆子、旱莲草、石斛、杜仲各 40 g，续断、桑寄生各 35 g，紫苏 20 g。

【适用病症】 肾性贫血。

【用药方法】 上药研末，过 120 目筛，加淀粉制粒，压片包衣。每天服 3 次，每次 2 片。

【临床疗效】 此方治疗肾性贫血 180 例，显效（治疗后各项化验指标明显好转，症状基本消失）96 例，有效（治疗后各项化验指标均有好转，症状大部分消失）68 例，无效（治疗后症状及各项化验指标好转不大）16 例。总有效率 91.1%。

【病案举例】 何某，女，51 岁。患尿毒症 4 年余，伴有肾性贫血，头晕，目眩，四肢凉，在白求恩医科大学第二临床医学院确诊为慢性肾功能不全合并肾性贫血。诊见：血压 18/10 kPa，脉率 76 次/分；颜面苍白，四肢发凉，爪甲不华，腰膝酸软，脉沉弱。血常规检查：血红蛋白 39 g/L，红细胞 2.37×10^{12}/L，血尿素氮16.17 mmol/L，肌酐 367 μmol/L。诊断为肾性贫血。给予生血宝口服，并配合对症支持治疗，连续服用 27 天后，各种症状明显好转。复诊：血压 18.7/10.7 kPa，脉率 82 次/分；四肢温暖，颜面红润，脉象转为沉缓。血常规检查：血红蛋白 82g/L，红细胞 3.9×10^{12}/L，血尿素氮 8.17 mmol/L，血肌酐 289 μmol/L。

【验方来源】 侯冠森. 生血宝治疗肾性贫血 180 例临床效果观察［J］. 新疆中医药，2000，18（3）：19.

按：尿毒症晚期的患者往往伴随着严重的、难以逆转的肾性贫血症状。尿毒症的病机，正虚不外脾肾虚损及肝肾阴亏两类。由于阴阳互根，气损及阴、阴损及气，同时脾肾或肝还要波及其他脏器，因此尿毒症的病机错综复杂，虚实并见、阴阳失调、寒热交错的情况都可以出现，湿浊停留可以寒化或热化。湿浊之邪因犯脾胃，使脾运失司，生化无权，以致发生贫血而出现面色无华或萎黄。肾性贫血多见于尿毒症晚期，且难以纠正和缓解症状，由于肾阴不足，且阴损及阳，肾阳亦虚而造成肾阴阳两虚之证候，因而导致贫血严重。肾性贫血的病机病因均与脾（胃）肾有极其密切的关系，但尿毒症忌峻补，因此应补血生津、滋养脾肾，生血宝正是以此而立法。方中君药冬虫夏草，取其益肾补脾、温肾阳、滋肾阴的功能；臣以女贞子、覆盆子、旱莲草、石斛、杜仲、续断，取补益脾肾、益气生血、补而不滞之功效；佐以桑寄生祛风、补肾、强筋；使以紫苏发表散寒。诸药合用，共奏补气生血、益气补血、养阴生津、补而不滞的功效。

加味八珍汤

【药物组成】　党参、茯苓各 20 g，白术、当归、川芎、熟地黄各 10 g，白芍、炙甘草各 6 g，大黄 3 ~5 g。

加减：大便干者，加大大黄用量至每天排出糊状大便 2 ~3 次为度；恶心呕吐、苔白者，加生姜、紫苏叶、法半夏；苔黄腻者，加黄连、生姜、紫苏叶；阳虚甚者，加杜仲、淫羊藿、紫河车；阴虚重者，加枸杞子、山茱萸；瘀血甚者，加丹参、红花。

【适用病症】　肾性贫血。

【用药方法】　每天 1 剂，水煎 2 次，分早、晚服，同时酌情辅以纠酸、抗感染、降压、利尿等治疗，但均未接受输血及促红素治疗。疗程为 2 个月。

【临床疗效】　此方治疗肾性贫血 27 例，显效（症状改善率 70% 以上，血红蛋白、红细胞升高 30% 以上，血尿素氮、肌酐下降 30% 以上）10 例，有效（症状改善率 50% ~70%，血红蛋白、红细胞升高 15% ~30%，血尿素氮、肌酐下降 20% ~30%）11 例，无效（症状改善率 50% 以下，血红蛋白、红细胞上升 15% 以下，血尿素氮、肌酐下降 20% 以下）6 例。总有效率 77.8%。

【验方来源】 路波，王东，胡筱娟．平补缓泻治疗肾性贫血 27 例［J］．陕西中医，1997，18（4）：158.

按：肾性贫血患者多属本虚标实。脾虚阳衰是慢性肾功能衰竭的基本病机，它可因生化乏源、温化失常致气血双亏为肾性贫血之本，又因运化失常内生湿浊、瘀血为本病之标，所以该病表现为虚实错杂，寒热并见。治疗中用大剂滋补品会碍脾肾，助邪气；用重剂峻泻品则损脾胃，伤气津。所以，立平补气血、缓泻祛邪的基本治法，以加味八珍汤治疗肾性贫血。方中四君子汤补脾气，助元气，重用茯苓健脾利湿；四物滋阴血，化瘀血，轻用熟地黄、白芍以防滋腻碍脾；大黄通腑降浊，破瘀。全方补泻共济，寒温并用，补不助邪，泻不伤正，平和轻灵，贵在调和。调和使五脏六腑协调，气血得生，浊瘀得除，故症状、体征、血红蛋白、红细胞明显好转，血尿素氮、肌酐有下降趋势，这说明加味八珍汤的平补缓泻作用可纠正肾性贫血，改善慢性肾功能衰竭症状，提高患者生活质量。

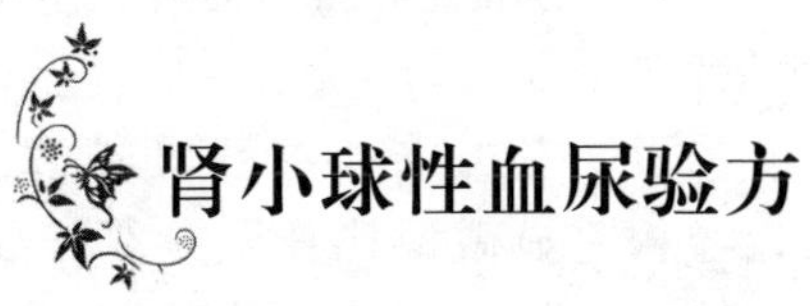

肾小球性血尿验方

二 半 汤

【药物组成】 半枝莲、半边莲、蒲黄、生地黄、金银花、太子参各 15 g，三七粉 5 g，甘草、蝉蜕各 10 g，地肤子 12 g，白茅根 20 g。

加减：气阴不足者，加太子参至 30 g，山药 15 g，减白茅根至 10 g；痰瘀互结者，加法半夏 10 g，黄连 6 g，瓜蒌 15 g，怀牛膝 12 g；气血不足者，加黄芪、阿胶珠、当归各 15 g，另用紫河车粉 3 g 冲服；脾肾阳虚畏寒者，加仙茅、淫羊藿、黄芪各 15 g，去金银花，减半边莲、半枝莲量为 10 g；腰膝酸痛乏力者，加杜仲、菟丝子、桑寄生各 12 g；阴虚血热者，加女贞子、旱莲草、枸杞子各 15 g；夜尿频多者，加芡实 12 g，莲须 15 g，桑螵蛸 10 g，减白茅根至 15 g；瘀血征象重者，加乳香、没药各 10 g，或用川芎、泽兰各 10 g；水肿者，加麻黄、桂枝各 10 g，冬瓜皮、茯苓皮各 30 g；易外感者，加金银花至 20 g，易太子参为黄芪，加连翘 15 g，白术、防风各 10 g。

【适用病症】 肾小球性血尿。

【用药方法】 每天 1 剂，水煎 2 次，分早、晚服。15 天为 1 个疗程，连服 3 ~ 4 个疗程。注意事项：①处理全身各处的感染源，尤其是牙齿残根、肿大的扁桃体及慢性咽炎、慢性鼻炎、脚癣、痤疮、阴茎包皮感染等，包括摘除扁桃体、补全龋齿、拔除残齿等；②积极治疗原发病，包括控制好血压、血糖，选择有效的西药抗感染治疗；③饮食忌辛辣、海鲜类；④病情缓解后用六味地黄丸巩固治疗 3 个月。

【临床疗效】 此方治疗肾小球性血尿 72 例，完全缓解（临床症状消失，经相差显微镜检查尿异常红细胞计数 <2 ~ 3 个/HP，尿蛋白持续阴性，追踪 5 个月病情稳定）15 例，基本缓解（临床症状基本消失，经相差显微镜检查尿异常红细胞计数 <10 个/HP，尿蛋白减少 50% 以上）20 例，有效（临床症状明显好转，经相差显微镜检查尿异常红细胞计数较治疗前减少 >10个/HP，尿蛋白持续减少 30% ~50%）26 例，无效（临床症状、尿异常红细胞计数和尿蛋白无变化或恶化）11 例。总有效率 84.7%。

【病案举例】 施某，女，9 岁。因持续尿中畸形红细胞（+ ~ + + + +）、尿蛋白（+ ~ + +）9 个月余而住院。诉 9 个月前患感冒后，检查尿常规发现异常红细胞（+ +）、尿蛋白（+），经治疗感冒好转，但尿异常红细胞和蛋白持续不消，长期波动在（+ ~ + + + +），24 小时尿蛋白定量为 1.2 ~2.34 g。多家医院诊断为慢性肾炎，用中西药治疗病情时好时坏，但尿中异常红细胞从未少于 1 个“+”。诊见：患儿形体壮实，精神尚可，善食易饥，尿赤便干，咽喉充血，口腔左下有龋齿及残根各 1 颗，扁桃体 I 度肿大，舌暗红、苔薄黄，脉细数。辨证属血分有热，瘀热互结。当治以清热解毒、活血利尿、凉血止血，并处理口腔感染灶。方以二半汤加桔梗、麦冬各 10 g，连翘、玄参各 15 g，并嘱患者拔除残齿、补好龋齿，并服安必仙等抗生素。服药 2 周后，相差镜尿检示异常红细胞（+），尿蛋白（+），24 小时尿蛋白定量 0.88 g。继以前方加女贞子、旱莲草各 15 g，治疗 1 个月余，尿异常红细胞、蛋白均为阴性。后以六味地黄丸巩固治疗 3 个月余，注意饮食及预防感染。随访未见复发。

【验方来源】 王卫民. 二半汤加减治疗肾小球性血尿 72

例疗效观察［J］. 湖北中医杂志，2000，22（12）：15.

按：肾小球性血尿属于中医学“尿血”“腰痛”等范畴。病机是肾气虚损、本虚标实。一方面，由于先后天原因导致肾气虚损、固摄无权而出现精血（血尿、蛋白尿）下泄；另一方面，病程中易反复受内外之邪相干而致气血失调，水湿、湿热、瘀血等相互兼夹为病，终致肾络不宁、血溢脉外。病变过程中的湿热、瘀血既是肾性血尿的病理产物，又是导致血尿迁延不愈、反复发作的原因，从而形成临床常见的气阴两虚、湿热夹瘀、肾气不足兼夹瘀热、脾肾不足兼湿热内停等证。肾性血尿不同于结石等病导致的血尿，单纯止血往往无效。且出血必致留瘀，淤积不散、血不归经，又是血尿反复发作的重要因素。因此治疗当扶正祛邪兼顾，首先祛除湿热、瘀血、外邪等因素，病情稍缓后再补脾益肾、扶正补虚。二半汤以半枝莲、半边莲清热利尿并消瘀，使热清便利而血宁；金银花清热利尿、凉血止血，兼疏在表之邪；三七粉、蒲黄化瘀止血而不留瘀，蒲黄还可利尿通淋；地肤子清利湿热；蝉蜕祛风清热以祛外邪；白茅根生津利尿、凉血止血；太子参、生地黄、甘草益气养阴，扶正祛邪。全方共奏清热利湿、化瘀止血、疏风利尿兼养气阴之效，用治肾小球血尿之初期，疗效比较理想。治血尿者先治感染，对长期顽固性肾性血尿患者应及时清除全身的感染灶（尤其是口腔、皮肤的隐性感染灶）。若不清除感染，而单用止血药，效果往往不好。治疗首先针对感染，不仅用中药二半汤清热解毒，还需配合抗生素使用，这是取效的关键。祛除炎性病灶，就是祛除免疫复合物持续产生的来源，从而祛除了肾小球性血尿的病因，因此能取得较满意的疗效。

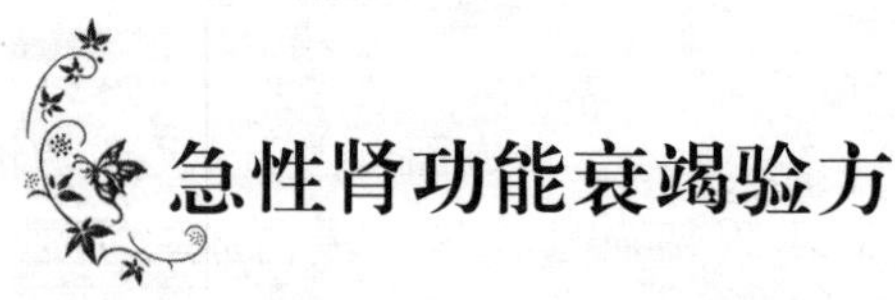

急性肾功能衰竭验方

柴　平　汤

【药物组成】　柴胡、法半夏、黄芩、厚朴、茯苓、苍术、陈皮。（原方无剂量）

加减：阳气暴脱者，加用参附汤或生脉汤；在水肿少尿期，可分4型：热毒炽盛型加用人参白虎汤加减（西洋参、石膏、知母、赤芍、黄连、大黄、山药、甘草）；湿热壅结型加用清利湿热的黄芩、淡竹叶、猪苓、茯苓等；血瘀水停型加用行瘀散结的桃仁、红花、川芎、当归等；气阴虚竭型加用生脉饮。在多尿期，可分2型：肾气不固型加用六味地黄汤及益母草，湿热困阻型加用温胆汤及厚朴。

【适用病症】　急性肾功能衰竭。

【用药方法】　每天1剂，水煎服，并配合中药保留灌肠：大黄、黄芪各30 g，丹参、红花各20 g，水煎液灌肠，每天2次。严重病例再选用抗生素及西药对症处理，如利尿、纠正酸中毒、调节水电解质平衡等。

【临床疗效】　此方治疗急性肾功能衰竭26例，痊愈（临床症状、体征消失，尿常规检查3次阴性，肾功能检查恢复正常）18例，有效（临床症状、体征基本消失，尿常规检查3次阴性，肾功能检查有改善）6例，无效（临床症状、体征及尿常规检查、肾功能检查均无改善或恶化）2例。

【病案举例】　陈某某，男，30岁。2天前将1条4 kg重的草鱼的苦胆生吞，3 小时后出现阵阵畏寒，并发热，全身隐痛，当天呕吐数次，腹泻黄色水样便 8 次；次日腹泻止，但腹痛、呕吐加重，发病以来无尿。血生化检查：尿素氮 22.6 mmol/L，肌酐 204.3 μmol/L。经血透、保肝及增加肾血流量、利尿等处理，病情仍未控制。诊见：小便短赤不爽，头胀昏沉，胸脘痞闷，口苦黏腻，舌苔黄腻，脉滑数。此为少尿期，证属湿热蕴结。治宜疏通瘀滞，清热化湿，调理气机。处方：柴胡、法半夏、厚朴、猪苓、茯苓各 12 g，黄芩 14 g，苍术、丹参各 15 g，薏苡仁 30 g，泽泻 18 g，陈皮 6 g。2 剂。二诊：尿量增多，上方去猪苓、茯苓、泽泻，加黄芪 30 g，麦芽 15 g，蝉蜕 9 g。3 剂。三诊：诸症状消除，仅舌苔黄厚腻，上方加藿香、佩兰各 9 g。4 剂。最后以调中益气法收功。共治疗 12 天，尿常规检查、肾功能检查已恢复正常。

【验方来源】 林松. 柴平汤为主治疗急性肾功能衰竭 26 例［J］. 浙江中医杂志，2000（11）：467.

按：任何原因引起的急性肾功能损害均表现为氮质血症、高血钾和代谢性酸中毒，临床上多见尿少、尿闭、纳呆、恶心、呃逆、口苦等。据其表现当属中医学“癃闭”范畴，病机为邪毒突袭于肾，致尿少、尿闭。《素问·水热穴论》云：“肾者，胃之关也。”由肾病而使脾胃气化亦不利，从而当升不升，当降不降，湿浊中阻，出现纳呆、腹胀、呕吐等。采用柴平汤为主者，以柴胡、黄芩透达清泄；法半夏和中止呕；苍术、茯苓运脾燥湿；厚朴宽胀祛湿；陈皮利气行痰。全方可斡旋气机，再据其少尿期或多尿期之分型论治，均着眼于肾及膀胱之虚实而或补或泻，使气化复常，邪毒祛除，较快获愈。

加味橘皮竹茹汤

【药物组成】　橘皮、竹茹各 10 g，红参须、红枣各 8 g，炙甘草、生姜各 5 g，法半夏 12 g，黄芪 25 g。

加减：糖尿病者，去甘草，加怀牛膝 15 g；尿少者，加白术 18 g，茯苓 12 g；血压高者，加钩藤 15 g；大便结或数天不解者，加大黄 8 g。

【适用病症】　急、慢性肾功能衰竭。

【用药方法】　每天 1 剂，加水 500 mL 泡 30 分钟后，煎成 180 ~ 200 mL 药液，分 4 次服。用药期间，嘱患者低盐、低蛋白饮食，并禁食辛辣刺激性的食物。

【临床疗效】　此方治疗急、慢性肾功能衰竭 31 例，根据国家中医药管理局发布的《中医病证诊断疗效标准》中的“呕吐”“癃闭”疗效评定标准评定，结果治愈 12 例，好转 17 例，未愈 2 例。总有效率为 93. 5%。未愈 2 例中，1 例是糖尿病所致，另 1 例是多囊肾所致。

【病案举例】　陈某，男，26 岁。患者面部浮肿，症状逐渐加重，10 天后至全身浮肿、无尿、神志模糊、谵妄，诊断为“急性肾小球肾炎并急性肾功能衰竭”。经住院抢救，15 天后病情虽有好转，但患者因经济困难，且又见全身浮肿、少尿，欲放弃治疗，自动出院，回家后要求中医治疗。诊见：患者神志不太清楚，时谵语，全身浮肿，下肢肿甚，按之凹陷久久不复，小便每天 250 mL 左右，恶心，时吐清水，纳呆，舌淡胖，脉沉细数，血压 21/12. 4 kPa。血常规检查：血尿素氮28. 4 mmol/L；尿常规检查：蛋白（+ + +），管型 1 ~ 2 个，红细胞（+ +），白细胞 1 ~ 3 个。拟用平和轻淡之橘皮竹茹汤加黄芪、白术、钩藤治之。嘱按上法煎药，慢慢喂之。2 天后病情稳定，呕吐大减，谵语也减，尿量稍增，家人渐增信心，嘱原方续服。1 周后来诊，神志已清，恶心呕吐已除，尿量已增至每天 800 ~ 1 200 mL，血压 19. 2/12 kPa，血尿素氮 17. 1 mmol/L，尿蛋白（ + + ），主症已除，改用健脾固肾泄浊之法调治，3 个月后病愈。

【验方来源】 温水应. 加味橘皮竹茹汤治疗肾功能衰竭 31 例［J］. 新中医，1996（9）：40.

按：肾功能衰竭的病位主要在脾肾，病机是湿浊充斥于内，正气不得升降，故当以调和气机、降逆化浊为主治之。橘皮竹茹汤正切病机，《金匮要略 · 呕吐哕下利病脉证治第十七》中，张仲景说“哕逆者，橘皮竹茹汤主之”。本方药味虽然平和轻淡，但有很好的调节脾胃气机升降、清化湿浊的功效，所以用本方加味治疗此肾功能衰竭能收到很好的疗效。本方治疗肾功能衰竭是针对“恶心、呕吐、腹胀纳呆”主症而设，若非此主症，病机不符则疗效不显，这是辨证论治的原则。此外，本方功效虽说治本，但对整个肾功能衰竭来说仅为治标，改善症状，解除痛苦，渡过难关，主症改善后，还须继续治肾，以巩固疗效。

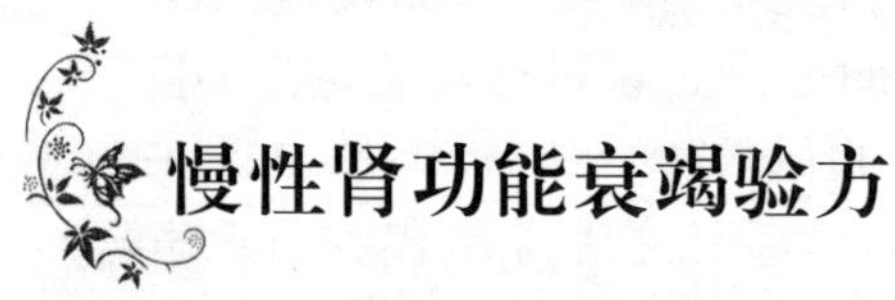

慢性肾功能衰竭验方

温脾泄浊汤

【药物组成】 大黄、白术、熟附子各 12 g，党参、茯苓、车前子各 15 g，干姜、生姜各 6 g。

【适用病症】 慢性肾功能衰竭。

【用药方法】 每天 1 剂，水煎 2 次，分早、晚服。10 天为 1 个疗程，一般治疗 1～3 个疗程。

【临床疗效】 此方治疗慢性肾功能衰竭 50 例，显效（症状消失，体征明显减轻，血肌酐下降 >50%）31 例，有效（症状基本消失或明显减轻，体征改善，血肌酐下降尚未达到 50%）14 例，无效（未达有效标准）5 例。总有效率 90%。

【验方来源】 张世岭，王铁英．温脾泄浊汤治疗慢性肾功能衰竭 50 例［J］．陕西中医，1996，7（4）：146．

按：慢性肾功能衰竭病因病机较为复杂，多与肾阳虚衰、脾肾俱损、气不化水、阳不化浊、水湿浊邪聚积壅塞、尿窍闭阻有关，尤其是水湿浊邪壅塞内阻不仅可以引起腹胀、腹满，还可以横逆于胃引起恶心呕吐频作，壅阻上逆于肺引起咳嗽气急；水湿泛滥于四肢引起浮肿，水湿成痰蒙闭心窍引起心神昏蒙、谵语等。温脾泄浊汤中以大黄为帅祛湿逐水化浊，熟附子温阳益脾补肾，党参、白术、茯苓益气通调水道，干姜、生姜、车前子温阳助气，利水祛湿化浊。全方具有温阳泄浊扶正之功，能调节免疫功能，清除和降低血肌酐、尿素氮，改善肾功能，对缓解临床症状、改善体征有较好的作用。同时还能够健脾，帮助消化，增加饮食，促进体力的恢复。

降　浊　汤

【药物组成】　干姜 6 g，大黄、熟附子、人参、茯苓各 10 g，大黄炭、地榆炭各 20 g，海藻炭 30 g。

加减：阳虚症状明显者，加重熟附子用量，同时加肉桂、巴戟天等；气虚较甚者，可加用冬虫夏草、生晒参；兼有瘀血者，可酌情选用牡丹皮、益母草、红花、淫羊藿等。

【适用病症】　慢性肾功能衰竭。

【用药方法】　每天 1 剂，水煎服。同时配合灌肠方灌肠：大黄 15 g，地榆炭 20 g，大黄炭、海藻炭、生龙骨、生牡蛎各 30 g。浓煎成 200 mL，每天灌肠 1 ~ 2 次，保留时间 1 ~ 2 小时，7 天为 1 个疗程，平均灌肠时间为 15 天。在治疗期间配合低蛋白饮食及西药对症治疗，如降血压、抗感染等。

【临床疗效】　此方治疗慢性肾功能衰竭 30 例，显效（肾功能不全症状如乏力、呕吐等明显减轻或消失，食欲增进，血肌酐下降超过 132. 6μmol/L 以上，血尿素氮下降超过 5. 05mmol/L 以上）12 例，有效（肾功能不全症状改善不明显，血肌酐上升或下降在 132. 6μmol/L 之内，血尿素氮上升或下降在 5. 05mmol/L 之内）16 例，无效（肾功能不全症状无变化，血肌酐上升达 132. 6μmol/L 以上，血尿素氮上升在 5. 05mmol/L 以上）2 例。总有效率 93. 3%。

【验方来源】　秦霞龄. 降浊汤治疗慢性肾功能衰竭 30 例［J］. 陕西中医，1992，13（3）：108.

按： 慢性肾功能衰竭主要病机为脾肾衰败，清浊相混，升降失常，清阳不升，浊阴不降，故表现为尿闭、呕吐、腹胀、纳呆、嗜睡、抽搐、昏迷等。现代医学认为，慢性肾功能衰竭患者的消化功能紊乱及神疲、嗜睡、抽搐与尿毒症毒素的刺激，低蛋白血症及内分泌失调有关。毒素在肠道被细菌分解成氨，过多的氨刺激胃肠道黏膜，产生炎症水肿。降浊汤寒温并投，攻补兼施，通腑泻浊，推陈出新，无伤胃碍脾之虞。其主要药物大黄及炭制剂，近年来国内报道很多，疗效肯定。大黄的泻下成分刺激肠壁，改善了局部血液循环，使肠液分泌增加，促进了尿素氮等有毒物质的排泄。有资料证明，大黄灌肠不仅能使粪氮排出量增加，而且还能阻止氨基氮从肠道吸收。血液中尿素可透过肠黏膜进入肠道，在肠壁细菌的脲酶作用下，尿素分解成氨及二氧化碳。氨被吸收入血，再到肝合成尿素，人在正常情况下有 25% 尿素进行这种“肠肝循环”。大黄灌肠治疗后明显阻滞了这部分尿素的肠肝循环，从而使氨吸收减少。炭类药物在肠道中能吸附湿浊毒素，与攻下药相配相得益彰。由于透析疗法和肾移植术的开展，本病的疗效已显著提高，但由于条件限制，尚不能普遍开展。本法既方便、经济，又易被患者接受，不失为一种良好的尝试。

保肾降浊丸

【药物组成】　大黄、益母草、绞股蓝、半边莲各 30 g，冬虫夏草 15 g，水蛭 5 g。

【适用病症】　慢性肾功能衰竭。

【用药方法】　上药研末水泛为丸，每次服 6 ~ 9 g，每天 3 次。同时给予低蛋白饮食，口服磷结合剂、碳酸钙及利尿、降压、控制感染、纠正水电解质紊乱、酸碱平衡等对症处理。疗程 3 个月。

【临床疗效】　此方治疗慢性肾功能衰竭 41 例，显效（症状明显改善、血肌酐降至正常或下降超过88 μmol/L）12 例，有效（症状改善，血肌酐下降但不超过88.88 μmol/L）20 例，无效（病情无改善或恶化）9 例。总有效率 78.0%。

【病案举例】 李某，男，43 岁。患慢性肾炎 10 余年，肾功能不全 1 年入院。诊见：面色苍白，头痛头晕，神疲乏力，纳差腹胀，口中尿味，舌淡边有齿痕，脉沉细，血压 25/13 kPa。血生化检查：血尿素氮 20.83 mmol/L，血肌酐 485.4 μmol/L，血红蛋白 78 g/L。B 超双肾稍缩小。诊断为慢性肾炎、尿毒症。给予保肾降浊丸，服法如上，同时对症处理。治疗 3 个月后，症状明显改善，复查血常规血尿素氮 10.14mmol/L，血肌酐 257.5μmol/L，血红蛋白 89g/L。出院后，继续服药，随访超过 1 年，病情稳定。

【验方来源】 张福生，吕立群．保肾降浊法治疗慢性肾功能衰竭 41 例［J］．陕西中医，1995，16（4）：157.

按：慢性肾功能衰竭的关键是脾肾虚衰，从而导致湿浊瘀毒潴留，浊毒内停，又可使脾肾功能进一步受损。治疗上如单纯“保肾”，则浊毒不除，脾肾受损不止；如片面强调“降浊”，则必耗伤津液，反损脾肾功能。因此，总的治疗原则一是“保肾”，增强脾肾气化功能，二是“降浊”，促进有毒物质的排泄。无论从中医还是西医角度，保肾降浊丸的组方在延缓慢性肾功能衰竭方面，都达到了高度统一。冬虫夏草为补肺肾名药，治疗慢性肾功能衰竭，能有效地改善肾功能；大黄解毒降浊，抑制蛋白质分解，降低肾小球性高血压，改善肾组织高凝状态和脂质代谢紊乱；水蛭、益母草活血化瘀，具有抑制血小板凝集，防止肾小球内凝血作用；绞股蓝为近年开发的中草药，含有多种人参皂苷，具有明显的降血脂作用；半边莲清热解毒，能减轻肾间质炎症。诸药配伍，“保肾”而不留邪，“泻浊”而不伤正，从根本上去除加重肾功能衰竭的固有因素，延缓慢性肾功能衰竭的发展。

二黄丹花汤

【药物组成】　黄芪、牡蛎、白茅根、白花蛇舌草各 30 g，大黄（后下）、杜仲、白术各 9 g，丹参、茯苓各 15 g，益母草、麦穗癀各 18 g。

加减：头晕头痛明显者，加夏枯草 15 g，石决明 30 g；恶心呕吐明显者，加法半夏、竹茹各 9 g，白豆蔻 6 g；偏脾胃虚弱者，加服参苓白术散；偏肾阳虚者，加制附子 9 g，淫羊藿 15 g；偏肾阴虚者，加服六味地黄丸。

【适用病症】　慢性肾功能衰竭。

【用药方法】　每天 1 剂，水煎 2 次，分早、晚服。3 个月为 1 个疗程。部分患者另用大黄、牡蛎各 30 g，地榆 15 g，煎汤保留灌肠。

【临床疗效】　此方治疗慢性肾功能衰竭 32 例，显效（症状基本缓解，生化指标有改善）21 例，有效（症状有改善，生化指标无改变）6 例，无效（症状无改善，生化指标无改变）4 例，发展（症状及生化指标变坏）1 例。

【验方来源】　罗芳. 二黄丹花汤治疗慢性肾功能衰竭 32 例 [J]. 湖北中医杂志，1996，18（2）：37.

按：慢性肾功能衰竭主要是由于肾脏排泄和调节功能失常，导致水、电解质及酸碱平衡紊乱，以及氮质代谢产物在体内滞留。中医学认为，本病的基本病机为正气亏损，邪毒内盛，浊邪壅塞三焦，以脾肾虚衰为本，湿毒内蓄为标。然而临床证情往往复杂多变，寒热互见，本虚标实，因此，治疗上应采取扶正与攻邪相结合的原则。二黄丹花汤方中的黄芪、白术、茯苓、杜仲健脾益肾，扶持正气；大黄通腑泄浊，荡涤污浊；丹参、益母草行瘀滞而通血脉，更兼有利水之功；白花蛇舌草、麦穗癀、白茅根清热解毒利尿；牡蛎重镇安神，平肝潜阳。诸药相合，具有健脾益肾、清热解毒、通腑泄浊之功。全方扶正祛邪并进，标本兼顾，正中病机，并根据患者正虚邪实的病情，进行灵活加减应用，用于临床，可获明显疗效。

益肾调中泄浊汤

【药物组成】　炒白术、茯苓、薏苡仁、姜半夏、陈皮、菟丝子、益母草、丹参、山药、怀牛膝、大黄（后下）。（原方无剂量）

加减：气阴两虚者，见面色无华、少气乏力、口咽干燥、舌淡有齿痕、脉沉细弱，加黄芪、太子参、麦冬；脾肾阳虚者，见面色㿠白、纳差便清、腰膝酸痛、夜尿频多清长，加肉桂、淫羊藿；肝肾阴虚者，见头晕耳鸣、目睛干涩、脉弦细，加女贞子、旱莲草、枸杞子；湿热较甚者，见口苦口黏、口中有尿味、小便灼热、舌苔黄腻，加车前草、卷柏、萆薢；浊邪上犯见恶心呕吐频作者，加藿香、紫苏梗、旋覆花、代赭石；水肿较甚者，加防己、泽泻、玉米须。

【适用病症】　慢性肾功能衰竭。

【用药方法】　每天 1 剂，水煎服。同时配合中药保留灌肠，采用解毒泄浊颗粒剂，主要功能解毒泄浊，主要药物：大黄、槐米、煅龙骨、煅牡蛎、土茯苓等。将颗粒剂用温开水化开，保持药液温度 37 ~ 39 ℃，高位保留灌肠 60 分钟以上，每天 1 次。根据病情的不同，相应予降血压，纠正水、电解质及酸碱平衡紊乱，抗感染，治疗并发症等。以 1 个月为 1 个疗程，连用 3 个疗程。

【临床疗效】　此方治疗慢性肾功能衰竭 43 例，显效（治疗后症状积分和较治疗前下降≥90%，血肌酐下降至正常或超过

20%以上）19 例，有效（治疗后症状积分和较治疗前下降 60% ~90%，血肌酐下降未超过 20%）17 例，稳定（治疗后症状积分和较治疗前下降 30% ~60%，血肌酐无增加或下降未超过 10%）3 例，无效（治疗后症状积分和较治疗前下降 <30%，血肌酐无好转，甚至加重）4 例。总有效率 90.7%。

【验方来源】 刘家生. 益肾调中泄浊法治疗慢性肾功能衰竭 43 例临床观察 [J]. 安徽中医临床杂志，2001，13（2）：100.

按：慢性肾功能衰竭病位在肾，与脾胃关系密切。平素过度劳累，或饮食不节，或外邪伤正，致脾肾亏虚，脾虚运化水湿不利，肾虚膀胱气化不利，则湿浊内停，湿浊弥漫中焦，清阳不升，浊阴不降，从而变生消化系统各种表现。湿浊可寒化，亦可热化，弥散三焦，导致变证及坏证丛生，严重者危及生命，因此，调中补肾、祛湿泄浊是治疗的关键。方中炒白术、姜半夏、陈皮、茯苓具有调中补脾祛湿之功；怀牛膝、菟丝子、山药具有补肾、强腰膝的效果；大黄、薏苡仁、益母草、丹参可解毒泄浊，除湿通络。诸药合用，通补兼施，正邪兼顾，明显改善或消除了临床症状，尤其是消化系统症状如恶心呕吐、纳差、腹胀、乏力等，延缓了肾功能衰竭的发展。

缓衰方

【药物组成】 黄芪、太子参、茯苓、泽泻、车前草各 15 g，当归、川芎、赤芍、白芍、益母草各 12 g，黄芩、焦大黄各 9 g。

加减：若腹胀、纳呆、恶心者，加藿香梗、紫苏梗、法半夏、陈皮各 9 g；呕吐明显者，加旋覆花 9 g，代赭石 12 g；肢麻身痒者，加鸡血藤 15 g，地肤子 12 g；贫血者，加重当归至 18 g，阿胶珠 15 g；腰酸膝软者，加桑寄生、牛膝各 12 g；咳嗽、咳吐黄痰者，加鱼腥草 18 g，桔梗 9 g；发热、咽痛者，加金银花 12 g，蒲公英 15 g；尿少、浮肿明显者，加大腹皮 20 g，车前草 16 g；心悸气短者，加麦冬 15 g，五味子 9 g；腹胀便秘者，加全瓜蒌 15 g，火麻仁 12 g；抽搐者，加煅龙骨、煅牡蛎各 12 g。

【适用病症】　慢性肾功能衰竭。

【用药方法】　每天 1 剂，水煎 2 次，分早、晚服。2 个月为 1 个疗程。同时配合中药灌肠。基本方：大黄、牡蛎、蒲公英各 30 g。伴血虚及血瘀者，加当归 15 g，丹参 30 g。取水煎液 150 mL，每晚保留灌肠，每次不少于 40 分钟，2 个月为 1 个疗程。伴有高血压、贫血、感染、脱水、酸中毒等症状者，应予对症处理。同时给予低盐、优质低蛋白、低磷、低脂、高热量饮食，合并高血钾者给予低钾饮食。

【临床疗效】　此方治疗慢性肾功能衰竭 38 例，显效（治疗后自觉症状消失，血肌酐较治疗前下降 30μmol/L）21 例，有效（治疗后自觉症状基本消失，血肌酐较治疗前下降 <30μmol/L）9 例，稳定（治疗后症状减轻，肾功能检查无变化）5 例，无效（经治疗后症状加重，肾功能检查较前恶化）3 例。总有效率 92.1%。

【验方来源】　王丽，占永力，周静媛，等. 缓衰方加中药灌肠治疗慢性肾功能衰竭 38 例小结［J］. 湖南中医杂志，2001，17（2）：19.

按：慢性肾功能衰竭的病理机制多因实致虚，或因虚致实，虚实夹杂。虚者，多为脾肾两虚；实者，可见六淫之邪羁留不去，或内生水湿、湿浊、湿热、痰浊、瘀血，其临床表现复杂多样，或以本虚为主，或以标实为先，或本虚标实。在慢性肾功能衰竭的进程中，正虚邪实往往贯穿病程的始终。根据慢性肾功能衰竭正虚邪实的病机特点，以益气降浊、活血利湿之缓衰方内服，配合中药灌肠治疗，使其补虚而不助实，驱邪而不伤正。方中黄芪、太子参健脾益气兼以养阴；茯苓、泽泻、车前草利水渗湿；当归、川芎、赤芍、白芍、益母草活血化瘀，养血和血；益母草兼能利水解毒；焦大黄通腑降浊；黄芩清热利湿，清中上焦湿热；车前草清下焦湿热。诸药合用，脏气得充，腑气得通，三焦通利，气血调和。而中药灌肠可使峻药缓图，解毒通腑。现代医学研究表明：黄芪有减少蛋白尿，改善肾功能的作用，是一种免疫调节剂；大黄可改善氮质血症，抑制残余肾组织代偿性肥大，降低残余肾的高代谢状态，并可以纠正脂代谢紊乱。慢性肾功能衰竭大多存在血液流变学异常、肾脏血流动力学改变及肾脏微循环障碍，应用养血活血中药如当归、白芍等，既可降低血黏度，提高肾小球滤过率，同时还能降低血脂，减少蛋白尿，从而延缓了慢性肾功能衰竭的病程进展。

参芪土茯苓汤

【药物组成】　党参、黄芪、土茯苓、忍冬藤各 30 g，沙参、麦冬、旱莲草、厚朴、川牛膝、丹参各 15 g，法半夏 12 g，酒大黄 10 g。

加减：水肿者，加猪苓、冬瓜皮、防己；恶心呕吐明显者，加淡竹茹、陈皮、代赭石；血压高头晕目眩者，加牡蛎、石决明；手足抽搐、虚风内动者，加炙龟板、炙鳖甲；合并顽固性泌尿系统感染者，加全蝎、土贝母、马勃。

【适用病症】　慢性肾功能衰竭。

【用药方法】　每天 1 剂，水煎服。3 个月为 1 个疗程，治疗期间嘱低蛋白饮食，西药可行对症处理。

【临床疗效】　此方治疗慢性肾功能衰竭 24 例，显效（症状基本缓解，血尿素氮、血肌酐恢复正常或分别下降至

5.5mmol/L、133μmol/L 以下）10 例，有效（症状有改善，血尿素氮下降值未达 5.5mmol/L 或无显著变化，血肌酐下降未达 133μmol/L）10 例，无效（症状无改善或发展，血尿素氮、血肌酐上升）4 例。总有效率 83.3%。

【验方来源】 檀金川．益气养阴活血化瘀解毒法治疗慢性肾功能衰竭 24 例［J］．陕西中医，1993，14（4）：154.

按：慢性肾功能衰竭为本虚标实之证，本虚以往多从脾肾阳虚立论，治疗以温补脾肾为主。近年来，在临床上观察到的许多病例多数为气阴两虚证，临床除见到正气虚衰之外，还可以见到肾络瘀阻、湿毒内生、外邪反复侵袭的特点。针对这一病机，采用益气养阴、活血化瘀解毒之法。方中以黄芪、沙参、旱莲草等益气生津养阴；丹参、川牛膝活血化瘀；厚朴、酒大黄等通腑泄浊解毒。诸药配合，有益气养阴、活血化瘀解毒之效。临床实践证明，益气养阴、活血化瘀、通腑解毒有提高机体免疫力、扩张肾血管、改善肾小球内的高凝状态和排除毒素的作用，而且有显著降低血肌酐、血尿素氮、提高尿渗透压来改善贫血状态，调整钙磷代谢，增加蛋白合成，从而促进肾功能恢复的作用。

健运脾胃方

【药物组成】 黄芪、太子参、土茯苓、薏苡仁、六月雪、乌贼骨、大黄。(原方无剂量)

加减：恶心者，加黄连、紫苏叶，或先投黄连温胆汤；皮肤瘙痒者，加白鲜皮；便溏者，去大黄，加黄连；浮肿者，加楮实子；血压高者，加牛膝、槐花；血虚者，加当归；下元虚惫之证候明显者，选加淫羊藿、巴戟天、女贞子、旱莲草、枸杞子；夹瘀者，加桃仁。

【适用病症】 慢性肾功能衰竭。

【用药方法】 每天1剂，水煎服。疗程中给予低蛋白饮食，必要时对症处理，如西药降压、抗感染等。

【临床疗效】 此方治疗慢性肾功能衰竭18例，显效（症状明显减轻或消失，血肌酐恢复正常或下降88.4μmol/L以上）10例，有效（症状明显减轻，血肌酐虽有下降，但未达上述标准）6例，无效（症状及血肌酐无变化）2例。

【病案举例】 张某，男，62岁。患者因腰酸2年、足肿半年、加重1个月住某院。血生化检查：血尿素氮32.41 mmol/L，血肌酐33.3 μmol/L。B超：双肾萎缩。诊断为慢性肾小球肾炎、尿毒症。诊见：头晕、乏力，面色萎黄，睑浮足肿，皮肤瘙痒，腰酸，夜尿多，纳差，恶心，大便干，舌嫩红、苔薄腻，脉细弦，血压24/14 kPa，神清，贫血貌，心肺（－），肝脾（－），腹平软，两肾区轻叩痛，两足及胫部凹陷性肿。辨证属脾胃不和，升降失司，湿浊内蕴。治法益气健脾，泄浊降逆。以基本方加黄连、紫苏叶、牛膝、白鲜皮、楮实子。治疗2个月，头晕、肤痒、恶心、浮肿消退，纳增，复查血尿素氮、血肌酐接近正常，病情明显好转。

【验方来源】 蓝华生，沈新民. 健运脾胃为主治疗慢性肾功能衰竭［J］. 江苏中医，1994，15（3）：15.

按：慢性肾功能衰竭是各种肾脏病的最终结局。其本虚标实、寒热错杂的病机，因有虚虚实实之虑，每使医者攻补两难。根据“人以胃气为本”“有胃气则生”“得谷者昌”的理论，以健运脾胃、调整升降之机的大法治疗慢性肾功能衰竭，取得了改善症状，改善肾功能，减少感染，提高生存质量，相对延缓病情进展的疗效。研究证明：中医的脾与人体的水钠代谢、蛋白质代谢及肝糖原的合成有密切关系。慢性肾功能衰竭患者通过健运脾胃、调整升降之机后，一方面可改善机体的糖代谢紊乱，增加热量，使组织能量供应好转，减少蛋白质的分解，相对增加其合成，使机体趋向于氮平衡。另一方面健脾方药有调节免疫、改善体质、提高机体抗病能力的作用，这对防御诱使慢性肾功能衰竭病情恶化的因素之一——感染，具有临床意义。因此用健运脾胃法治疗慢性肾功能衰竭，对保护残余肾功能，延缓病情进展（尤其对尿毒症前期）有较好的效果。

肾 衰 灵

【药物组成】 黄芪、山药、芡实、益母草、白茅根各30 g，桑白皮、丹参、地肤子、大黄、怀牛膝各15 g，柴胡10 g，甘草6 g。

加减：恶心、呕吐者，加半夏12 g，陈皮10 g；浮肿者，加椒目、车前子各15 g；感染发热者，加金银花12 g，蒲公英15 g；高血压者，加夏枯草15 g。

【适用病症】 慢性肾功能衰竭。

【用药方法】 每天1剂，水煎300 mL，分早、晚服。治疗1个月为1个疗程，同时配合西医对症处理。

【临床疗效】 此方治疗慢性肾功能衰竭28例，显效（临床症状显著减轻或消失，血肌酐下降≥30%）8例，有效（临床症状减轻或消失，血肌酐下降≥20%）17例，无效（临床症状、血尿素氮和血肌酐较治疗前未见好转）3例。总有效率89. 3%。

【验方来源】 姚绍琴. 中西医结合治疗慢性肾功能衰竭28例［J］. 广西中医药，2000，23（2）：9.

按：慢性肾功能衰竭的形成，存在着“虚、浊、瘀、毒”四大病理机制，其中肺、脾、肾三脏虚损是正虚的关键，也是导致邪气壅盛的基础。肾之泄浊，脾之运化，肺之通调功能障碍，导致水湿停积、湿浊水毒瘀血潴留为患，为本虚标实之证，因而在活血泄浊解毒的基础上加健脾益肺补肾，常收到良好的治疗效果。肾衰灵方中黄芪、山药为健脾之要药；芡实入脾肾二经，有补脾益肾之功；桑白皮清肺利水；丹参、益母草活血化瘀利水，改善肾脏血液循环；白茅根补益肺脾，凉血清热利尿，缓解肾小球血管痉挛；地肤子祛风利水，清热泄浊，降尿酸尤著；柴胡升清降浊，有促进蛋白质合成作用；大黄通腑泄浊，清热解毒，活血化瘀；甘草调和诸药。诸药合用，起到活血泄浊解毒、健脾益肺补肾之作用。近年药理研究表明：黄芪等益气药能提高机体免疫功能，丹参等活血化瘀药有改善免疫功能作用，能扩张肾血管，纠正高凝状态，改善微循环，增加肾血流量，提高肾小球滤过率，从而改善肾功能。大黄能促进尿素和血肌酐排出体外而起到透析作用，在治疗尿毒症中成为必不可少的要药。在中药治疗的基础上加用西药治疗原发病，纠正可逆因素等，可取得较好的临床疗效。

益肾泄浊汤

【药物组成】　黄芪、丹参各 15 ~ 30 g，淫羊藿 15 ~ 20 g，党参、何首乌各 10 ~ 15 g，女贞子、当归、枸杞子各 15 g，大黄 6 ~ 30 g。

加减：湿浊犯胃，恶心呕吐者，加竹茹、法半夏各 10 g，黄连 6 g；浮肿者，加车前子 20 g，猪苓、茯苓 15 g；兼外感者，加荆芥 10 g，金银花、板蓝根各 15 g。

【适用病症】　慢性肾功能衰竭。

【用药方法】　水煎 2 次，分早、晚服，每天 1 剂，每次 150 ~ 200 mL，同时配合外用中药散剂脐疗。处方：大黄 250 g，熟附子 50 g，牡蛎、蒲公英各 150 g，冰片 10 g。上药共研细末，过 120 目筛，干燥备用。用时以凡士林调敷神阙穴，隔天换药 1 次，3 个月为 1 个疗程，同时采用低盐、低脂、少量优质蛋白饮食及中西药对症治疗等。

【临床疗效】 此方治疗慢性肾功能衰竭 28 例，显效（症状减轻或消失，内生肌酐清除率增加 > 30%，血肌酐降低 > 30%）4 例，有效（症状减轻或消失，内生肌酐清除率增加 > 20%，血肌酐降低 > 20%）19 例，无效（不符合显效和有效的标准，治疗后自觉症状和体征未减轻或加重，血尿素氮、血肌酐无明显改善或较治疗前升高）5 例。总有效率 82.1%。

【验方来源】 周静，王文鸽. 综合治疗慢性肾功能衰竭 28 例［J］. 河北中医，2000，22（8）：596.

按：益肾泄浊汤中黄芪益气健脾，保护肾功能；大黄通腑泄浊，明显延缓肾功能衰竭的进展；何首乌益肾填精，解毒通便，有较好调节脂质代谢和提高血中超氧化物歧化酶（SOD）含量作用；女贞子补肾养血，有较强免疫调节作用；丹参、当归活血化瘀，增加血流量，改善肾功能；枸杞子、淫羊藿益肾精，壮肾阳；党参健脾益气。诸药合用具有扶正祛邪、健脾益肾、活血化瘀、通腑泄浊的作用，切中慢性肾功能衰竭脾肾气虚为本、湿浊瘀血为标的病机。本组病例观察表明，使用益肾泄浊汤口服和中药脐疗法后，临床症状明显改善，且无明显不良反应。治疗结果还显示此综合疗法能明显降低血肌酐，提高内生肌酐清除率水平，总有效率 82.1%，并提示贫血状态和营养状态得到改善，有很好的治疗和延缓肾功能衰竭发展的作用。

大黄牡蛎煎

【药物组成】 大黄 15 g，煅牡蛎、六月雪、葎草、土茯苓、丹参、槐米各 30 g。

【适用病症】 慢性肾功能衰竭。

【用药方法】 每天 1 剂，水煎，取煎液 150 mL，过滤去渣，冷却至37 ℃左右，保留灌肠。灌肠后抬高臀部，保留灌肠时间1～2 h，每天灌肠1次，以每天保持排便在2～3次为宜。治疗5周为1个疗程。间歇1周后，可继续下1个疗程。

【临床疗效】　此方治疗慢性肾功能衰竭22例，显效（临床症状、体征、实验室检查均明显好转，血尿素氮、血肌酐下降至正常范围内）3例，好转（临床症状、体征、实验室检查有一定改善，血尿素氮下降30%以上、血肌酐下降10%以上）14例，无效（临床症状、体征、实验室检查无改善甚至恶化）5例。总有效率77.3%。

【病案举例】　张某，男，72岁。有慢性肾炎史，反复腰酸、恶心5年，每因劳累而诱发。曾用腹部透析及口服中药等治疗，血尿素氮10～16mmol/L，血肌酐220～280μmol/L。患者1个月前因前列腺手术后，出现腰酸、乏力加剧，伴恶心呕吐，呕吐物多为痰涎及胃内容物。诊见：面色苍白，纳呆，大便成形，日行1次，舌质淡、苔白腻，脉沉细，血压24/14 kPa。检查：血红蛋白80 g/L，血肌酐550 μmol/L，血尿素氮25.1 mmol/L，血尿酸409 mmol/L。尿常规检查：蛋白（++），红细胞（+），潜血（++）。B超示：双肾慢性弥漫性损害。动态心电图：窦性心律，偶发室早，频发房早，有时呈三联律。西医诊断：慢性肾功能衰竭（肾功能衰竭期）。证属脾肾气虚，湿毒内盛。治拟解毒活血，化湿利尿。除西医常规对症治疗外，采用大黄牡蛎煎保留灌肠治疗。处方：大黄15 g，煅牡蛎、六月雪、葎草、土茯苓、丹参、槐米各30 g，炒黄连10 g。每天1剂。水煎保留灌肠，每天1次。治疗5周后，腰酸、乏力、恶心、呕吐等症状消失，血压正常，尿常规检查正常，复查肾功能好转；血生化检查：血肌酐117μmol/L，血尿素氮8.2mmol/L。患者临床治愈而出院。

【验方来源】　周男华. 大黄牡蛎煎保留灌肠治疗慢性肾功

能衰竭22例［J］. 浙江中医杂志，2000（5）：196.

按：慢性肾功能衰竭是泌尿系统疾病的晚期重症，治疗颇为棘手。采用大黄牡蛎煎保留灌肠，能泻除尿毒，降低血肌酐和血尿素氮，临床疗效较好。

黄芪益母草首乌汤

【药物组成】　黄芪、益母草、何首乌各30 g，地龙、僵蚕、茯苓各20 g，川芎15 g，全蝎5 g，酒大黄10 g。

加减：气虚者，加太子参30 g；气阴两虚者，加西洋参6 g；肾阳虚者，加菟丝子20 g；气滞血瘀者，加丹参20 g，泽兰15 g；湿热毒内蕴者，加黄柏、黄芩各15 g；蛋白尿明显者，加芡实、焦山楂各15 g，金樱子30 g。

【适用病症】　慢性肾功能衰竭。

【用药方法】　每天1剂，水煎2次，分早、午、晚服，同时配合中药灌肠：黄芪40 g，益母草、肉苁蓉、丹参各30 g，蒲公英20 g，大黄10 g。上药加水浓煎至50 mL，高臀位保留灌肠，保留30分钟，每天1次，以保持患者每天大便3～4次。1个月为1个疗程。必要时配合营养疗法和西医对症治疗。

【临床疗效】　此方治疗慢性肾功能衰竭45例，显效（临床症状基本消失，血尿素氮恢复正常或下降5.4 mmol/L，血肌酐下降131 μmol/L）20例，有效（症状减轻，血尿素氮、肌酐下降未达上述指标或无变化）14例，无效（症状无改善，血尿素氮、肌酐无变化或增高）11例。总有效率75.6%。

【验方来源】　卓加玉. 中西医结合治疗慢性肾功能衰竭45例［J］. 四川中医，2000，18（6）：22.

按：慢性肾功能衰竭是发生在各种慢性肾实质疾病后期的一种临床综合征，以肾功能持久性减退，代谢产物潴留，水电解质、酸碱平衡失调为主要表现，属中医学“癃闭”“关格”“虚劳”等范畴。正虚邪实贯穿于慢性肾功能衰竭的始终。病位在肝、脾、肾、三焦，四大病机为虚、瘀、湿、逆（浊阴上逆、肝阳上亢），脾肾虚弱是其病机关键，治疗关键是早期治疗，减缓或停止肾功能的进行性减退，扶正祛邪是其治疗大法。口服中药中的黄芪、茯苓补气、利尿消肿，可促进蛋白质合成，减少蛋白质分解，从而降低非蛋白氮的含量；益母草、川芎、何首乌、酒大黄活血化瘀、解毒泄浊，可改善肾脏微循环；地龙、僵蚕、全蝎不仅搜剔逐邪、通经活络，有利于尿蛋白的消除，而且还能平肝熄风止痉，对肾性高血压有良好的治疗作用。研究证实，中药灌肠液中的大黄有改善氮质代谢、抑制肾脏代偿性肥大和高代谢状态，抑制肾脏固有细胞的异常增生、纠正脂质代谢紊乱、清除自由基等作用。而且，中药灌肠液可直接作用于结肠，通腑降浊，加强血中毒素从肠道直接排出。结合营养疗法及对症治疗，无明显毒副作用，疗效满意。

温阳降浊汤

【药物组成】　炮附子、干姜、人参、姜半夏、黄连、大黄、紫苏叶、牡蛎、杜仲炭。(原方无剂量)

加减：偏肾阳虚者，重用炮附子；偏脾阳虚者，重用人参、干姜；恶心呕吐者，加重姜半夏、紫苏叶、黄连用量，可加竹茹、藿香、佩兰；血压明显升高者，加炙龟板、炙鳖甲、夏枯草、菊花；浮肿明显者，加茯苓、泽泻、车前子；血糖高者，加苍术；蛋白尿明显者，加莲须、芡实、蝉蜕；贫血明显者，加炙龟板、鹿角胶、黄芪；瘀血阻络明显者，加益母草、丹参、琥珀粉；腹水明显者，加枳实、厚朴、牵牛子。

【适用病症】　慢性肾功能衰竭。

【用药方法】 每天 1 剂，水煎 3 次，每次取煎液 100 mL，混合，分早、晚服。服药期间每周复查尿常规，每 2 周复查肾功能。

【临床疗效】 此方治疗慢性肾功能衰竭 23 例，显效（经治疗后自觉症状消失，血肌酐较治疗前下降 30μmol/L 以上）4 例，有效（经治疗后自觉症状基本消失，血肌酐较治疗前下降不到 30μmol/L）9 例，稳定（经治疗后，症状减轻，肾功能治疗前后无变化）8 例，无效（经治疗后症状加重，肾功能较治疗前变坏）2 例。

【病案举例】 张某，女，74 岁。患慢性肾小球肾炎 7 年，双下肢浮肿反复发作，每次发作均用抗炎、利尿药物。近 2 年发现肾功能改变，曾服用多种中西药物而肾功能损伤未能有效控制。诊见：腰酸痛，乏力，双下肢高度浮肿，纳呆，偶有恶心呕吐，小便短赤，大便秘结，舌淡，苔白滑，脉沉弱。血压 15.0/8.0 kPa。住院后检查：血肌酐 528 μmol/L，血尿素氮 21.48 mmol/L，尿蛋白（++），颗粒管型 2~3 个，血红蛋白 90 g/L，血清 K^+ 2.9 mmol/L，Ca^{2+} 2.0 mmol/L，二氧化碳结合力 18 mmol/L。B 超示：双肾弥漫性改变，腹腔积液，胸腔少量积液。因患者住院前反复服用呋塞米片，此次住院高度浮肿，静脉推注呋塞米 100 mg 后，24 小时仅排尿 360 mL。患者要求用中药治疗，先以温阳降浊、峻下逐水为法。处方：炮附子、枳实、黄连各 20 g，干姜、人参、姜半夏、大黄（后下）、厚朴、牵牛子各 15 g，紫苏叶、生牡蛎、莱菔子各 30 g。2 剂，每天 1 剂。服药 2 天内共排尿 2 100 mL，排大便 8 次，腹水渐消，下肢仍肿。继以温阳降浊为法，药用炮附子、杜仲、紫苏叶、茯苓各 20 g，大黄（后下）、干姜各 10 g，人参、黄连各 15 g，牡蛎、益母草各 30 g。每天 1 剂。服药期间，患者尿量日渐增多。7 天后，每天排尿已达1 600 mL，炮附子减至 15 g，大黄减至 10 g，余药不变，继续服用。30 天后，患者已无浮肿，行动自如，饮食及二便如常，自觉除偶有腰部不适外，无其他症状，舌淡，苔白微腻，脉弦滑。血压 21.0/11.5 kPa。复查：血肌酐 156 μmol/L，血尿素氮 10.8 mmol/L，尿蛋白（±）。B 超未探及胸、腹腔积液。病获显效，出院巩固治疗。

【验方来源】 杨成，杨集群，王旭东. 温阳降浊法治疗慢性肾功能衰竭 23 例［J］. 吉林中医药，2000，20（5）：22.

按：慢性肾功能衰竭基本病机在于脾肾两虚，湿浊潴留，脾肾阳虚是本病的主要病机。脾胃乃后天之本，气机升降之枢纽。而尿毒症患者多有不思饮食、心下痞满、泛恶欲呕、便秘等脾胃虚弱、气机逆乱、浊邪上逆之症。临床上，消化系统症状的轻重与血尿素氮的高低及病情轻重呈正相关，同时，水湿之邪内留易困脾胃，影响其运化。升清降浊失司，每致血浆蛋白、血红蛋白减少。由于湿浊为阴邪，阻遏脾肾之阳，影响脾胃水湿代谢，故以温阳降浊汤治疗本病。

益气降浊汤

【药物组成】 黄芪、枸杞子、女贞子各 20 g，黄连 5 g，六月雪、龙骨、牡蛎、槐花、绿豆衣、丹参、紫苏梗各 30 g，熟附子、干姜、生晒参（另煎服）各 10 g。

加减：浮肿尿少者，加泽泻、车前子、防己、茯苓皮；全身瘙痒者，加地肤子、苦参、白鲜皮；呕吐者，加竹茹、法半夏。

【适用病症】 慢性肾功能衰竭。

【用药方法】 每天 1 剂，水煎服。同时用保留灌肠方保留灌肠。处方：六月雪、槐米、牡蛎各 30 g，大黄 6 g。上药水浓煎 200 mL，保留灌肠，隔天进行 2 次以上。根据病情分别使用利尿剂，纠正酸碱平衡及予以输血等辅助治疗。1 个月为 1 个疗程，每个疗程间隔 10 天，连续治疗 6 个疗程。

【临床疗效】 此方治疗慢性肾功能衰竭 24 例，显效（临床症状减轻或消失，血肌酐下降 >30%）5 例，有效（临床症状减轻或消失，血肌酐下降 >20%）11 例，无效（不符合显效或有效判定条件）8 例。总有效率 66.7%。

【验方来源】 王效金. 自拟益气降浊汤合中药保留灌肠治疗慢性肾功能衰竭 24 例［J］. 安徽中医临床杂志，2000，12（4）：290.

按：正气虚、邪气实是本病主要病机，但湿浊内蕴、浊气不降是本病的主要矛盾，肺、脾、肾是水液代谢主要脏器，阳虚不能制阴，阴盛更能伤阳，造成浊阴相干，升清降浊失常的病理变化，故见小便不利、恶心呕吐、腹胀、形寒肢冷等症状。本虚标实，治当扶正与祛邪兼顾。本着祛邪而不伤正、扶正而不留邪的原则，方中取熟附子、干姜温阳救逆，以助肾脏气化之功；大黄、紫苏梗可以通腑泄浊止呕，使邪有出路；黄芪、生晒参益气扶正，以资气血生化之源；丹参活血化瘀，改善肾脏高凝状态，有研究表明，长期大剂量丹参治疗对肾炎间质纤维化病变有一定疗效。直肠透析也是中医治疗慢性肾功能衰竭有效措施，中药保留灌肠不但可以减少氮的代谢产物在肠道重吸收，而且也可改善消化道症状。大黄不仅具有明显的泻下作用，而且可以抑制肠道内尿素生成，抑制肾小球和系膜细胞增生，调节脂质代谢紊乱，改善微循环，利尿、消炎、抗菌，有助于延缓肾功能衰竭发展，故中药内服及保留灌肠对降低血中尿素氮及血肌酐有明显作用。早期得到及时治疗可以阻断某些可逆因素，保护残余肾单位，从而使肾功能在一定程度上得到改善和恢复，患者生活质量得到不同程度的提高。

益气泄浊汤

【药物组成】 太子参、旋覆花、灵芝各15 g，淫羊藿、白术各12 g，茯苓30 g，大黄、法半夏各9 g。

加减：兼湿浊阻滞者，加车前子（包煎）、薏苡仁各30 g，紫苏叶12 g；兼湿热壅滞者，加滑石15 g，黄连9 g；兼阴虚火旺者，加青蒿15 g，炙鳖甲12 g；兼血瘀证者，加丹参30 g，炮穿山甲（代）15 g。

【适用病症】 慢性肾功能衰竭。

【用药方法】 每天1剂，水煎2次，分早、晚服。以每天大便3～4次为度，酌情增减药量，1个月为1个疗程。脾肾极虚者予肾衰胶囊。

【临床疗效】 此方治疗慢性肾功能衰竭60例，显效（症状减轻或消失，血肌酐降低>30%）8例（其中兼湿浊阻滞者5例，兼湿热壅滞者2例，兼阴虚火旺者1例），有效（症状减轻或消失，血肌酐降低>20%）37例（其中兼湿浊阻滞者17例，兼湿热壅滞者8例，兼阴虚火旺者10例，兼血瘀证者2例），无效（未达有效条件者）15例（其中兼湿浊阻滞者3例，兼湿热壅滞者4例，兼阴虚火旺者6例，兼血瘀证者2例）。总有效率75%。

【验方来源】 王世荣，李聚林．益气泄浊法治疗慢性肾功能衰竭60例［J］．山西中医，2000，16（2）：18.

按：慢性肾功能衰竭的病机是脏腑虚损，浊毒壅滞，气机升降失常。方中太子参、白术、茯苓益气健脾；灵芝、淫羊藿补肾壮元，振奋先天、后天之气，扶正以祛邪；大黄清热解毒，活血化瘀，泄浊排毒；法半夏、旋覆花降逆止呕。诸药合用，共奏健脾补肾、解毒泄浊之功。现代药理研究证明：太子参、白术能改善造血功能；白术、茯苓、淫羊藿、灵芝可增强免疫功能；大黄抑制肾小管上皮细胞的肥大和增生，降低细胞高代谢和肾小管高滤过状态，并能抑制肾脏代偿性肥大，减轻肾小球硬化，延缓慢性肾功能衰竭进程。配以兼证治疗，对脾肾两虚湿浊阻滞及湿热浊毒壅滞者疗效较佳。

肾衰排毒汤

【药物组成】 人参、川芎、枸杞子、黑牵牛子、白牵牛子各10 g，白术、茯苓各12 g，黄芪、熟地黄各30 g，丹参15 g，山药20 g，大黄6～20 g。

加减：水肿明显者，加大腹皮；恶心呕吐者，加乌梅、陈皮；尿少者，加车前子、淫羊藿；血压高者，加黄芩、酸枣仁。大黄一般从小剂量开始，逐渐加大剂量，以保持大便通畅，一般每天2～3次为佳。忌用肾毒性药物，如泽泻、防己、木通、白头翁等。

【适用病症】 慢性肾功能衰竭。

【用药方法】 每天1剂，水煎服。

【临床疗效】 此方治疗慢性肾功能衰竭40例，临床痊愈（临床症状及体征消失，血尿素氮、血肌酐恢复正常）3例，基本治愈（已无明显临床症状，血尿素氮＜9mmol/L，血肌酐复常）12例，显著好转（有轻微的临床症状及体征，血尿素氮下降3.57mmol/L，血肌酐降低＞10%）20例，无效（症状无明显改善，血尿素氮、血肌酐无明显变化者）5例。

【验方来源】 陈宝坤，刘艳芳，张新菊．肾衰泄毒汤治疗慢性肾功能衰竭40例［J］．湖北中医杂志，2000，22（7）：23.

按：《黄帝内经》曰："出入废则神机化灭，升降息则气立孤危。"慢性肾功能衰竭患者内伤于脾，水湿浊邪内聚或肾阴亏耗，浊邪湿毒内生。病机为脏器衰败，湿浊邪毒淤滞。治以泄浊解毒、补肾祛瘀。肾衰排毒汤具有化浊解毒、活血化瘀、利水通尿、健脾补肾之功。方中人参、熟地黄、黄芪补气养血；丹参、川芎活血补血；白术、茯苓健脾利水；枸杞子补肾，山药补脾；大黄有攻积导滞、泻火凉血、行瘀通经之功，且有通利水谷、安和五脏的功能。现代医学研究表明，大黄可使肠道吸收的氨基氮减少，使血中所含氨基酸浓度提高，并抑制人体蛋白的分解，使肝肾组织合成尿素减少。此外，大黄还可增快毒物排泄，清除氧自由基，减少毒物对肾功能的损害。丹参除有保护肾功能的作用外，还具有改善慢性肾功能衰竭患者的高凝状态和调节脂质代谢紊乱的作用；黄芪能降低血尿素氮和增强免疫调节功能，促进干扰素的生成；川芎可改善肾脏微循环，增加肾小球滤过率，提高肾的灌注量。

清　氮　汤

【药物组成】　大黄 10 ~ 30 g，蒲公英、牡蛎、丹参各 30 g，熟附子 15 g。

【适用病症】　慢性肾功能衰竭。

【用药方法】　上药水煎 2 次，浓缩至 150 mL，待温度降至 37 ~ 40 ℃ 时，行保留灌肠。每天灌肠 1 次，病重者每天 2 次，以患者每天保持大便 2 ~ 3 次为宜，7 天为 1 个疗程，疗程之间间隔 3 天。灌肠治疗期间，均给予高热量、优质低蛋白饮食，忌食豆制品。每天清晨测血压 1 次，血压高者酌情给予硝苯地平、卡托普利以降压；给予抗感染和纠正水电解质紊乱、酸中毒、贫血及心功能衰竭等对症治疗。灌肠宜在晚间睡眠前进行，灌肠前 10 ~ 20 分钟嘱患者排便，取左侧卧位，臀部抬高 10 ~ 15 cm，用 16 号导尿管代替肛管，插入深度为 18 ~ 20 cm。插管时可嘱患者做深呼吸，插入后稍停片刻，再缓慢灌注药液，其速度以患者无明显不适感为宜。保留时间一般要求 40～60 分钟为佳。

【临床疗效】 此方治疗慢性肾功能衰竭 54 例，显效（血尿素氮和血肌酐下降或内生肌酐清除率上升均 >30% 者）31 例，有效（血尿素氮和血肌酐下降或内生肌酐清除率上升 15%～30% 者）17 例，无效（血尿素氮和血肌酐下降或内生肌酐清除率上升均 <15% 者）6 例。总有效率 88.9%。

【验方来源】 许英. 清氮汤灌肠治疗慢性肾功能衰竭[J]. 山东中医杂志，2000，19（1）：19.

按：清氮汤是山东中医药大学附属医院肾病科的经验方，由大黄、蒲公英、牡蛎、熟附子、丹参组成。大黄具有泻下作用，能促进肠腔中氮质的排泄，同时还能抑制肾单位的进行性损害，延缓肾功能衰竭的发展速度，是治疗慢性肾功能衰竭的有效药物；蒲公英抗菌消炎，以阻断氮质代谢的肠－肝循环；牡蛎能镇惊安神、益阴潜阳，既能制约大黄泻下太过，又能增加灌肠液的渗透压，有利于周围组织向肠腔内分泌毒素；熟附子温阳散寒，对外周血管有扩张作用，能改善肠道血运，增加肾血流量，促进利尿；丹参活血，能增加肠壁和肾血流量，提高肠壁毛细血管的通透性。中药保留灌肠能促进血液及肠管周围组织向肠腔中分泌代谢产物，并排出体外，同时还能抑制肠腔内菌群的生长，减少肠腔内蛋白质的分解和肠源性氮质的吸收，从而减少了氮质潴留，减轻了肾单位的负担，缓解了临床症状，延缓了肾功能衰竭的进行性发展。现代医学对大肠的生理和肠道给药的吸收及输送过程已有较明确的认识。正常人大肠吸收液体能力为每天 4～6 L，在病理状态下仍然很强。中药灌肠时，因适当增加了肛管插入深度，这样既能使药液在单位时间内流入直肠的量减少，又能增加药物与肠壁的接触面积，从而使药液易于保留，肠内存留时间延长，增加了药物的吸收量。另外，因灌肠液的温度等于或稍高于直肠温度，这样，药液也可直接刺激肠黏膜，使肠道充血，毛细血管通透性增加，促使氮质分泌至肠腔，随泻下作用排出体外，同时药物又可通过肠黏膜被吸收。灌肠药被吸收后，在血液中的浓度和静脉注射相似，显效迅速。因此，中药保留灌肠不但有局部治疗作用，而且有整体治疗作用。

康 肾 汤

【药物组成】 熟附子、红参（另炖）、大黄（后下）各10 g，炙黄芪、蒲公英、丹参、鸡血藤、煅牡蛎（先煎）各30 g，金银花、六月雪、山茱萸各15 g，肉桂3 g（后下），砂仁（后下）、甘草各6 g。

【适用病症】 慢性肾功能衰竭。

【用药方法】 每天1剂，水煎2次，分早、晚服。1个月为1个疗程，共治2个疗程。根据病情对症处理，予优质低蛋白、低磷饮食，控制血压，纠正酸中毒及电解质紊乱，补充葡萄糖、维生素保证足够能量，控制感染，避免使用影响肾功能的药物。

【临床疗效】 此方治疗慢性肾功能衰竭68例，显效（自觉症状消失，肾功能提高一级）16例，有效（症状基本消失，肾功能提高不到一级）26例，稳定（症状减轻，肾功能无变化）11例，无效（症状与肾功能均无明显变化）9例，恶化（症状加重，肾功能恶化）6例。总有效率77.9%。

【验方来源】 陈友亮. 中西医结合治疗慢性肾功能衰竭68例［J］. 江苏中医，1999，20（11）：19.

按：慢性肾功能衰竭是由多种病因引起的肾脏功能进行性损害的疾病，除血液净化和肾移植外，尚无理想疗法。西药对症处理，疗效差且不稳定。慢性肾功能衰竭由慢性肾疾病迁延日久所致，病理机制以脾肾阴阳衰竭为本，湿毒瘀血内阻为标，寒热错杂，虚实并存，故以温补脾肾、通腑泄浊，佐以活血为立法基础。方中红参、黄芪补益元气、扶正达邪，熟附子、肉桂温补脾肾，合用山茱萸，即所谓“寓温肾于滋肾之中”，使阳气来复，化湿浊，助血行。大黄乃解毒通腑之要药，使邪从下泄。根据“久病入络”之说，配丹参、鸡血藤活血化瘀。现代药理分析证明，活血化瘀可降低血液黏度，改善肾血流量及微循环，促使体内病理过程逆转，从而达到修复的目的。全方攻补兼施，扶正为先，使祛邪而不伤正，补涩而不留寇，温清并用，温肾为主，始终贯穿活血通络。诸药相伍，切中病机，加之配合西药对症处理，标本同治，阴阳调和，故临床效果满意。

益肾解毒汤

【药物组成】　黄芪、丹参、鹿衔草、六月雪各 30 g，黄柏、生地黄、山茱萸各 10 g，山药 15 g，茯苓 12 g，大黄 6～10 g。

加减：偏阳虚者，加巴戟天、仙茅各 10 g，淫羊藿 20 g；偏阴虚者，加女贞子、炙鳖甲、天花粉各 10 g；湿热明显者，加连翘 15 g，泽泻 10 g，车前子 12 g，薏苡仁 30 g；蛋白尿长期不消者，黄芪加至 50 g，菟丝子 30 g；血尿明显者，加白茅根、仙鹤草各 30 g；血尿素氮、血肌酐明显升高者，另用大黄 20 g，牡蛎 30 g，煎汤保留灌肠；二氧化碳结合力低于 17.96 mmol/L 者，酌情使用碳酸氢钠，以纠正酸中毒。

【适用病症】　慢性肾功能衰竭。

【用药方法】　每天 1 剂，水煎服。

【临床疗效】　此方治疗慢性肾功能衰竭 30 例，近期（3 个月）显效（症状基本缓解，生化指标有改善）17 例，有效（症状改善，生化指标无改善）8 例，无效（症状无改善，生化指标无改善）5 例。总有效率为 83.3%。远期（3 年）显效 12 例，有效 8 例，无效 8 例，死亡 2 例。总有效率 66.7%。

【验方来源】 孙敏. 益肾解毒汤加减治疗慢性肾功能衰竭 30 例［J］. 福建中医药，1997，28（4）：7.

按：本病的病程缠绵，在辨证时应抓住本虚邪实、虚实夹杂之总纲。本虚者阴阳气血皆虚，邪实者水湿浊邪、瘀血内停或兼外感。益肾解毒汤既扶正，又祛邪。扶正，阴阳双补，气血兼顾，既顾脾，又顾肝肾；祛邪，清热化浊，活血化瘀，并根据患者本虚的侧重及邪实的偏颇进行加减。本病的病程长，必须坚持系统治疗，至少 3 个月以上，避免杂药乱投。

肾　毒　清

【药物组成】 积雪草、土茯苓、牡蛎各 30 g，黄芪、槐花、丹参各 20 g，紫苏、竹茹各 15 g，法半夏 12 g，大黄（后下）10 g，冬虫夏草（冲服）3 g。

加减：气虚者，加党参 20 g，重用黄芪 30 g；血虚者，加当归、何首乌各 15 g；气阴两虚者，加太子参 30 g或西洋参（另炖）10 g，生地黄 15 g；阳虚者，加熟附子 10 g，淫羊藿 15 g；肝肾阴虚者，加白芍 20 g，枸杞子 15 g，怀牛膝 18 g；兼水湿者，加泽泻、猪苓各 30 g；兼血瘀者，加益母草 30 g或三七粉（冲服）3 g；兼湿热者，加黄连 9 g，厚朴 15 g；夹热毒者，加虎杖、半边莲各 30 g；湿浊重者，加石菖蒲、佩兰各 10 g；有外感症状者，酌加祛风解表药。

【适用病症】 慢性肾功能衰竭。

【用药方法】 每天 1 剂，水煎 2 次，药液混合一起约 500 mL，分早、晚温服。同时配合复方大黄灌肠液灌肠，该方由大黄、槐花、积雪草组成。使用时将复方大黄灌肠液200 mL和100 mL温水混匀后作高位灌肠，保留30～60分钟，每天1次，一般治疗2个月为1个疗程。治疗期间，停止使用对肾功能有影响的其他药物。若伴有高度浮肿、严重感染、重度心功能衰竭、消化道出血等严重并发症时，可酌情短期使用利尿、强心、止血、抗感染等西药。

【临床疗效】　此方治疗慢性肾功能衰竭患者72例，显效（临床症状减轻或消失，肾功能正常或血肌酐下降超过20%）20例，有效（临床症状减轻或消失，血肌酐下降但未达到显效标准）38例，无效（临床症状无减轻或加重，血肌酐无变化或升高）14例。总有效率为80.6%。其中，肾功能不全患者26例，总有效率96.2%；肾功能衰竭期患者21例，总有效率76.2%；尿毒症终末期患者25例，总有效率68%。

【验方来源】　汤水福，钟华．肾毒清治疗慢性肾功能衰竭72例疗效观察［J］．新中医，1996（10）：21．

按：慢性肾功能衰竭的发病机制复杂多变，病程中常涉及脾、肾、心、肺、肝诸脏器，表现为虚实夹杂、寒热错杂，临证时颇感棘手。本病多以脾肾虚衰，气血不足为本；浊毒潴留，瘀血阻络为标。病变过程中又常夹湿、夹热、夹毒、夹风为病。因此，治疗上应根据不同的病机特点，注意邪正双方的变化而灵活掌握。然而，本病的成因多由于邪毒不清，长期侵蚀人体正气而致脾肾气血亏虚。脾虚不能升清降浊，影响化生气血；肾虚失却气化、固摄功能，以致精微物质不断流失而使正气益虚；水湿浊毒羁留体内，则进一步损伤正气而使正虚更甚。病邪不除，正虚难复。因此，以通腑泄浊为主，兼以健脾益肾，是贯穿慢性肾功能衰竭整个治疗过程的基本方法。方中选用黄芪健脾益气，冬虫夏草益肾固本；法半夏、土茯苓、竹茹和胃降逆；大黄、积雪草、槐花、牡蛎通腑泄浊；紫苏和胃解毒；丹参祛瘀生新。再以复方大黄灌肠液保留灌肠以加强泻下浊毒之力。经多年临床观察，本方确可使患者临床症状减轻或消失，降低血肌酐和尿素氮，使病情稳定或好转，取得了较好的疗效。本方能够明显改善患者的临床症状，尤其是消化道症状如恶心呕吐、纳呆腹胀、便秘等，效果特别明显。降低血尿素氮的效果也很好，但对降低血肌酐和改善贫血的疗效不够理想。

清 尿 毒 散

【药物组成】 党参、黄芪、白芍、川芎、何首乌各 15 g，制附子、大黄、甘草各 6 g。

【适用病症】 慢性肾功能衰竭。

【用药方法】 研末分包装，每包 20 g备用。每天 3 餐前及晚上睡前各用 1 包，开水冲服。配合饮食疗法，维持内环境稳定，必要时用抗生素、支持疗法，不用血净化疗法，共 8 周。

【临床疗效】 此方治疗慢性肾功能衰竭 45 例，经 8 周治疗后自觉症状较治疗前明显好转，血红蛋白均有不同程度上升，血尿素氮、血肌酐均明显下降。

【验方来源】 孙建功. 清尿毒散治疗慢性肾功能衰竭 45 例［J］. 浙江中医杂志，1997（2）：62.

按：清尿毒散治疗慢性肾功能衰竭早中期疗效满意。治疗组症状较对照组明显好转，症状好转主要是由于血尿素氮、血肌酐有明显下降，其次是与血红蛋白改善，贫血有所纠正有关。清尿毒散中，白芍、黄芪、党参、何首乌均为补血之品，故可提高血红蛋白，增加患者红细胞携氧能力，改善肾组织缺氧状态，促进红细胞生成素的分泌，纠正贫血，有利于肾功能恢复。清尿毒散用于慢性肾功能衰竭第二、三期疗效较好。

保肾降浊丸

【药物组成】 大黄、益母草、绞股蓝、半边莲各 30 g，冬虫夏草 15 g，水蛭 5 g。

【适用病症】 慢性肾功能衰竭。

【用药方法】 研末水泛为丸，每次 6 ~ 9 g，每天服 3 次；同时给予低蛋白饮食，口服磷结合剂、碳酸钙，以及利尿、降压、控制感染、纠正水电解质紊乱和酸碱平衡等对症处理。

【临床疗效】 此方治疗慢性肾功能衰竭 41 例，显效（症状明显改善，血肌酐降至正常或下降超过 88 μmol/L）12 例，有效（症状改善，血肌酐下降未超过 88 μmol/L）20 例，无效（病情无改善或恶化）9 例。总有效率 78. 1%。

【病案举例】 李某，男，43 岁。患慢性肾炎 10 余年，肾功能不全 1 年入院。诊见：面色苍白，头痛头晕，神疲乏力，纳差腹胀，口中尿味，舌淡边有齿痕，脉沉细。血压 25/13 kPa。血尿素氮 20. 83 mmol/L，血肌酐 485. 4 μmol/L，血红蛋白 78 g/L。B 超示：双肾稍缩小。诊断为慢性肾炎、尿毒症。给予保肾降浊丸每次 6 ~ 9 g，每天服 3 次，根据大便次数调整剂量（保持大便每天 2 ~ 3 次），同时对症处理。治疗 3 个月后，症状明显改善。复查血尿素氮 10. 14mmol/L，肌酐 257. 5μmol/L，血红蛋白 89g/L。出院后，继续服药，随访超过 1 年，病情稳定。

【验方来源】 张福生，吕立群. 保肾降浊法治疗慢性肾功能衰竭 41 例［J］. 陕西中医，1995，16（4）：157.

按：慢性肾功能衰竭的关键是脾肾虚衰，从而导致湿浊瘀毒潴留，而浊毒内停，又可使脾肾功能进一步受损。治疗上如单纯“保肾”，则浊毒不除，脾肾受损不止；如片面强调“降浊”，则必耗伤津液，反损脾肾功能。因此，总的治疗原则一是“保肾”，增强脾肾气化功能；二是“降浊”，促进有毒物质的排泄。保肾降浊丸的组方，无论是从中医还是西医角度，在延缓慢性肾功能衰竭方面都达到了高度统一。冬虫夏草为补肺肾名药，治疗慢性肾功能衰竭，能有效改善肾功能；大黄解毒降浊，抑制蛋白分解，降低肾小球性高血压，改善肾组织高凝状态和脂质代谢紊乱；水蛭、益母草活血化瘀，具有抑制血小板凝集，防止肾小球内凝血作用；绞股蓝为近年开发的中草药，含有多种人参皂苷，具有明显降血脂作用；半边莲清热解毒，能减轻肾间质炎症。诸药配伍，“保肾”而不留邪，“泄浊”而不伤正，从根本上去除加重肾功能衰竭的固有因素，延缓慢性肾功能衰竭的发展。

慢性肾衰汤

【药物组成】　黄芪、白花蛇舌草各 30 g，苍术、白术、藿香、法半夏各 15 g，大黄（后下）12 g，丹参、熟附子、蒲公英各 20 g，冬虫夏草（另煎和服）5 g。

加减：气虚甚者，加党参 30 g；气阴两虚者，加西洋参（另炖）、生地黄各 15 g；阳虚者，熟附子用至 30 g，肉桂（后下）6 g；肝肾阴虚者，加白芍、旱莲草各 20 g；肝阳上亢者，加地龙 20 g，羚羊角（先煎）30 g；水气凌心者，加葶苈子 20 g，桑白皮 15 g；浊邪上留心窍者，加安宫牛黄丸；湿热浊邪盛者，加黄连 9 g。

【适用病症】　慢性肾功能衰竭。

【用药方法】　每天 1 剂，水煎 2 次，分早、晚服。同时服肾衰宁胶囊，每次 4 ~6 粒，每天服 3 ~4 次。静脉给药分别选用如下中药针剂：如气虚者用高丽参注射液 10 mL，气阴两虚者用生脉注射液 10 mL，阳虚者用参附注射液 10 mL，血瘀者用复方丹参注射液 16 mL，热毒内盛者用清开灵注射液 20 mL。各药加入10%葡萄糖注射液250 mL中，静脉滴注，每天1次。复方大黄灌肠液灌肠：大黄、槐花、牡蛎各30 g，皂角刺15 g，草果20 g。水煎取液200 mL，高臀位保留灌肠，保留30～60分钟，每天1次。以上治疗以1个月为1个疗程。在治疗中若伴有高度水肿、严重感染、高度心力衰竭并发症时，可结合使用西药利尿、抗感染、强心治疗。

【临床疗效】　此方治疗慢性肾功能衰竭48例，显效（临床症状明显减轻，血尿素氮恢复正常或下降5.4mmol/L，血肌酐下降13.1μmol/L）24例，有效（症状改善，血尿素氮与血肌酐下降未达上述指标或无变化）13例，无效（症状无改善或发展，血尿素氮与血肌酐无变化或上升）11例。总有效率77.1%。

【验方来源】　陈文娟，吴奕强．慢性肾功能衰竭48例临床小结［J］．新中医，1999，31（7）：31.

按：从中医临床辨证看，慢性肾功能衰竭虽累及多个脏腑，但其主要病位不离脾肾，病邪始终不离湿、浊、热、毒。其病机变化，实为脾肾虚衰，气机升降乖乱，终成湿浊壅塞、热毒内蕴、气滞血瘀。由于脾肾衰败，一方面生化之源匮乏，同时又因饮食不化精微而致湿浊内停；另一方面因肾阳衰败，开合失司，尿少、尿闭而致尿毒潴留。因此，本病基本病理特征为本虚标实，虚实夹杂。“本”虚乃脾肾虚衰，“标”实为湿浊、热毒、血瘀。故用慢性肾衰汤及肾衰宁胶囊内服，以扶正祛邪，泄浊解毒，活血化瘀，共成标本同治之功。肾功能不全期常以倦怠、腹胀、纳呆、恶心、呕吐为主症，此时病位以脾为主，且湿浊热毒血瘀之病理产物对内环境尚未造成严重损害，故中药治疗多能奏效。若至肾功能衰竭期，则多以尿少尿闭、呕吐频作为主症，病位以肾为主，此时肾阳衰败，尿毒潴留，标急于本。若能用肾衰汤加减，以温阳降逆泄浊，使邪祛正安，亦能延其寿命。若至尿毒症终末期，多因体内正气衰败，内环境严重破坏，常因阳亡于外，阴竭于内，多难奏效。中医素有“大便动，小便自通”之经验，故临床大胆使用通下泄浊之药，既能使湿浊邪毒从肠道排出，以解脾肾受湿浊热毒扰攘之急，又可使气机升降通畅，复其生机。证之临床，大黄可担此重任，内服方及灌肠方中都选用，均未发现有虚其所虚之弊。重视给药之途径，亦是取效之关键。因本病为脾肾衰败，单凭内服中药，常因受吸收输布功能低下所限，虽药症相符，亦难期速效。故辨证使用中药制剂以静脉给药，对提高临床疗效极有裨益。

清利湿热汤

【药物组成】　制苍术、桑寄生、牛膝、枳壳、海金沙、威灵仙、石韦、金钱草各 15 g，六月雪、白花蛇舌草各 30 g，炒生地黄、牡丹皮、炒桃仁、焦山楂曲各 10 g，炮穿山甲（代）6 片。

加减：若浮肿者，加半边莲、半枝莲各 15 g；咽痛者，加荔枝草、七叶一枝花各 15 g；便溏者，加炮姜 5 g，煨木香 10 g。

【适用病症】　慢性肾功能衰竭伴大量蛋白尿。

【用药方法】　每天 1 剂，水煎 2 次，分早、午、晚 3 次服。治疗 3 个月为 1 个疗程。合并高血压者，加硝苯地平、卡托普利或贝那普利；酸中毒者，用碳酸氢钠；感染者，加抗生素。

【临床疗效】　此方治疗慢性肾功能衰竭伴大量蛋白尿 16 例，缓解（临床症状消失，尿蛋白持续阴性或 ±，肾功能恢复正常）1 例，显效（临床症状基本消失或改善，血尿素氮、血肌酐及蛋白尿较治疗前降低 50% 以上）4 例，有效（临床症状改善，血尿素氮、血肌酐及蛋白尿较治疗前降低 25% 以上）9 例，无效（以上各项指标均无变化或继续恶化）2 例。

【验方来源】　熊宁宁．清利湿热治疗慢性肾功能衰竭伴大量蛋白尿16例［J］．辽宁中医杂志，1998，25（11）：519.

按：影响慢性肾功能衰竭病程的因素有免疫性和非免疫性两种。慢性肾炎蛋白尿主要是由于免疫介导性肾损伤所致。在有效肾单位逐渐减少后，尿蛋白排出量可在某种程度上反映肾小球的硬化程度。此外，大量蛋白尿本身也是加剧肾功能恶化的一个重要因素。对慢性肾炎肾功能衰竭伴有大量蛋白尿的患者以补肾法治疗效果较差。肾炎大量蛋白尿提示肾小球存在免疫性炎症反应，中医辨证属湿热瘀毒久留体内，损害肾脏，导致肾功能衰竭。针对这一病理环节，治疗改用清利湿热法为主。方中炮穿山甲（代）、六月雪、石韦、金钱草、海金沙、半边莲、半枝莲清利湿热；制苍术、炮姜、煨木香、焦山楂曲运脾化湿；威灵仙祛风胜湿；白花蛇舌草、荔枝草、七叶一枝花解毒；炒生地黄、桑寄生、牛膝、枳壳、牡丹皮、炒桃仁益肾和络。此方可减少尿蛋白，疗效较为满意。

护肾方

【药物组成】　熟地黄、山药各20 g，杜仲、茯苓各15 g，仙茅、淫羊藿、萆薢、金钱草各12 g，鸡内金、山茱萸、水蛭、益母草各10 g。

加减：气血亏虚者，加黄芪、当归等；阳虚寒重者，加肉桂、熟附子、鹿角等；阴虚热重者，加旱莲草、女贞子、知母等；下焦湿热者，加黄柏、车前子、栀子等；便秘者，加大黄、火麻仁、枳实等；呕吐者，加旋覆花、代赭石等。

【适用病症】　老年慢性肾功能衰竭。

【用药方法】　每天1剂，水煎2次，分早、晚服。2个月为1个疗程。治疗1个疗程后评定疗效。

【临床疗效】　此方治疗老年慢性肾功能衰竭36例，显效

（代偿期血肌酐、血尿素氮降至正常，失代偿期血肌酐下降 >50μmol/L，血尿素氮下降 >5mmol/L，临床症状消失或明显改善）8 例，好转（血肌酐、血尿素氮稳定或有所下降，临床症状有所改善）21 例，无效（血肌酐、血尿素氮数值升高，临床症状加重）7 例。总有效率 80.5%。

【验方来源】　吴放．护肾方加味治疗老年慢性肾功能衰竭 36 例［J］．吉林中医药，2000，20（6）：25.

按：中医学认为，氮质血症应属“痰浊”“湿毒”等范畴。其形成主要与脾肾气衰，功能失调有关。护肾方中熟地黄、山茱萸、山药养血滋润，补肾健脾，具有增强体质、强心利尿、升高血细胞、降糖、降脂的作用；仙茅、淫羊藿、杜仲温补脾肾之阳，具有降压利尿、改善血液循环之功能；茯苓、萆薢分清泌浊，泻其浊毒，清除体内代谢产物；金钱草、鸡内金祛除血管及肾小球、肾小管内结石污垢；水蛭、益母草活血化瘀，降低血黏稠度。上药同用，补泻结合，终使肾功能衰竭得以缓解。护肾方健脾益肾、泄浊化瘀，是提高老年慢性肾功能衰竭疗效的一个有效方剂。

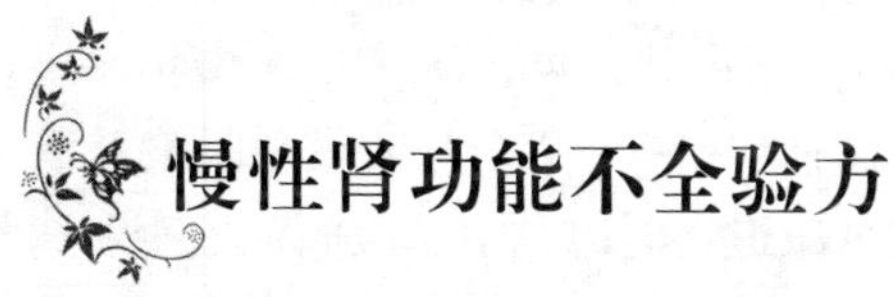

慢性肾功能不全验方

慢　肾　煎

【药物组成】　黄芪、丹参、鹿衔草各30 g，生地黄、山茱萸、川芎各10 g，山药、杜仲各15 g，茯苓12 g，白术20 g，大黄6～10 g。

加减：偏阳虚者，酌选巴戟天、淫羊藿、仙茅、补骨脂、肉桂、附子；偏阴虚者，酌选女贞子、炙鳖甲、牡丹皮、天花粉、沙参、麦冬、石斛、玉竹等；湿热明显者，酌选连翘、知母、黄柏、龙胆草、栀子、黄芩、金银花、薏苡仁；气虚明显者，酌选人参、党参、太子参、西洋参；湿盛者，酌选苍术、白术、扁豆、泽泻、陈皮；蛋白尿长期不消者，酌选黄精、金樱子、芡实、党参、菟丝子，黄芪用量增至50 g；血尿明显者，酌选白茅根、仙鹤草、地榆、白及、小蓟、藕节、牡丹皮；血尿素氮、血肌酐明显升高者，用大黄、地榆各20 g，槐花、牡蛎各30 g，煎液保留灌肠，10天为1个疗程。

【适用病症】　慢性肾功能不全。

【用药方法】　每天1剂，水煎服。

【临床疗效】　此方治疗慢性肾功能不全40例，临床治愈（临床症状消失，血肌酐、血尿素氮均恢复正常）6例，显效（临床症状改善明显或消失，血肌酐、血尿素氮明显下降，达50%以上）18例，有效（临床症状改善，血肌酐、血尿素氮下降20%以上）12例，无效（临床症状无改善或加重，血肌酐、尿素氮未降或升高）4 例。总有效率 90%。

【病案举例】　牟某，男，28 岁。于 1 年前出现乏力，当时未在意，亦未做任何治疗。2 个月前出现眼睑及双下肢浮肿，乏力较明显，食欲减退，时时欲呕，腹满闷，有时头晕、头胀，曾到县医院检查并住院治疗，给予降压、抗生素治疗，效果欠佳。诊见：眼睑及双下肢浮肿，周身乏力，纳少，腹胀，小便少，大便干，睡眠差，舌体胖大、色淡暗、苔白厚腻，脉沉虚弦。血尿素氮为 21. 3mmol/L，血肌酐 400. 5μmol/L。B 超示：双肾弥漫性病变。入院后据舌脉症表现，辨证为脾肾阳虚，湿热壅盛，拟行补脾益肾，通腑泻浊。处方：黄芪、丹参各 30 g，生地黄、山茱萸、川芎、大黄、连翘、栀子、藿香、厚朴、焦三仙各 10 g，山药、杜仲、白芷各 15 g，茯苓 12 g，白术 20 g。每天 1 剂，并给予大黄、地榆各 20 g，槐花、牡蛎各 30 g，水煎灌肠，每天 1 次。服药 20 剂后，临床症状明显改善，眼睑及双下肢无浮肿，力增，纳食可，小便量基本正常，大便自调。复查血尿素氮 9. 8mmol/L，血肌酐 102μmol/L。B 超示：双肾亦较入院时有所改善。

【验方来源】　李岩，李兆军，张丽芳. 慢肾煎治疗慢性肾功能不全 40 例［J］. 陕西中医，2001，22（4）：205.

按：慢性肾功能不全是多种慢性肾病长期不愈而导致的肾功能失代偿阶段的早、中期。本阶段病情较重且复杂，全身出现多种不适。其病责在肺、脾、肾三脏，而与脾肾关系尤为密切。肾主水，肾阳蒸化，生阴津而润五脏；肾病阳虚，气化无力，湿浊内蓄，瘀毒存留，故重则肢肿，轻则头晕、耳鸣。脾为后天之本，主运水谷而司升清；脾气虚惫则失其运化水湿、升清降浊的能力。此外，脾有统血的功能，脾虚失其统血之力，故脾虚重则出现恶心、腹胀、贫血，轻则可见纳呆、乏力。总之本病是脾肾两虚、阴阳失调为患，治疗应补脾益肾，通腑泄浊为法。慢肾煎的组方正是依此治则而定。方中黄芪、白术、山药益气健脾；杜仲、生地黄、山茱萸滋肾补肾；丹参、鹿衔草活血通脉，改善肾中微循环；大黄通腑以泄浊，从而起到降解血肌酐、血尿素氮的作用。以上药物补泻兼用，共同起到补脾益肾、通腑泻浊、活血解毒的作用。同时据证化裁损益，谨守病机，标本兼顾，药症契合，因此临床获得了良好的治疗效果，起到缓解病情、延长患者生命的作用。

黄芪丹参汤

【药物组成】　黄芪、丹参各 20 g，茯苓 15 g，炒白术、猪苓、桂枝、泽兰、泽泻各 10 g，熟附子 6 g，大黄 3 g。

加减：气虚明显者，加党参 12 g；浮肿严重者，加桑白皮 15 g；阳虚者，加女贞子、旱莲草各 10 g；呕吐者，加竹茹 10 g。

【适用病症】　慢性肾功能不全。

【用药方法】　每天 1 剂，水煎服。同时辅以三花汤灌肠：金银花、红花、野菊花各 30 g，牡蛎 60 g。每天 1 剂，水煎取液 300 mL 保留灌肠，药液温度在 30 ℃ 左右，每晚睡前 1 次，每次 1 ~ 2 小时，有便意即可排出。20 天为 1 个疗程。同时酌情降压，纠正酸碱失衡及利尿等对症治疗。

【临床疗效】　此方治疗慢性肾功能不全 17 例，显效（临床症状基本缓解或消失，血肌酐、尿素氮恢复正常，或 1 项恢复正常，另 1 项下降 > 50%）8 例，有效（临床症状减轻，血肌酐、尿素氮下降 25%）6 例，无效（临床症状无改善，血肌酐、尿素氮无变化或升高）3 例。总有效率 82. 4% 。

【病案举例】　马某，女，51 岁。患者因浮肿、尿少 1 个月余，呕恶 7 天入院。患慢性肾炎 9 年。诊见：面色㿠白，烦躁不安，乏力纳差，口渴不欲饮，呕恶，大便正常，舌质胖淡、苔黄腻，脉濡细。尿常规检查：蛋白（+），白细胞2～4个/HP。血红蛋白82g/L，血尿素氮25mmol/L，血肌酐485μmol/L，二氧化碳结合力17.84mmol/L。B超示：双肾稍小，肾实质变薄。诊断：慢性肾功能不全，证属脾气虚弱，湿浊内聚。方用黄芪丹参汤：黄芪30 g，丹参、茯苓各20 g，炒白术、猪苓、泽泻、桂枝、泽兰、竹茹各10 g，熟附子6 g，大黄5 g。10剂，内服。辅以金银花、红花、野菊花各30 g，牡蛎60 g。10剂，保留灌肠。并适当给予补液、纠正酸碱失衡等治疗。治疗10天后，浮肿减，呕恶消，尿量增。复查血尿素氮11.4mmol/L。继续治疗20天后，复查血尿素氮7.1mmol/L，血肌酐204μmol/L。出院以后继续治疗半年余。随访2年，病情稳定。

【验方来源】　姬焕珍．益气活血泄浊利湿法治疗慢性肾功能不全17例［J］．陕西中医学院学报，2001，24（1）：35．

按：慢性肾功能不全的形成机制主要是肾小球滤过率下降，代谢产物如血尿素氮、胺类等的潴留。加之机体纠正代谢紊乱，抑制体内 Na^+K^+ – ATP 酶，使细胞膜的转运发生障碍，导致新的损害。实验研究表明，肾小球疾病多伴有高凝血症及血黏度增高，从而引起血液流变学的异常，加重肾脏的病理损害。中医认为本病主要是脾气虚弱，湿浊内聚，聚以成毒。治宜益气活血、泄浊利湿诸法合用。方中茯苓、猪苓、泽泻、黄芪、炒白术益气健脾利水，桂枝温阳利水，上述药物合用对肾小球滤过率有一定保护作用，并能显著降低肾功能衰竭时 Na^+K^+ – ATP 酶活性的抑制。大黄、熟附子通腑泄浊，使湿浊之邪从二便而出。丹参、泽兰活血化瘀，改善肾脏血流量及微循环。全方共奏益气活血、泄浊利湿之功。再辅以灌肠方：金银花、野菊花清热解毒；红花活血化瘀；牡蛎通过结肠血管吸附蓄积在体内的毒素，起到结肠透析、排泄毒素的作用。治疗慢性肾功能不全应以益气活血、泄浊利湿诸法合用，口服与灌肠并举，方可获得较好疗效。该病本虚标实，大黄用量不宜过大，一般3~6 g为宜，否则泄泻不止，更伤阳气。

攻补兼施方

【药物组成】 党参20 g，黄芪、丹参、白花蛇舌草各30 g，当归15 g，肉桂3 g，熟附子、枸杞子、山茱萸、大黄各10 g。

加减：浮肿者，加车前子、茯苓各15 g；蛋白尿者，加杜仲15 g，玉米须30 g；血尿者，加小蓟、白茅根各15 g，荠菜花10 g；高血压者，加白芍、牛膝各15 g，龙骨、牡蛎各30 g；贫血者，加红枣、山药各20 g。

【适用病症】 慢性肾功能不全。

【用药方法】 每天1剂，水煎2次，取煎液300 mL，分早、晚服。同时配合灌肠方灌肠：白花蛇舌草、六月雪各30 g，大黄、半边莲、蒲公英各15 g，玄明粉10 g。灌肠方每天1剂，浓煎成200 mL灌肠，尽量保留30分钟以上，治疗15天为1个疗程。

【临床疗效】 此方治疗慢性肾功能不全37例，显效（症状、体征基本消失，复查血尿素氮、血肌酐下降50%以上）18例，好转（症状、体征明显减轻，复查血尿素氮、血肌酐下降5%~49%）13例，无效（症状、体征无变化或恶化，复查血尿素氮、血肌酐无下降或继续上升）6例。总有效率83.8%。

【病案举例】 平某，女，83岁。入院时腰酸，恶心呕吐，胸闷气短，双下肢浮肿。血尿素氮13mmol/L，血肌酐210μmol/L。B超示：双肾多发性囊肿。诊断为：多囊肾，慢性肾功能不全，氮质血症。给予卧床休息，低盐低蛋白饮食，输液加丹参、黄芪注射液各 20 mL 静脉滴注。同时给予攻补兼施方加茯苓、车前子各 15 g，每天 1 剂。灌肠方每天 1 剂，灌肠 1 次。患者病情逐渐好转，恶心呕吐停止，浮肿消退，胸闷气短缓解。复查：血尿素氮 7 mmol/L，血肌酐 130 μmol/L。好转出院。

【验方来源】 高金弟. 攻补兼施治疗慢性肾功能不全 37 例［J］. 吉林中医药，2000，20（2）：23.

按：脾肾两虚是慢性肾功能不全发病的内在基础，临证之时固然应强调扶正，但也决不可忘记祛邪。因此在慢性肾功能不全的治疗中，必以攻补兼施为法，温肾健脾，解毒泄浊，内服及灌肠法并用。攻补兼施方方中党参、黄芪益气扶正祛邪，熟附子、肉桂温补脾肾，枸杞子、山茱萸“寓温肾于滋肾之中”。根据久病入络之说，加用丹参、当归养血活血，化瘀通络。大黄推陈致新，是解毒通腑的要药，泻其实以存其正。白花蛇舌草清热解毒。全方扶正为主，祛邪相辅，使邪去而决不伤正。灌肠方虽皆攻邪之品，因给药于结肠，故少伤正之虞，其泻浊解毒之功力正可补内服方祛邪力之不足。从现代医学来看，可通过结肠透析降低血中非蛋白氮等代谢产物。内服、灌肠方合用，切中病机，标本同治，相得益彰，取得了满意的临床效果。

益肾通络汤

【药物组成】 桃仁、红花各 10 g，丹参、党参、黄芪、草决明、益母草、车前子各 30 g，蝉蜕、僵蚕、地龙各 12 g，蜈蚣 2 条。

加减：水肿、高血压重者，加防己、猪苓；伴左心衰竭，肺水肿者，另服高丽参，加木防己、桂枝；尿血者，去桃仁、红花，加小蓟、地榆炭；肾阳虚者，加熟附子、肉桂；肾阴虚者，加熟地黄、枸杞子、沙参；蛋白尿显著者，加芡实、山茱萸、五味子。

【适用病症】　慢性肾炎肾功能不全。

【用药方法】　每天1剂，水煎2次，取液500 mL，早、晚各温服250 mL，2～4周为1个疗程。对肾病已服激素者，泼尼松40～60 mg，晨服，继续延用；必要时应纠正水、电解质紊乱，补充血浆蛋白。

【临床疗效】　此方治疗慢性肾炎肾功能不全46例，临床治愈（症状体征消失，血压、尿常规等检查正常，半年内未复发）36例，显效（症状体征消失，血压不稳，尿常规等检查好转，半年内有复发现象）6例，有效（症状体征部分消失，尿常规等检查部分项目仍存在）2例，无效（症状体征无明显变化，尿常规等检查无好转）2例。总有效率95.7%。

【病案举例】　张某，女，33岁。以全身重度浮肿8年、加剧3个月为主诉住院。入院时患者颜面四肢躯干皆重度浮肿、按之没指，眼睑肿甚，面色苍白，神疲气怯，恶心呕吐，尿少，腹胀如鼓，舌淡、边有齿痕，苔薄白，脉沉细弦，血压25/14 kPa。尿常规检查：尿蛋白（++++），红细胞（++），管型（++）。血红蛋白45g/L，二氧化碳结合力12.7mmol/L，血尿素氮17.51mmol/L，血肌酐241μmol/L。B超示：双肾实质受损、腹水。中医诊断：水肿（脾肾气虚，肾络瘀滞型）；西医诊断：慢性肾炎肾病型肾功能不全。治以益肾通络汤原方加防己12 g，每天1剂，水浓煎2次，共取液400 mL，分3次服完，并酌配用西药静脉滴注。治疗1周后，尿量增加到每天1 000 mL，纳增，呕恶消失，诸症状悉减。治疗45天后浮肿退尽，腹水消失，下床活动自如，3次尿常规复查正常，肾功能正常，8周后临床治愈出院。

【验方来源】　胡元奎，许建秦. 益肾通络汤治疗慢性肾炎肾功能不全46例［J］. 陕西中医，1993，14（11）：487.

按：慢性肾炎伴肾功能不全属中医学“水肿”范畴。其病机核心是脏腑亏虚，浊瘀内停，窍络不通；其性质特点是本虚标实；其病程演变过程中关键环节有三：①久病入络，肾络阻滞；②肾气亏虚，三焦受阻，气化失职，精浊不分，决渎失司；③水饮、痰浊、瘀血互结，窍络壅塞，浊邪上泛。因此治疗重点及突破口在疏通肾脏窍络，故选用益肾通络汤，旨在标本兼顾，攻补兼施，寓补于通，邪去正安。方中党参、黄芪补气益肾；桃仁、红花、草决明、益母草活血化瘀；车前子、地龙泻热利水；蝉蜕、僵蚕抗过敏，提高血浆蛋白；蜈蚣通络壮阳，共奏补气活血、益肾通络之功，对肾功能不全代偿期、尿毒症早期之水肿、蛋白尿有较好的治疗作用，从而为肾脏修复，防止肾功能衰竭奠定了基础。

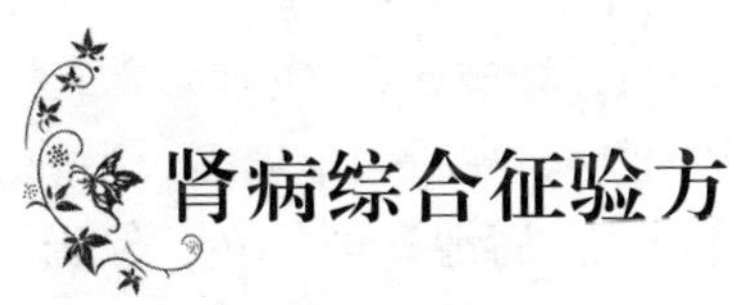

肾病综合征验方

加味防己茯苓汤

【药物组成】　防己、茯苓、黄芪、大腹皮各 6 g，桂枝 3 g，炙甘草 2 g，陈皮、焦白术各 4 g。

加减：肿甚者，加猪苓、泽泻、玉米须；大量蛋白尿者，重用黄芪，加太子参、菟丝子、补骨脂；阳虚明显者，加淫羊藿、巴戟天；阴虚为主者，去桂枝加女贞子、牡丹皮、生地黄、枸杞子、山茱萸；伴咳喘者，加葶苈子、杏仁。

【适用病症】　小儿肾病综合征。

【用药方法】　每天 1 剂，水煎服。

【临床疗效】　此方治疗小儿肾病综合征 16 例，显效（浮肿消退，尿蛋白转阴，血常规检查恢复）11 例，好转（浮肿消退，尿蛋白减少，血常规检查改善）5 例。

【病案举例】　李某，男，6 岁。1 周前患儿玩水，次日晨起发现颜面及双眼睑浮肿，继而全身浮肿，在当地以小儿肾炎治疗 3 天无效，病情渐重。诊见：颜面虚浮，晦暗无华，全身浮肿，以两下肢尤甚，伴呕恶，腹胀纳呆，神疲乏力，尿少便溏，舌胖嫩、苔白腻，脉沉弦细。尿常规检查：尿蛋白（+++），24 小时尿蛋白定量 3.1 g，尿红细胞 0～1，尿白细胞（－），透明管型 0～10，血浆蛋白 A/G 为 2/1.9。西医诊断：肾病综合征。中医诊断：皮水。证属脾虚湿困，肾关不利，复感寒湿，肺脾肾俱病。治以补泻兼施，通阳化气，利水消肿。方用加味防己茯苓汤：焦白术、陈皮各 4 g，防己、茯苓、黄芪、大腹皮、猪苓、泽泻各 6 g，桂枝 3 g，炙甘草 2 g，玉米须 9 g。每天服 1 剂。服上方 10 剂后，尿量明显增多，浮肿渐消，纳食增加，尿蛋白降至 3 个“+”，病情逐渐好转，但仍见面色苍黄无华，神疲乏力。守原方去猪苓、泽泻、玉米须，加重黄芪至 9 g，加太子参、菟丝子、补骨脂各 4 g。续服 20 余剂后，水肿全消，尿蛋白转阴。临床症状明显好转，改用参苓白术散调理。随访半年未见复发。

【验方来源】 袁显忠，杜克刚. 加味防己茯苓汤治疗小儿肾病综合征 16 例 [J]. 湖北中医杂志，1996，18（5）：17.

按： 加味防己茯苓汤对肾病水肿有明显消肿作用。在消肿的同时，尿蛋白逐渐降低，而血浆蛋白也在逐步升高。分析该病之本为肺、脾、肾三脏俱虚，主要是脾虚失运，湿浊内生；肾阳不足，气化失司，水湿泛滥；肺失宣降，不能通调水道。《金匮要略·水气篇》云：“诸有水者，腰以下肿，当利小便，腰以上肿，当发汗乃愈。”加味防己茯苓汤方中，防己、茯苓、大腹皮利水消肿；黄芪益气补中；桂枝温阳化气行水；白术、陈皮健脾燥湿制水，配甘草调和脾胃。诸药相合，能达温阳化气利水之功。

滋 肾 汤

【药物组成】 熟地黄、炙龟板、知母、黄柏、旱莲草、女贞子、山茱萸、黄精、芡实。（原方无剂量）

加减：兼卫外不固，症见自汗、动则汗出、神倦乏力、易患感冒者，加黄芪、白术、防风、煅龙骨、煅牡蛎等；兼阴虚阳亢，症见潮热颧红、手足心热、头晕头痛、舌质偏红无苔者，加枸杞子、玉竹、炙鳖甲、白蒺藜等；兼心肝火旺，症见夜寐不安、尿少色黄、舌尖边红者，加竹叶、黄连、百合、木通等；兼血瘀内阻，症见面色灰滞、舌有紫斑、脉涩者，加丹参、水蛭、赤芍、牡丹皮等；兼脾气虚弱，症见纳谷不馨、大便溏薄者，加太子参、茯苓、薏苡仁、山药等；复感风热，症见发热、头痛、耳塞、咽痛、咳嗽者，加野菊花、金银花、连翘、板蓝根、桑叶等；少尿者，加白茅根、益母草、车前草等。

【适用病症】　小儿肾病综合征。

【用药方法】　每天1剂，水煎2次，分早、晚服。配合西药泼尼松口服，4个月内逐渐停用泼尼松。

【临床疗效】　此方治疗小儿肾病综合征21例，显效（蛋白尿持续阴性及病情稳定期达到2年以上，皮质激素副作用反应消失，有较重感染时无病症复发）5例，有效（蛋白尿转阴及病情稳定期达到1年以上，皮质激素副作用反应基本消失，有轻度感染时无病症复发）13例，无效（蛋白尿不稳定，病情稳定期不足1个月）3例。总有效率85.7%。其中，皮质激素副作用反应基本消失最短时间为1个月，最长时间为7个月。

【验方来源】　何世明．中药为主治疗小儿肾病综合征21例［J］．湖北中医杂志，2000，22（7）：36.

按：小儿肾病综合征属中医学“水肿”范畴，主要病机为脾肾气化功能失调。临床主要表现为脾肾气（阳）虚。本病病程较长，又长期应用皮质激素治疗，耗伤肝肾阴液，从而易出现肝肾阴虚、相火偏亢的症状，如腰膝酸痛、烦躁多动、潮热颧红、手足心热、寐差盗汗、舌红少苔、脉弦细数等，故以填真阴、益肝肾、制相火为主要治则。滋肾汤由大补阴丸、二至丸加山茱萸、芡实、黄精组成。方中二至丸益肝肾、补阴血；大补阴丸滋阴精、泄相火；山茱萸既补肝肾之阴，又能温补肾阳，为平补阴阳之要药；黄精滋养阴血又补脾；芡实固肾涩精。诸药合用，补中有泻、寓泻于补、补阴为主，可使真阴得养、相火得泄，则诸症状自除。泼尼松具有利尿及消除或降低尿蛋白的作用，但其副作用大。在逐渐递减皮质激素用量时，患儿阴虚、相火偏亢的症状会逐渐减轻，而脾肾气（阳）虚则会逐渐显现，因此治疗中以滋补肝肾、填补真阴为主时，可适当佐以温补脾肾的药物，以提高疗效。

芪戟地黄汤

【药物组成】　黄芪、巴戟天、熟地黄、山药各 10 ~ 30 g，山茱萸、茯苓、泽泻、牡丹皮各 10 g。

加减：浮肿者，加猪苓、白术、车前草；血压高者，加夏枯草、钩藤；热毒盛者，加金银花、蒲公英；伴血尿者，加白茅根、仙鹤草、藕节；伴瘀血证者，加益母草、丹参。

【适用病症】　小儿肾病综合征。

【用药方法】　每天 1 剂，水煎 2 次，分早、晚服。2 个月为 1 个疗程，共治 3 个疗程。同时配合西医常规疗法和对症支持疗法。

【临床疗效】　此方治疗小儿肾病综合征 34 例，显效（尿蛋白转阴，临床症状消失，持续半年无复发）25 例，有效（尿蛋白减少 1 个“+”或 2 个“+”，临床症状消失）6 例，无效（尿蛋白持续 3 个“+”，临床症状无改善或好转）3 例。总有效率 91. 2%。

【验方来源】　方志明，李萍．芪戟地黄汤佐治小儿肾病综合征 34 例疗效观察 [J]．湖南中医学院学报，2000，20（1）：69.

按：肾病综合征是多种原因引起的以肾小球基底膜通透性增高为主的综合征。临床有浮肿、大量蛋白尿、低蛋白血症和高胆固醇血症四大特征。中医辨证分型主要为脾肾气虚或阳虚。应用芪戟地黄汤治疗肾病综合征取得很好的疗效，具有明显缩短病程、减轻激素副作用、减少复发等作用，尤其是对肾炎型肾病激素治疗无效者效果较好。芪戟地黄汤乃六味地黄汤原方加黄芪、巴戟天组成，有明显的健脾益肾作用，通过临床和实验证明，黄芪、巴戟天、熟地黄、山茱萸等有改善肾功能、消除蛋白尿的作用，但黄芪用量要大，最大量可用至50 g；泽泻具有明显的降低血液胆固醇的作用，茯苓、泽泻、熟地黄、山茱萸皆有利尿作用。滋阴补益脾肾中药具有明显的保护自身肾上腺皮质、拮抗外源性激素反馈的作用，可预防肾上腺皮质因外源性激素抑制而萎缩，并有增加机体细胞免疫的功能，可防止感染，减少复发。

益气活血化痰汤

【药物组成】　黄芪 30 g，党参 25 g，白术、茯苓、丹参、益母草、白花蛇舌草各 15 g，法半夏 10 g，胆南星 6 g，蝉蜕 3 g。

【适用病症】　小儿难治性肾病综合征。

【用药方法】　每天 1 剂，水煎，取药液 200 mL，分 3 次冲服百令胶囊，6 岁以上患儿每次 0. 6 g，6 岁以下患儿每次 0. 4 g。连服 1 个月为 1 个疗程。

【临床疗效】　此方治疗小儿难治性肾病综合征 42 例，显效（蛋白尿基本消失，偶有 1 个“+”，浮肿减轻，1 年中无大的复发，化验检查各项指标接近正常）9 例，有效（浮肿减轻，蛋白尿好转在 1 个“+”以下，1 年复发明显减少，化验检查各项指标大致正常）27 例，无效（蛋白尿不消失或消失后又复发，其他临床体征及化验检查无改变）6 例。总有效率 85. 71%。

【验方来源】　周莹. 益气活血化痰法治疗小儿难治性肾病综合征 42 例 [J]. 陕西中医，2000，21（8）：340.

按：小儿难治性肾病综合征发病主要是脾肾两脏虚亏。经过激素治疗的患儿，产生耐药及不敏感的病例，大多数出现激素的副作用，临床上可见向心性肥胖、食欲旺盛、毛发增多、手足心热、易感冒等，给人以肝肾阴虚假象，实为脾虚痰湿壅盛，夹有瘀血之症。以益气活血化痰汤为基础方，重用黄芪、党参以益气固表健脾，提高患儿免疫功能；白术、茯苓健脾渗湿；蝉蜕抗过敏；丹参活血化瘀，改善肾脏的微循环；益母草、白花蛇舌草利尿解毒渗湿，配合白术、茯苓消除腹水；法半夏、胆南星化痰健脾，使脾之运化功能恢复，痰湿之体征得以改善。诸药配合百令胶囊，以加强消除蛋白尿的功效，改善患儿呼吸道免疫功能，减少复发率，对肝肾阴虚患儿，在本方基础上加上滋阴补肾之品，如大便干燥者，可加用胆南星。以上诸药合用，从提高人体免疫功能入手，通过益气健脾化痰湿，促使患儿肾脏功能恢复，消除蛋白尿，达到激素减量，降低复发率之目的。

肾速宁汤

【药物组成】　黄芪 30 g，太子参、生地黄各 15 g，刺五加皮、淫羊藿、丹参、白花蛇舌草各 10 g，五味子 6 g，水蛭 3 g。

加减：阴虚证突出者，加知母、石决明；阳虚证突出者，去五味子，加巴戟天、菟丝子；兼湿热者，加黄柏、蒲公英；血瘀症状重者，加三棱、莪术。

【适用病症】　小儿难治性肾病综合征。

【用药方法】　每天 1 剂，水煎服。所有病例接受本方治疗时，均带有激素，其用量用法仍按全国统一方案执行。遇有明显水肿、高血压或感染者，用西药短期对症治疗。

【临床疗效】　此方治疗小儿难治性肾病综合征 46 例，完全缓解（临床症状与体征消失，尿常规持续正常，尿蛋白定量、血脂、血浆蛋白、血免疫球蛋白、血流变等指标均恢复正常）38例，部分缓解（临床症状与体征消失，尿蛋白在1个“+”或2个“+”，24小时尿蛋白定量较治疗前减少1/2以上，血脂明显改善，血免疫球蛋白、血流变指标接近或恢复正常）6例，未缓解（临床症状体征及实验室检查，均无明显改善或加重）2例。总有效率95.7%。

【验方来源】 丁樱. 肾速宁汤治疗小儿难治性肾病的临床及血流变观察总结［J］. 河南中医，1996，16（4）：31.

按：小儿难治性肾病综合征迁延难愈，病变涉及肺、脾、肾、肝四脏，其病机变化常虚实错杂，本虚标实。虚，主要指脏腑本身的虚弱，尤以脾、肾、肺三脏的虚弱为突出；所谓实，则因正虚于内，加之长期应用皮质激素及免疫抑制剂，常不可避免地出现反复外感、湿热、血瘀等邪实之标证。此外，还因过度使用激素，可使患儿出现伤阴的证候。因此，治疗上必须标本兼顾，扶正祛邪，才能取得满意疗效。肾速宁汤即根据小儿难治性肾病综合征这一病机特点而组方。方中黄芪、太子参、淫羊藿、刺五加皮益气健脾补肾，以顾其本；太子参气阴双补，配生地黄、五味子滋补肾阴，以阴中求阳；白花蛇舌草清热解毒；丹参、水蛭养血活瘀。全方补气与养血活血并用，温阳与滋阴并举，扶正与祛邪兼顾，故本方对各种临床证型均有较好的疗效。由于本方以益气补肾、气阴双补之剂为主，故对以往认为治疗棘手之气阴两虚型的疗效亦较佳。

减量汤

【药物组成】 炮附子、桂枝、三七（研末冲服）各6 g，肉桂3 g（研末冲服），熟地黄、泽泻、山茱萸、山药、茯苓、丹参各10 g。

【适用病症】 小儿肾病综合征激素撤退蛋白尿反跳。

【用药方法】 每天1剂，水煎服。所有病例均服药10天以上。

加减：尿蛋白量大者，加芡实、金樱子；尿蛋白转阴者，激素减量，且在当天起加肉苁蓉、巴戟天、淫羊藿，连用3天。

【临床疗效】 此方治疗小儿肾病综合征激素撤退蛋白尿反跳63例，显效（尿蛋白转阴，激素按疗程顺利撤退）52例，有效（尿蛋白下降，激素疗程延长）8例，无效（尿蛋白未见下降，激素再加量）3例。总有效率95.2%。

【病案举例】 吴某某，男，12岁。患肾病综合征2年，经泼尼松治疗尿蛋白转阴，但减量后即反跳，反复多次。求诊时泼尼松减量1周［2 mg/（kg·d），隔天早餐后顿服］，尿蛋白反跳（++）。诊见：满月脸，面色苍白，双下肢凹陷性肿，小便清长，多泡沫，舌淡胖、苔白，脉沉细。证属阳气虚衰，肾失封藏。投以减量汤：炮附子、桂枝、熟地黄、泽泻、山茱萸、山药、茯苓、丹参各10 g，肉苁蓉、淫羊藿、三七（研末冲服）各6 g，肉桂（研末冲服）3 g。泼尼松未再加量。服7剂后尿蛋白转阴，即去淫羊藿、肉苁蓉，再服10剂，未见尿蛋白反跳。以上方加减配合泼尼松继续减量，终获成功。

【验方来源】 苏齐. 减量汤治疗小儿肾病激素撤退蛋白尿反跳63例［J］. 江西中医药，1997，28（5）：25.

按：小儿肾病综合征常规治疗方法是使用肾上腺皮质激素。在大剂量免疫抑制剂进入体内后，中医认为患者主要病理表现为真阳受到遏制，特别是小儿稚阳未充，更易遭受压抑。当激素减量时，真阳未复，肾失封藏，故出现尿蛋白反跳。减量汤以炮附子、肉桂、桂枝温补肾阳，振奋阳气为君药；以六味地黄汤养肾阴以阴中求阳，亦防温阳药过于燥烈为臣药。同时考虑到小儿肾病病程一般较长，久病入络，必有瘀滞，故佐以丹参、三七活血化瘀。整个方子有温补肾阳、振奋阳气、养阴化瘀之效。从现代药理研究来分析，本方具有促进内源性皮质激素的恢复及改善肾脏微循环的功用，故能取效。

黄芪党参丹参汤

【药物组成】　黄芪 50 g，党参、麦冬、玄参、熟地黄、益母草、牡丹皮、炙穿山甲（代）、黄芩各 15 g，丹参、车前子、土茯苓、薏苡仁各 30 g。

加减：兼外感者，加麻黄连翘赤小豆汤；浮肿者，合五苓散或己椒苈黄丸；有疮毒者，合五味消毒饮或仙方活命饮；瘀血征象明显者，加水蛭、土鳖虫；湿浊内留、恶心呕吐者，加黄连、紫苏叶、大黄；阴虚阳亢头晕耳鸣者，加龙骨、牡蛎、天麻、钩藤；阳虚征象明显者，加仙茅、淫羊藿、杜仲、仙鹤草；表虚不固、屡感风寒者，合玉屏风散。

【适用病症】　原发性肾病综合征。

【用药方法】　每天 1 剂，水煎服。配合小剂量泼尼松，每天 30 mg，早晨 1 次顿服，服用 2 周后，不敏感者加用环磷酰胺 50 mg，每天 3 次，口服；蛋白转阴后，巩固治疗 2 周，然后逐渐减量。

【临床疗效】　此方治疗原发性肾病综合征 105 例，完全缓解 72 例，基本缓解 18 例，好转 10 例，无效 5 例。总有效率 95%。

【验方来源】　谢惠芬，檀金川，魏彦国. 中西医结合治疗原发性肾病综合征 105 例［J］. 陕西中医，1994，15（4）：152.

按：大量临床观察发现，原发性肾病综合征的主要病机特点为气阴两虚、血瘀湿热。应用大剂量皮质激素患者停药后可出现阳虚症状，属药源性证，是由于激素作为纯阳之品，耗损阴津、阴损及阳所致，是气阴两虚证的进一步发展。因此治疗上仍应以益气养阴为主，佐以温阳之品，方用黄芪党参丹参汤，以期阴中求阳。现代临床研究表明，益气养阴法有双向调节细胞内环核苷酸及免疫功能的作用；滋阴药物能够抵抗外源性皮质激素对下丘脑－垂体－肾上腺皮质轴的抑制作用；清热利湿药物能够直接抑制免疫反应，减轻免疫损伤。

益气活血泄浊汤

【药物组成】　黄芪、益母草、金银花各 30 g，太子参、丹参、石韦各 15 g，白术、山药、生地黄、熟地黄、泽泻、茯苓各 12 g，大黄 6 g。

加减：阴虚火旺明显者，加用滋阴降火药，如枸杞子、知母、玄参、女贞子等；阴阳两虚明显者，加阴阳双补药，如菟丝子、淫羊藿、巴戟天等。

【适用病症】　原发性肾病综合征。

【用药方法】　每天 1 剂，水煎 2 次，共取液 400 mL，分早、晚服。配合西医常规治疗。

【临床疗效】　此方治疗原发性肾病综合征 80 例，完全缓解（症状体征消失，24 小时尿蛋白定量 <0.2 g，肾功能、血脂恢复正常，尿红细胞不超过 0～3 个/HP）49 例，基本缓解（症状体征消失，24 小时尿蛋白定量 <1 g，尿红细胞少许，血脂、肾功能基本正常）17 例，部分缓解（症状体征好转，实验室检查有好转，但未达到基本缓解的标准）9 例，无效（治疗 3 个月以上，症状体征和实验室检查均无好转或恶化）5 例。总有效率 93.75%。

【验方来源】　李毅明，崔爱东. 中西医结合治疗原发性肾病综合征 80 例［J］. 陕西中医，2001，22（4）：199.

按：原发性肾病综合征目前主要采用肾上腺皮质激素和选用细胞毒类药物进行治疗，但在治疗中存在疗程长、副作用大、易反跳、撤减激素困难等缺点，为此在西药治疗的基础上采用一组具有健脾益肾利水、活血化瘀、祛污浊作用的中药为基本方，进行辨证论治。原发性肾病综合征属中医学“水肿”范畴，是由于肺、脾、肾三脏功能失调，水湿内停所致。其标在肺，其制在脾，其本在肾。虽然患者可有脾肾气虚、脾肾阳虚、气阴两虚等不同表现，但瘀血始终贯穿其中，所以原发性肾病综合征的发生不仅与肾亏、气虚、湿浊有关，还与瘀血的关系密切。在应用健脾益肾利水泻浊的基础上重用活血化瘀药丹参、益母草加大活血化瘀之功，取得满意的疗效。中药在原发性肾病综合征的治疗中能够改善患者全身状况，调整免疫功能，增强体质，活血化瘀，降低血液黏稠度，纠正脂质代谢紊乱，拮抗西药的不良反应和预防并发症等。

肾 综 汤

【药物组成】　黄芪、车前子各 24 g，当归、白芍、淫羊藿、枸杞子、桃仁、红花、怀牛膝各 12 g，益母草 15 g，西洋参、甘草各 8 g。

加减：若尿混浊者，加萆薢、乌药；畏寒、肢冷明显者，加制附子、肉桂；腰痛、血压偏高者，加桑寄生、杜仲、夏枯草；蛋白尿明显者，重用黄芪，加蝉蜕、芡实等。

【适用病症】　原发性肾病综合征。

【用药方法】　每天 1 剂，水煎 2 次，分早、晚服，并联合用地塞米松 1.5 mg，每天 1 次口服。蛋白转阴时减量服地塞米松，以六味地黄丸巩固疗效。

【临床疗效】　此方治疗原发性肾病综合征60例，完全缓解（多次测定尿蛋白阴性，24小时尿蛋白定量<0.2 g，血白蛋白正常或接近正常）35例，显著缓解（多次测定24小时尿蛋白定量<1 g，血白蛋白显著改善）16例，部分缓解（多次测定尿蛋白减轻，24小时尿蛋白定量<3 g，血白蛋白有改善）5例，无效（自觉症状无改善，尿蛋白及血白蛋白无明显改善）4例。总缓解率93.3%。

【病案举例】　患者，女，22岁。面部及双下肢浮肿反复发作两年半，加重90天。曾在省、地、市多家医院就诊，诊断为原发性肾病综合征，经中西药物治疗效果不佳。诊见：舌暗红、苔白，脉沉细无力，血压17.9/11.9 kPa。尿常规检查：蛋白（++++），颗粒管型（++），脓细胞少许。血常规检查：血胆固醇11.5 mmol/L，血清总蛋白26.6 g/L，白蛋白15.4 g/L，球蛋白11.2 g/L。方用肾综汤合小剂量地塞米松治疗90天，多次复查尿蛋白（-）；血胆固醇46 mmol/L，血清白蛋白40 g/L，球蛋白12 g/L，临床完全缓解。经随访3年未复发。

【验方来源】　薛立森．肾综汤治疗原发性肾病综合征60例［J］．山东中医杂志，1996，15（5）：209.

按：肾病综合征典型的临床症状是高度浮肿和大量蛋白尿。中医辨证认为其发病原因主要在于脾肾阳虚，气化功能失调，脾虚不能制水，肾虚不能行水，故出现浮肿。脾肾之气不足，肾关不固，可出现蛋白尿。因三焦为水谷之道，是命门之火升降之地，肾中命门火衰，三焦气化功能失司，是构成本病的病理基础。现代研究表明，肾病综合征都存在不同程度的高凝状态，是肾病血栓形成的重要原因，直接影响肾组织的病理变化和生理功能。肾综汤的主要功能在于益气健脾，温阳利水、活血化瘀。方中黄芪、西洋参、白芍、淫羊藿、枸杞子、甘草益肾健脾，温阳化气，药理研究表明，此类药物可以增强抗体的形成以及细胞免疫，对抗肾上腺皮质机能亢进现象，减少激素的用量；当归、桃仁、红花、怀牛膝活血化瘀，能明显促进肾病病理改变的恢复，提高缓解率；益母草、车前子利水消肿。诸药合用，共奏健脾益肾、活血化瘀之功。肾综汤配合小剂量地塞米松，一方面可使病情迅速缓解，另一方面可减少后者的用量，有利于激素的顺利撤减，防止反跳现象。待病情基本控制后，可适时改用六味地黄丸，因滋阴药有减轻或防止较长时间过用激素引起的肾上腺皮质萎缩及拮抗其副作用的效果，并能减少反馈作用。如此配伍，药证相符，可起事半功倍之效，故效果明显。

健脾温肾活血利水汤

【药物组成】　黄芪、丹参、益母草、车前子各 30 g，炒白术、太子参各 15 g，肉桂、干姜各 5 g，仙茅、川牛膝、怀牛膝、全当归、川芎、泽兰各 10 g，猪苓、茯苓各 20 g。

加减：若面浮肢肿明显伴少尿腹胀较甚者，加防己 15 g，大腹皮 10 g；有胸水或腹水者，加葶苈子 30 g，冬瓜皮、马鞭草各 15 g；形寒怯冷明显者，加制附子 8 g；浮肿消退，主要表现为腰膝酸软、神疲乏力、纳少者，去泽兰、车前子、猪苓，加山茱萸、制黄精各 10 g，山药、桑寄生各 30 g；若服用 2 个月后尿常规检查尿蛋白仍不消失者，再加玉米须 10 g，芡实、白花蛇舌草各 30 g；显微镜下血尿不消失者，加旱莲草 30 g，大蓟、小蓟各 10 g。高度浮肿并伴有血浆白蛋白过低者，适当输注白蛋白，必要时使用小剂量利尿剂。

【适用病症】　原发性肾病综合征。

【用药方法】　每天 1 剂，水煎 2 次，分早、午、晚服。4 个月后改间断服药。病情较重者加用雷公藤多苷，每天 30 mg，分 3 次口服。疗程为半年左右。

【临床疗效】　此方治疗原发性肾病综合征26例，完全缓解（临床症状消失，尿蛋白持续阴性，或24小时尿蛋白定量持续<0.2 g，血浆蛋白正常）8例，基本缓解（临床症状基本消失，尿蛋白持续减少2个“+”以上，或24小时尿蛋白持续减少50%以上，血浆蛋白基本正常）11例，好转（临床症状明显好转，尿蛋白持续减少1个“+”，或24小时尿蛋白定量持续减少25%以上，血浆蛋白未恢复正常）5例，无效（临床症状及实验室检查均无改善或反而加重）2例。总有效率92.3%。

【病案举例】　吴某，女，25岁。因1个月来腰酸，全身肿，少尿乏力，伴畏寒纳少入院。诊见：血压17/10 kPa，贫血貌，眼睑浮肿，扁桃体不肿大，心肺无异常，腹软，肝脾肋下未扪及，移动性浊音（+），双肾区轻度叩击痛，骶部及两下肢凹陷性浮肿明显，舌淡胖有紫气、苔薄白腻，脉细弱。尿常规检查：尿蛋白（++++），白细胞少许，红细胞（+），尿蛋白定量4.45 g；血红蛋白55 g/L，血尿素氮8.03 mmol/L，血肌酐95 μmol/L，白蛋白16 g/L，球蛋白20 g/L，血胆固醇61 mmol/L；24小时B超示：中等量腹水。西医诊断：原发性肾病综合征。中医辨证：属脾肾阳虚，血瘀水停。处方：黄芪、丹参、益母草、车前子各30 g，当归、冬瓜皮、川牛膝、怀牛膝各10 g，肉桂、干姜各5 g，猪苓、茯苓、炒白术各20 g，泽泻、太子参、防己、大腹皮各15 g。每天1剂。服药20天后，尿量明显增多，浮肿逐渐消退。继续治疗4周后浮肿退净，腹水消失。复查尿蛋白（++），24小时尿蛋白定量2.96 g，但仍感腰酸乏力，于上方去泽泻、车前子、防己、冬瓜皮、大腹皮，加制黄精、山茱萸各10 g，山药、桑寄生各30 g，枸杞子15 g。连续服药15天后，上述症状消失。复查尿常规连续3次均正常。24小时尿蛋白定量0.35 g；复查血红蛋白85 g/L，白蛋白32 g/L，球蛋白20 g/L。出院后继续服以上中药，每天1剂，1个月后改间断服中药以巩固疗效，半年后停药。随访4年未复发。

【验方来源】 蒋浩清. 健脾温肾活血利水法治疗原发性肾病综合征26例［J］. 浙江中医杂志，1997（4）：161.

按：肾病综合征是以浮肿、大量蛋白尿、低蛋白血症、高脂血症为特征的临床症候群，主要的病理生理改变是肾小球滤过膜对血浆白蛋白的通透性增高。临床上以浮肿为主要特点。中医认为由于肾虚精失所藏，脾虚不能摄精，则精气下泄而出现蛋白尿，终致低蛋白血症，形成水肿。脾肾阳虚不能温煦和推动血液的运行，血瘀水停溢于肌肤而致水肿，此所谓“血不利则为水也”。因此，原发性肾病综合征是脾肾阳虚、血瘀水停的本虚标实证。在水肿期以标实为主，在无水肿期则以本虚为主，均当予以标本同治，立健脾温肾活血利水之法，使补中有通，温补脾肾助气化以利水消肿，活血利水而又不伤正气。现代医学认为，原发性肾病综合征的发生与机体免疫反应失调和血液凝固机制紊乱有密切关系。免疫反应失调又和脏腑功能虚损有关。经药理研究认为，健脾益气温肾药物大多数具有免疫促进和免疫调节作用，并有促进蛋白合成，提高血浆蛋白的作用。本病血液凝固机制紊乱，使血液处于高凝状态。而活血化瘀药物既具有改善微循环和肾血流量及抗凝、抗血液黏滞作用，又有调节机体免疫功能的作用，同时也有可能改善肾小球滤过膜的通透性，抑制血浆蛋白的漏出，从而获得了较好的临床疗效。

肾病3号方

【药物组成】 黄芪、党参、薏苡仁、茯苓、玉米须、益母草、丹参各30 g，山药、白术各12 g，泽泻15 g。

加减：全身水肿明显者，选加车前子10 g，猪苓15 g；血尿明显者，加生地黄15 g，白茅根30 g；恶心呕吐等胃肠道反应明显者，加姜半夏、紫苏叶各10 g；贫血明显有骨髓抑制者，加制何首乌15 g，当归10 g；大剂量激素治疗阶段，多有阴虚火旺表现者，加知母10 g，旱莲草15 g；激素减量阶段，多有肾阳虚表现者，加淫羊藿12 g，菟丝子15 g；肾功能不全者，加六月雪30 g，制大黄15 g，并配合煅牡蛎、大黄、丹参各30 g，制附子10 g，水煎浓液成150 mL，每天1次，高位保留灌肠等。

【适用病症】　难治性原发性肾病综合征。

【用药方法】　每天1剂，水煎服。同时配合西医激素标准疗法及环磷酰胺（CTX）冲击疗法等。

【临床疗效】　此方治疗难治性原发性肾病综合征30例，完全缓解（3次以上测定尿蛋白定性阴性，24小时尿蛋白定量 <0.2 g，血白蛋白正常或接近正常，症状体征消失）6例，显著缓解（3次以上测定24小时尿蛋白定量 <1 g，血白蛋白、肾功能显著改善，症状体征消失）8例，部分缓解（3次以上测定24小时尿蛋白定量 <3.5 g，血白蛋白、肾功能改善，症状体征减轻）14例，无效（尿蛋白及血清白蛋白、肾功能等无改善）2例。总有效率93.3%。

【验方来源】　赵恒．中西医结合治疗难治性原发性肾病综合征30例［J］．陕西中医，2001，22（4）：204.

按：难治性原发性肾病综合征患者多久病内伤，久病及血，故其病机多见脾肾亏虚、湿聚血瘀之证。临床上常规运用激素加CTX治疗效果差，采用西医综合治疗，虽疗效提高，但副作用反应明显。肾病3号方注重益肾健脾、活血利湿及可随症加减。据现代药理学研究，黄芪、山药等益肾健脾，有调节免疫功能及胃肠功能作用；活血化瘀药如丹参、益母草能改善难治性原发性肾病综合征患者高凝状态，降低血黏度，减轻肾动脉硬化，改善肾脏血供，从而改善肾功能；玉米须、薏苡仁等有利水湿、降尿蛋白作用。在中医辨证指导下随症加减，能明显减轻西药的副作用及弥补单方治疗的不足。中西医结合治疗难治性原发性肾病综合征，能显著增强疗效及减轻西药副作用，取得了既高于中医又高于西医的治疗效果。

温肾消肿丸

【药物组成】　山茱萸、生地黄、仙茅、淫羊藿、党参、黄芪、白术、茯苓、泽泻、车前子各15 g，水蛭、红花各5 g。

【适用病症】　难治性肾病综合征。

【用药方法】　上药研末，炼蜜为丸，每次服9 g，每天服3次。同时配合雷公藤、环磷酰胺等治疗，必要时利尿、补充血浆蛋白、纠正水电解质紊乱。对激素无效者，尽快减量停用；激素依赖者，中小剂量维持。

【临床疗效】　此方治疗难治性肾病综合征44例，完全缓解26例，基本缓解12例，好转4例，无效2例。总有效率95.4%。

【病案举例】　刘某，男，31岁。因反复发作性水肿2年余入院。2年前发病时，外院给予泼尼松每天60 mg，1个月后病情缓解。激素减量至每天30 mg，病情复发，再给予泼尼松每天60 mg，共治疗2个月无效。诊见：血压20/12 kPa，全身高度浮肿，心肺正常，腹部膨隆，肝脾不大，双下肢呈高度凹陷性浮肿。理化检查：24小时尿蛋白定量5.6 g，总胆固醇13 mmol/L，血清白蛋白16 g/L，血尿素氮9.6 mmol/L。入院后给予温肾消肿丸、雷公藤和环磷酰胺治疗，激素尽快减量。治疗1个月后水肿明显减轻，24小时尿蛋白定量1.1 g，血尿素氮降至正常。治疗2个月后，尿蛋白转阴，血清白蛋白正常，激素减量至每天20 mg。出院后停用雷公藤和环磷酰胺，继服温肾消肿丸。半年后停用激素，随访2年未见复发。

【验方来源】　张福生，刘元梅．中西医结合治疗难治性肾病综合征 44 例［J］．陕西中医，1994，15（4）：153.

按：肾病综合征患者对激素无效或产生依赖者，称为难治性肾病综合征。本病应用大量激素后，会出现阴虚、湿热、血瘀之象，激素减量后，又会出现气阴两虚之候，尤以气虚为重。温肾消肿丸具有调和阴阳、益气养阴、活血化瘀、健脾利水之功效。雷公藤被称为“中药的激素”，能改善肾小球滤过膜的通透性。环磷酰胺能抑制免疫复合物对肾脏的损伤。三法联用，使肾小球滤过膜损伤减轻，通透性改善，同时能改善微循环和血液高凝状态，改善局部病灶的缺血和缺氧，使肾小球和肾小管得以修复和再生，从而产生利尿、消除蛋白尿的功效。温肾消肿丸还能减轻激素的毒副作用，降低其依赖性，使患者顺利递减激素。

健　肾　汤

【药物组成】　党参、黄芪、丹参各 15 g，女贞子、旱莲草、山茱萸、川芎、仙茅、淫羊藿各 10 g，水蛭 6 g（研末冲服）。

加减：脾虚甚者，加白术、砂仁；脾肾阳虚甚者，加桂枝、熟附子；水肿甚者，加泽泻、车前子；大量血尿者，加白茅根、血余炭、仙鹤草。

【适用病症】　难治性肾病综合征。

【用药方法】　每天 1 剂，水煎服。病情缓解后，继续服用健肾汤加味 3 ~6 个月。配合常规西药治疗。

【临床疗效】　此方治疗难治性肾病综合征 40 例，完全缓解（症状体征消失，尿蛋白转阴，血清白蛋白正常或接近正常）29 例，部分缓解（症状体征改善，24 小时尿蛋白定量 <1 g，血清白蛋白水平改善）11 例。总缓解率 100%。

【病案举例】　吴某，男，32 岁。因反复发作性全身浮肿 1 年，诊为水肿（肾病综合征Ⅱ型）。曾在某医院肾活检诊为系膜增殖性肾炎。曾用泼尼松、雷公藤多苷、双嘧达莫等治疗，病情一度缓解，但激素减量过程中病情反复，再服泼尼松 8 周无效。诊见：双下肢水肿，按之如泥，面红有痤疮，纳差泛恶，腰膝酸软乏力，烦热口渴，小便量少色黄，舌质红有瘀点、苔黄腻，脉沉弦。实验室检查：尿蛋白（＋＋＋＋），红细胞（＋＋）；血白蛋白 21 g/L，血尿素氮 9.1 mmol/L，血胆固醇 8.7 mmol/L。诊断为水肿（阴水）。证属脾肾两虚，湿热瘀水交阻，给予健肾汤加味，每天 1 剂。泼尼松快速减量至每天 30 mg 维持。服药 20 余剂后，浮肿开始减退，尿蛋白减少；服药 30 余剂后，尿蛋白转阴，血尿素氮降至 6.2mmol/L。继续服上方半年，激素逐渐减量至停用。随访 2 年，未见复发。

【验方来源】　张福生，李鲁平．健肾汤治疗难治性肾病综合征 40 例［J］．陕西中医，1996，17（10）：441.

按：难治性肾病综合征，病变涉及肺、脾、肾三脏，重在脾肾。病理变化阴阳交错，虚实夹杂。病初起多为阴虚水泛，病久服用激素后，因激素为纯阳之剂，易伤阴，会出现阴虚火旺之征；激素减量时，又会出现不同程度的皮质激素撤减综合征而现气虚阳虚之候。因脏腑功能失调，气虚无力行血，阳虚不能温煦，血行不畅而致血瘀。因此，本方的组方以调和阴阳、健脾补肾、益气化瘀为根本大法。现代药理研究表明，益气药能增强机体免疫功能；活血药能降低血液黏稠度，增加肾血流量；滋阴药具有保护肾上腺皮质免受外源性激素抑制的作用；温阳药能兴奋下丘脑－垂体－肾上腺皮质轴系统。诸药配伍，随症加减，可以最大限度发挥激素及细胞毒药物的作用，防止其副作用，提高本病的缓解率，预防复发，故可收到满意疗效。

温阳撤邪汤

【药物组成】　生附子（先煎30分钟）24 g，麻黄（红糖炙）、葱白各10 g，细辛5 g，白术12 g，茯苓14 g，甘草3 g。小儿量酌减。

加减：如见咳嗽、咽部不适、恶寒发热者，加桔梗，重用细辛；津亏水蓄者，加阿胶（烊化服）、猪苓以育阴利水；呕逆者，加生姜皮、旋覆花（包煎）以降逆行水；尿血者，加白茅根、茜草根、牡丹皮以凉血止血行水；气虚水停者，加黄芪、车前子、泽泻以益气行水；小便浑浊，精气外泄者，酌加党参、黄芪、山药、芡实以甘淡渗湿，秘气摄精；血脂难降者，兼服泽泻、山楂；男性遗精频繁者，用海螵蛸、蚊蛤、龙骨为末调腽肭敷脐；若见水毒内陷、阴逆之危证者，加人参、大黄以降逆荡浊，攻补兼施挽救垂危。

【适用病症】　肾病综合征。

【用药方法】　每天1剂，水煎服。

【临床疗效】　此方治疗肾病综合征90例，治愈（临床症状及体征消失，蛋白、胆固醇、血脂、肾功能恢复正常）52例，显效（临床症状及体征消失，尿蛋白“－”或微量，血蛋白、血脂化验正常）28例，进步（临床症状和体征减轻，尿蛋白微量或1个“＋”，反复或持续）8例，无效2例。

【病案举例】　胡某，男，27岁。自述患肾病3年余，经某医院诊为“肾病综合征”，相继住院治疗2年余，未见显效。诊见：面目全身浮肿，下肢尤甚，腰酸痛，肢软乏力，动则甚，3～4天遗精1次，甚则连续每晚出现，头晕心烦，神疲倦怠，小便混浊而少，食欲不振，面色无泽，舌淡微暗、苔白少舌根较厚，脉细而弱。尿、血常规检查：尿蛋白（＋＋＋＋）；胆固醇

13.52 mmol/L，三酰甘油 1.83 mmol/L，肌酐 256.36 μmol/L，非蛋白氮 34.27 mmol/L，总蛋白 56 g/L。中医辨证属瘀阻之证，故治先以渗湿通络活血为法。药用：黄柏、丹参、知母各 15 g，五加皮、续断、车前子各 14 g，甘草 3 g。连服 20 余剂，腰酸已解。1 个月后，因不慎感邪，病又复发。诊见：咳嗽，气急，畏寒，咽部不适，食减，苔自根部较厚而滑，脉沉细。治以温阳撤邪汤。另用泽泻、山楂肉适量泡开水常服。服药月余，水肿减轻，仍小便浑浊，遗精频繁，故拟上述原方灵活变通，连服 20 余剂，外用龙骨、文蛤等量为末调腽肭脐敷脐，终获佳效。症状悉除，化验正常。继服甘温摄精之剂月余，脾肾双顾，以图巩固，追访身体健壮。

【验方来源】 王临轩，王东平. 自拟温阳撤邪汤治疗肾病综合征［J］. 北京中医，1990（4）：31.

按：肾病综合征治疗往往虚实难从：从虚而治，然虚不受补，若早补过补则使邪愈恋；从实而治，消利太过则戕害脏器，病情反剧，确为屡见。故宜既能温阳撤邪，调化固正，又能消利固涩，求得温阳不伤阴，消利不伤正，涩不留邪的原则，采用温阳、撤邪、消利、降浊、固涩、化瘀之法，随证施治。治疗病程中，须关注水毒潴留、浊阴逆乱之危候，又应随证施治。方中生附子温元阳又能消阴翳，配麻黄、细辛宣散水气，妙在撤邪；葱白通脉，交济阴阳；茯苓、白术、甘草健运调化固正，又能消利固守，求得温阳不伤阴，消利不伤正，固涩不留邪之效。

益肾汤

【药物组成】 当归、川芎、赤芍、红花各 10～15 g，丹参、桃仁、益母草、金银花、紫花地丁、白茅根、板蓝根各 30 g。

加减：气虚型者，加山药、黄芪各30 g；阳虚型者，加熟附子8 g，草果10 g，去金银花、紫花地丁；湿热型者，加黄柏10 g，白花蛇舌草20 g；瘀水交阻型者，加猪苓15 g，茯苓30 g。

【适用病症】　肾病综合征。

【用药方法】　每天1剂，水煎2次，分早、晚服。

【临床疗效】　此方治疗肾病综合征32例，完全缓解（水肿等症状与体征完全消失，尿蛋白检查连续3次为阴性，红细胞消失，肾功能正常）22例，基本缓解（水肿等症状及体征基本消失，尿蛋白持续减少60%以上，高倍镜下尿红细胞不超过2个，肾功能正常）6例，部分缓解（水肿与体征明显好转，尿蛋白检查持续1个“+”，24小时尿蛋白定量持续减少25%以上，尿红细胞不超过5个，肾功能正常或有改善）3例，无效（症状和体征与上述实验室检查均无明显改善）1例。总有效率96.9%。

【病案举例】　病案1：周某，男，32岁。患者反复浮肿3年，曾去省某医院治疗，确诊为肾病综合征Ⅱ型，口服泼尼松，静脉滴注环磷酰胺4个月稍有好转，出院停药25天又浮肿，即要求用中医中药治疗。诊见：患者全身浮肿，下肢肌肤轻按凹陷，面色㿠白，心悸气急，纳差便溏，舌体胖、苔白腻，脉沉无力。尿常规检查：尿蛋白（++++），红细胞少量，颗粒管型（+）。血尿素氮28.7 mmol/L，血肌酐571 μmol/L，血胆固醇12 mmol/L，总蛋白55 g/L，白蛋白26 g/L，球蛋白29 g/L。B超示：腹水约1 000 mL。中医诊断：水肿。证属脾肾阳虚型，给予活血化瘀，疏通肾络，益气温阳，利水消肿。方用益肾汤去金银花、紫花地丁，加山药、黄芪各30 g，熟附子12 g，草果10 g，每天1剂。连服52剂，住院61天，出院时检查，原临床症状及体征消失，尿蛋白阴性，红细胞消失，其他各项检验指标均恢复正常。出院医嘱：继服益肾汤2个月。随访4年，一切正常，能干一般体力活。

病案2：赵某，女，10岁。患儿反复浮肿2年多，曾在某医院治疗，诊断为肾病综合征Ⅱ型。住院132天未见显效，出院后即要求中医治疗。诊见：患儿全身浮肿明显，皮肤绷紧，烦躁口渴，心悸气急，小便短赤，大便干结，舌苔黄腻，脉沉数。尿常规检查：尿蛋白（＋＋＋＋），红细胞少量，颗粒管型（＋），24小时尿蛋白定量4.5 g。血尿素氮29.1 mmol/L，血肌酐567 μmol/L，总蛋白57 g/L，白蛋白27 g/L，球蛋白30 g/L，血红蛋白70 g/L，胆固醇10.5 mmol/L，三酰甘油2.53 mmol/L。B超示：腹水约600 mL。中医诊断：水肿。证属湿热壅盛型，治以活血化瘀，疏通肾络，分利湿热。方用益肾汤加黄柏7 g，白花蛇舌草9 g，每天1剂。连服30剂后，浮肿消失。尿常规检查：尿蛋白（＋＋），红细胞消失，24小时尿蛋白定量2.3 g。血尿素氮15.1 mmol/L，血肌酐261 μmol/L，总蛋白67 g/L，白蛋白35 g/L，球蛋白32 g/L，胆固醇7.1 mmol/L，三酰甘油1.66 mmol/L。B超示：腹水消失。继续采用上方治疗，共住院54天，出院时检查，临床症状和体征全部消失，尿蛋白连续阴性，无红细胞，24小时尿蛋白定量0.07 g；血尿素氮6 mmol/L，血肌酐99 μmol/L，白蛋白53 g/L，球蛋白27 g/L，胆固醇4.95 mmol/L，三酰甘油1.1 mmol/L。出院医嘱：继服上方2个月。随访3年，一切正常。

【验方来源】 刘鱼海，刘桂芳. 益肾汤加减治疗肾病综合征32例［J］. 陕西中医，1997，18（4）：146.

按：肾病综合征多因阳水久延不退，致阳气不振，累及脾肾，正气日衰，水邪日盛，浸淫日久，阳损及阴，阴损及阳，互为祸患，成为气血阴阳俱虚、互不资生、生化无源的复杂情况。脾不统摄，肾失封藏，则出现大量蛋白尿；气血生化无源，加之精微丢失，则出现低蛋白血症；气虚不能行血，肾络瘀阻加重水邪泛滥，故出现面浮身肿，按之凹陷，面色㿠白，心悸气短等临床表现。益肾汤加减应用能标本兼治，方中当归、川芎、赤芍、红花、丹参、桃仁活血化瘀，疏通肾络为治本之要药；益母草、白茅根利水消肿；金银花、板蓝根、紫花地丁清解余毒。益肾汤加减确有化瘀通络、益气温阳、分利湿热、利水消肿之功效。

济生肾气汤

【药物组成】　山药、黄芪、车前子各 30 g，熟地黄、山茱萸、当归、茯苓各 15 g，牡丹皮、泽泻、牛膝、桂枝各 10 g，熟附子 6 g。

加减：水肿甚者，加桑白皮、白茅根；腹胀纳差者，加薏苡仁、砂仁；大便干燥者，加大黄；肾阴虚阳亢者，加知母、黄柏；面色苍白、神萎纳呆者，加鹿角粉；面目红赤、痤疮者，加五味消毒饮。

【适用病症】　肾病综合征。

【用药方法】　每天 1 剂，水煎服。

【临床疗效】　此方治疗肾病综合征 68 例，完全缓解（症状体征消失，尿蛋白消失，血浆白蛋白及血脂正常）19 例，好转（症状体征好转，尿蛋白减少，血浆白蛋白上升，血脂下降）45 例，无效（症状体征未改善）4 例。近期总有效率 94.1%。

【病案举例】　马某，男，25 岁。以浮肿、乏力 2 年为主诉入院。曾诊断为肾病综合征，先后在郑州、西安几家医院住院治疗，给予西药抗炎及激素治疗，病情无好转。诊见：腰酸困，乏力，形寒畏冷，纳呆，双下肢水肿按之没指，舌淡红、苔白厚，脉沉细。尿常规检查：尿蛋白（＋＋＋＋），红细胞少许，颗粒管型（＋＋），24 小时尿蛋白总量 865 mg。血浆总蛋白 46 g/L，白蛋白 16. 8 g/L，总胆固醇 9. 1 mmol/L，尿素氮 7. 2 mmol/L。中医辨证：脾肾阳虚，水湿内停。给予中药补肾健脾利湿治疗。处方：山药、熟地黄、黄芪、车前子、白茅根各 30 g，当归、泽泻、茯苓、牛膝各 10 g，山茱萸、桂枝各 10 g，熟附子 9 g（先煎）。每天 1 剂。同时服泼尼松 20 mg，每天 1 次，以后每 15 天减泼尼松 5 mg，2 个月内将泼尼松减完。本方加减服药 96 剂，临床症状基本消失，精神好转，尿蛋白少许，24 小时尿蛋白总量 150 mg；胆固醇 5. 18 mmol/L，血尿素氮 1. 46 mmol/L。病情缓解出院。

【验方来源】　肖长丁. 济生肾气汤加减治疗肾病综合征 68 例［J］. 陕西中医，1997，18（4）：149.

按：肾病综合征是以浮肿、乏力、蛋白尿为主症，其病机当属脾肾气虚，湿浊停留所致。盖脾主运化，作用于精气的摄取与水液的输布。肾司开合，作用于精气的藏蓄与湿浊的排泄。脾虚则运化无权，难以摄取精微、输布水液；肾虚则开合失常，未能固摄精气、能排泄湿浊，清不升，浊不降，从而出现浮肿、乏力、蛋白尿等肾病综合征的临床表现。济生肾气汤中用六味地黄汤补肾阴，用肉桂、附子补肾阳，牛膝、车前子利水消肿。该方有补肾健脾、利水消肿之功效。肾病多瘀，活血有助于肾阴肾阳的化生，故加当归活血养血，加黄芪补气固表。现代药理研究表明，黄芪能促进机体免疫反应，提高细胞免疫和体液免疫功能，从而减轻免疫复合物对肾小球基底膜的损伤，对肾病的发病有阻抑作用，能延迟尿蛋白的发生。临床验证该方能使患者症状消失、肾功能改善。

半夏竹茹汤

【药物组成】　法半夏、竹茹、佩兰各 12 g，陈皮、枳壳各

9 g，茯苓 20 g，积雪草、虎杖、益母草、丹参各 30 g，蚕沙 25 g。

加减：阳虚者，加熟附子、生姜；气虚者，加黄芪。

【适用病症】　肾病综合征。

【用药方法】　每天 1 剂，水煎服。15 天为 1 个疗程，一般 2～3 个疗程。配合灌肠方灌肠：大黄、槐米、积雪草各 30 g。取水煎药液 200 mL，高臀位结肠保留灌肠，每天 1 次。阳虚者加服激素（常规量）和纠正酸中毒、抗感染治疗。

【临床疗效】　此方治疗肾病综合征 62 例，缓解（症状、体征消失，贫血、酸中毒纠正，血尿素氮下降 50% 以上）29 例，好转（症状、体征减轻和改善，血尿素氮下降，酸中毒有改善）24 例，无效（症状体征及肾功能无变化或恶化）9 例。总有效率 85.5%。

【病案举例】　刘某，男，32 岁。全身浮肿 1 个月。诊见：尿少，身困倦怠，胸闷泛恶，纳呆，舌淡红、苔白腻，脉濡细。西医诊断为肾病综合征Ⅱ型，中医属肾阳虚水湿泛滥。治以健脾运中，通阳利水。以上法治疗 1 个月余，临床症状完全缓解。

【验方来源】　马文玲，武文斌，丁丽雪. 半夏竹茹汤配合中药灌肠治疗肾病综合征 62 例［J］. 陕西中医，1997，18（4）：151.

按：肾病综合征临床主要表现为双下肢及全身水肿、胸腹腔积液为主，多与外感风寒湿热、内伤水湿有关。外感之邪常常入里化热，阻遏气机导致湿热互见、水血互结之病理特点，故采用加味半夏竹茹汤以疏通逆气，畅通气机，开导下焦，和缓中焦，清热导滞，利水逐瘀。大黄通腑气、泄湿毒，增加肠蠕动以利于体内血尿素氮和毒素的排泄；槐花入大肠、肝二经，其性苦凉，可清热凉血止血；积雪草清热利湿解毒。此三味药灌肠与内服药同用，共奏通腑清热解毒之效。

党参山茱萸汤

【药物组成】 党参、山茱萸各 18 g，黄芪、丹参、熟地黄、山药各 15 g，益母草、牡丹皮、泽泻各 12 g，泽兰、巴戟天、菟丝子各 10 g，甘草 5 g。

加减：脾阳虚甚者，重用黄芪、党参，可达 30 g；肾阳虚甚者，加熟附子 10 g，肉桂 5 g；肾阴虚甚者，加枸杞子 12 g，旱莲草、女贞子各 10 g；瘀血明显者，加土鳖虫、红花各 10 g；腰酸痛者，加杜仲 12 g；尿少者，加车前子 10 g；尿多者，去泽泻，加桑螵蛸、金樱子各 12 g；贫血者，加阿胶 12 g（烊冲），当归 10 g；高血压者，加牛膝 12 g，钩藤 20 g；兼外感水湿者，选加麻黄 5 g，连翘、金银花各 10 g或合五皮饮化裁；兼湿热疮毒者，选用金银花、连翘各 10 g，蒲公英、紫花地丁各 15 g。

【适用病症】 肾病综合征。

【用药方法】 每天 1 剂，水煎 2 次，分早、午、晚服。30 天为 1 个疗程。1 ~ 2 个疗程后，视病情改为每天 1 剂分早、晚服。

【临床疗效】 此方治疗肾病综合征 31 例，1 个疗程后，完全缓解（症状体征消失，24 小时尿蛋白定量在 0. 2 g以下，肾功能、血脂恢复正常）11 例，基本缓解（症状体征消失，24 小时尿蛋白定量在 1 g以下）13 例，部分缓解（症状体征消失，实验室检查均有好转）4 例，无效（症状体征及实验室检查无改善或反而加重）3 例。总有效率 90. 3%。无效者即改中西医结合治疗。

【验方来源】 朱长川. 运用中医药治疗肾病综合征 31 例 [J]. 江苏中医，1997，18（11）：20.

按：肾病综合征与机体免疫机制异常有关。中医理论认为本病以脾肾亏虚为本，尤以肾虚为重，兼湿、毒、血瘀为标，选方遣药皆由此着眼。肾为先天之本，真阴真阳化生之根。养肾之道，莫过于肾阴肾阳之调，以冀阴阳平衡。方中用熟地黄、山茱萸等滋肾养阴，菟丝子、巴戟天等温补肾阳，肾阴肾阳互得其助，则封藏乃不失其职；用黄芪、党参、山药等健脾益气，升阳固摄，使精不得下泄，并与温肾之品相伍，又能鼓舞肾气，化气行水；再加丹参、泽兰、益母草等以活血化瘀，则可扩张血管，增加肾血流量，改善微循环。诸药合用，既有扶正固本的作用，又有调节免疫机能、提高肾脏免疫之功能，故对消除蛋白尿、恢复肾功能、降低胆固醇以及防止复发皆有积极意义。

代激素方

【药物组成】 黄芪、党参、鹿衔草各30 g，巴戟天、焦杜仲各15 g，露蜂房10 g，冬虫夏草、水蛭、蚕蛹（均烘干研末，冲服）各3 g。

加减：阳虚型者，加熟附子、蝉蜕、草果、山茱萸；气虚型者，加薏苡仁、芡实、山药，黄芪加至60 g；湿热型者，去党参，加白花蛇舌草、炒黄柏、土茯苓；瘀水交阻型者，加丹参、益母草、猪苓、茯苓、川芎，安宫牛黄丸1粒。

【适用病症】 肾病综合征。

【用药方法】 每天1剂，水煎服。治疗2个月为1个疗程，共治2个疗程。另用大黄30 g，牡蛎100 g，槐花40 g，加水500 mL，煎至150 mL，待药液温度降至30 ℃时直肠灌注，保留30分钟，每天1次，10次为1个疗程。每隔7天重复1个疗程，每个患者共用3个疗程。

【临床疗效】 此方治疗肾病综合征115例，完全缓解（水肿等症状与体征完全消失；尿蛋白检查持续阴性，24小时尿蛋

白定量持续 <0. 2 g，高倍镜下尿红细胞消失，尿沉渣计数正常，肾功能正常）60 例，基本缓解（水肿等症状与体征基本消失；尿蛋白持续减少 50% 以上，高倍镜下尿红细胞不超过 3 个，尿沉渣计数接近正常，肾功能正常或接近正常）28 例，部分缓解（水肿等症状与体征明显好转；尿蛋白检查持续减少 1 个“+”，或 24 小时尿蛋白定量持续减少 25% 以上，高倍镜下尿红细胞不超过 5 个，肾功能正常或有改善）12 例，无效（临床表现与上述实验室检查均无明显改善或加重）15 例。总有效率 87. 0%。

【病案举例】 卞某，女，38 岁。患者反复浮肿、腰酸 10 年，经多处医治效果欠佳。经某医院诊治，诊断为肾病综合征Ⅱ型。口服泼尼松 6 个月，静脉滴注环磷酰胺总量 12 g稍好转，停药后 1 个月浮肿、蛋白尿又出现。诊见：全身浮肿，特别下肢呈凹陷性水肿，面色㿠白，心悸气急，纳呆便溏，脉沉细，舌胖、苔白腻。尿常规检查：尿蛋白（＋＋＋＋），红细胞少量，颗粒管型（＋），24 小时尿蛋白定量 4. 2 g。血尿素氮 27. 8 mmol/L，血肌酐 566 μmol/L，胆固醇 11. 0 mmol/L，三酰甘油 2. 46 mmol/L，总蛋白 56 g/L，白蛋白 27 g/L，球蛋白 29 g/L，血红蛋白 74 g/L，血小板 78×10^9/L。B 超示：中等腹水。中医诊断：水肿。证属阳虚型。治以益气温阳，利水消肿。用代激素方加熟附子 15 g，猪苓、茯苓各 20 g，草果 10 g，每天 1 剂。另用大黄 30 g，牡蛎 100 g，槐花 40 g，水煎取液 150 mL 灌肠，保留 30 分钟，每天 1 次，连续 10 天。3 周后患者浮肿明显消退。复查尿常规：尿蛋白（＋＋＋），红细胞少量，24 小时尿蛋白定量 2. 4 g。总蛋白 69 g/L，白蛋白 38 g/L，球蛋白 31 g/L，胆固醇 7. 27 mmol/L，三酰甘油 1. 87 mmol/L，血尿素氮 17. 1 mmol/L，血肌酐 283. 1 μmol/L。B 超示：腹水消除。乃守原法治疗，住院 82 天，出院时检查，临床症状及体征完全消失，尿蛋白阴性，尿中红细胞消失，24 小时尿蛋白定量 0. 08 g，血浆总蛋白

74 g/L，白蛋白 46 g/L，球蛋白 28 g/L，胆固醇 5. 25 mmol/L，三酰甘油 1. 15 mmol/L，血尿素氮 6. 4 mmol/L，血肌酐 102 μmol/L。纳呆便溏诸症状已控制。嘱继服代激素方 3 个月，病情完全缓解。随访 3 年，一切正常，已能做家务及轻便农活。

【验方来源】 苗土生. 代激素方治疗肾病综合征的临床观察［J］. 新中医，1995（10）：20.

按： 激素虽是治疗肾病综合征的首选药物，应用得法，近期疗效也较好，但长期应用激素难以避免各种副作用的产生，而且激素依赖性很强，一旦激素减量或撤除，复发反跳率很高，出现药源性后遗症更使人畏惧。故在中医临床工作中探索运用中药替代激素治疗肾病综合征，既收到了较好的疗效，又克服了激素治疗的不足之弊。方中黄芪、党参甘温益气；焦杜仲、巴戟天温补肾阳；生水蛭、蚕蛹、露蜂房活血温阳、祛风通络；冬虫夏草温肾补肺，斡旋肺肾之气，通调三焦，升清降浊；鹿衔草清热解毒，利水消肿。全方共奏补气温阳、化瘀通络、利水消肿之功。加之中药灌肠能降氮消浊，犹如透析之作用。但由于本方为探索替代激素而设，激素具阳刚之性，故本方侧重益气温阳，而清热利湿化瘀之力不足，因而对气虚型、阳虚型疗效较为显著，对湿热、瘀水交阻型疗效较差。经过临床观察，代激素方对激素不敏感的肾病综合征Ⅱ型疗效很好，对撤激素后反跳的患者用之也能取得较满意的疗效。

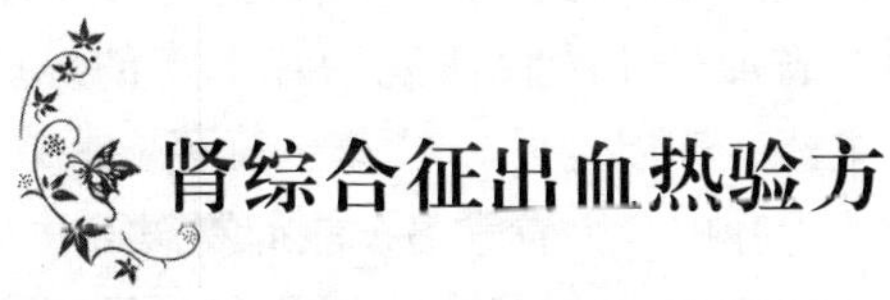

肾综合征出血热验方

大生解毒汤

【药物组成】　大青叶、生地黄各 30 g，七叶一枝花、蝉蜕各 10 g，黄芪 15 g，甘草 6 g。

【适用病症】　肾综合征出血热。

【用药方法】　每天 1 剂，口服、鼻饲或高位灌肠，连用 7 天。按常规补液，稳定内环境，用能量合剂、止血药，预防休克与感染，血液透析，不使用激素与退热药。

【临床疗效】　此方治疗肾综合征出血热 60 例，临床痊愈（用药后 24 小时体温开始下降，主症改善，3 天内体温恢复正常，5 天内主症消失，实验室检查明显改善或恢复正常）32 例，显效（用药后 24 小时体温开始下降，主症改善，5 天内体温恢复正常，7 天内主症消失，实验室检查明显改善或恢复正常）10 例，有效（用药后 48 小时内体温开始下降，主症改善，7 天内体温恢复正常，主症消失，实验室检查明显改善或恢复正常）10 例，无效（用药后体温未下降，主症加重或无改善，7 天内体温未恢复正常，主症未改善，实验室检查未恢复正常）8 例。总有效率 86.7%。

【验方来源】　王法治，崔秀贞，窦丰玲，等. 大生解毒汤治疗肾综合征出血热 53 例［J］. 浙江中医杂志，2000（9）：382.

按：肾综合征出血热属中医外感热病“瘟疫”中的“疫斑”

范畴。病之早期宜清热解毒、凉血止血为主，兼以扶正祛邪。大生解毒汤是山东省潍坊市人民医院治疗本病的经验方，以大青叶、生地黄为主药，辅以七叶一枝花、黄芪、蝉蜕、甘草诸药。现代医学认为大青叶内含大青素 B，能抑制病毒生长，为治疗温毒发斑、血热吐衄之主药；生地黄能缓和泻下、利尿、保护血管、抗过敏、强心，大剂量应用有清热养阴、凉血止血、生津止渴作用，对温病发热出血有较好功效；七叶一枝花抗病毒；蝉蜕抗过敏，并可去除尿蛋白；黄芪有干扰素诱发剂或干扰素样作用，能调节免疫功能，补气生血，保肝护肾，利尿消肿，降低尿蛋白；甘草有肾上腺皮质激素样作用，能抗炎、抗过敏，保护胃黏膜，减少外渗出血。诸药配伍，能有效地抑制肾综合征出血热病毒生长，使发热期明显缩短，降低由病毒免疫反应所致的肾及其他脏器损害，尿蛋白和血尿素氮消除时间缩短，并发症减少，缓和了病情发展，大大提高了治愈率。

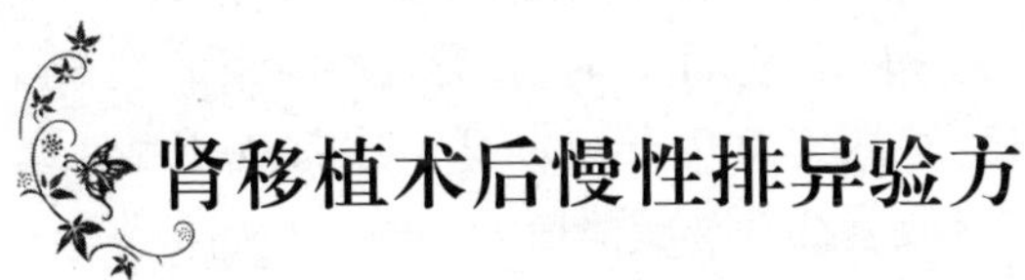

肾移植术后慢性排异验方

血府逐瘀汤

【药物组成】　桃仁、川芎、柴胡各 9 g，当归、制大黄、赤芍、牛膝各 15 g，益母草 30 g，红花、枳壳、甘草各 6 g。

加减：血尿者，加小蓟 15 g，白茅根 30 g；蛋白尿者，加乌梅炭、玉米须各 15 g；尿少者，加泽泻 15 g，车前草 30 g；血压偏高者，去川芎、柴胡，加黄芩 15 g，夏枯草 30 g。

【适用病症】　肾移植术后慢性排异。

【用药方法】　每天 1 剂，水煎 2 次，分早、晚温服。同时用丹参注射液 30 mL 加入 5% 葡萄糖注射液 250 mL 中静脉滴注，每天 1 次。1 个月为 1 个疗程。

【临床疗效】　此方治疗肾移植术后慢性排异 20 例，显效（血肌酐降至正常）9 例，有效（血肌酐较用药前下降，但仍高于正常值）8 例，无效（血肌酐持续上升）3 例。

【病案举例】　庚某，男，53 岁。因肾移植术后半年余，少尿 1 周入院。每天尿量 100 mL，舌质紫暗、苔薄黄腻，血压正常。检查：肾功能下降，血肌酐 211 μmol/L，血尿素氮 13.1 mmol/L，血环孢霉素浓度 180 μg/mL。尿常规检查：蛋白（±），红细胞、白细胞（－）。B 超示：移植肾血管阻力指数偏高。临床诊断慢性排异。中医辨证属肾虚血瘀为主，夹有湿热。治以活血化瘀、清热利湿。方用：桃仁 9 g，当归、赤芍、泽泻、川牛膝、制大黄、黄芩各 15 g，车前草、益母草各 30 g，红花、枳壳、炙甘草各6 g。以本方连服4周，并用丹参注射液加入葡萄糖注射液静脉滴注。1个疗程结束，复查：血肌酐119 μmol/L，血尿素氮7.1 mmol/L；尿常规正常，每天尿量约2 000 mL；舌质紫红，苔转薄白。

【验方来源】 李唯佳，葛星．活血化瘀法治疗肾移植术后慢性排异20例［J］．黑龙江中医药，2000（4）：8.

按：移植肾慢性排异可由感染、免疫抑制剂用量不足等因素诱发，对移植肾的形态和功能造成损害，其发生机制目前尚不清楚。临床常见肾功能进行性减退，可无症状，或伴多种表现，如不同程度的蛋白质和（或）血尿、血压增高、尿量减少，B超显示移植肾血管阻力指数等增高。其症状及实验室检查无特异性，确诊需依赖移植肾穿刺活检，但因受检查费用和患者接受程度等因素的限制，肾穿刺检查未能广泛开展。目前对临床诊断或可疑病例，首先应排除免疫抑制剂中毒的可能性，控制诱因，并尽早给予中西药抗凝治疗，可控制或减轻病情。本病中医辨证分析：患者手术前晚期肾功能衰竭，多为久病重病，属肾虚血瘀湿滞；手术耗气伤络，供肾离体又生新瘀。手术后一度因移植肾功能的发挥，正虚邪实状况有所改善。但随时间日久，机体产生一系列免疫损伤，使血管受阻，血流不畅，形成气滞血壅、瘀浊互结，以邪实为主的病理状态。临床表现虽然各异，然察其舌象，均见舌质紫暗或紫红，苔白腻或黄腻。故予活血化瘀、理气化浊治之取效。血府逐瘀汤功效为活血化瘀行气止痛，能气血同治，祛瘀生新。临床取之桃仁、红花、赤芍、川芎活血化瘀；牛膝祛瘀通脉，引血下行；柴胡疏肝解郁，升达清阳；枳壳开胸行气，气行则血行；制大黄泻火清热、攻积祛瘀；益母草利水祛瘀；甘草则调和诸药。综观全方，以活血祛瘀为主，兼顾行气清热利湿。临证处方，灵活加减，则方证相扣，疗效益显。丹参注射液的药理研究表明，其能改善微循环，抗血小板凝集及血栓形成。

口服药与静脉滴注药合用，作用增强，相得益彰。慢性排异肾功能减退可反复发生，以中药活血化瘀治之。用药期间每周复查1次肾功能。若血肌酐持续上升或超过220μmol/L，应及时予大剂量激素等冲击，同时配合中药治疗；若有效者，可继服1～2个疗程，以巩固疗效。

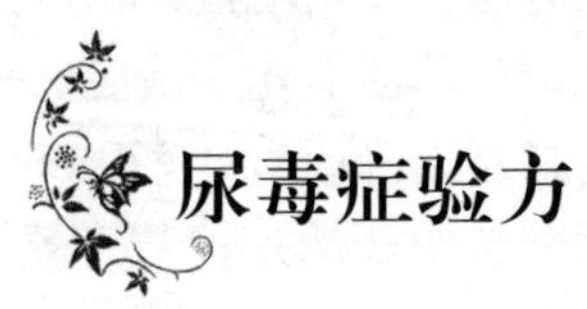

尿毒症验方

固本逐瘀汤

【药物组成】 黄芪60 g，何首乌、炒白术、车前子（包）、太子参、珍珠母各30 g，水蛭10 g，川芎、大黄、女贞子、旱莲草各15 g，制附子（先煎）、甘草各6 g。

【适用病症】 尿毒症。

【用药方法】 每天1剂，水煎2次，分早、晚服。1个月为1个疗程。临证加减变通，一般观察治疗3~6个月。待自觉症状改善，血肌酐、血尿素氮稳定，即可考虑减少血液透析次数。

【临床疗效】 血液透析加服此方20例中，药后减少血液透析次数16例，维持原血液透析次数4例；单服中药6例中，维持1年肾功能不变或好转4例，改为血液透析2例。但患者自觉症状减轻，精神体力好转。

【验方来源】 刘凤英. 固本逐瘀汤治疗尿毒症26例［J］. 江苏中医，2000，21（6）：32.

按：慢性肾功能衰竭发展至尿毒症阶段，病变一般呈不可逆性。中医学认为本症多起因于风热湿毒。客风虽易散，而湿热则难治，蓄久伤脾，下注伤肾，累及脾肾之阴，形成气阴两虚，若

注：慢性肾功能衰竭验方中，有些病例可出现尿毒症。

未得到及时有效的治疗，一方面可以产生瘀血、湿浊等病理产物，进一步加重病情；另一方面由于阴阳互根，又由脾肾阴虚转化为脾肾阳虚或阴阳两虚，均致正气衰败。本症脾肾亏虚、湿浊壅盛、痰瘀互结，治以固本逐瘀汤脾肾双补，平衡阴阳，活血化瘀，清利湿浊，从而改善肾的血液循环，修复肾实质的损害，保护残余的肾功能，逐步恢复肾的分清泌浊功能，收到了一定的疗效。

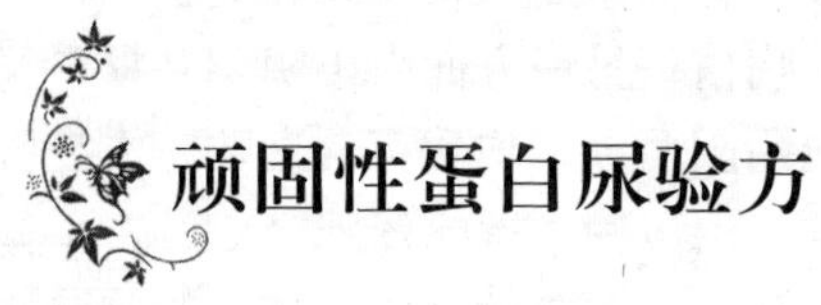

顽固性蛋白尿验方

消蛋白方

【药物组成】 黄芪30～60 g，防己、白茅根、石韦、益母草各20 g，鹿角霜30 g，白术、甘草各15 g。

加减：脾肾气虚者，倍黄芪，加参须6 g；脾肾阳虚者，加炮附子10 g；合并外感者，合越婢加术汤。

【适用病症】 顽固性蛋白尿。

【用药方法】 每天1剂，水煎2次，分早、晚温服。1个月为1个疗程，水肿严重者适当给予利尿剂，不用激素。忌食生冷腻滞之品。

【临床疗效】 此方治疗顽固性蛋白尿23例，治愈（连续复查3次小便常规，尿蛋白、红细胞均为阴性，血压、血尿素氮正常，自觉症状消失，随访1年无复发）12例，显效（尿蛋白波动在+～±，红、白细胞高倍镜下少于3个，血压、血尿素氮接近正常，能从事轻体力劳动，随访半年无变化）9例，无效（所有指标无变化或加重）2例。总有效率为91.3%。

【病案举例】 钦某，女，24岁，未婚。患慢性肾炎6年，尿蛋白波动在（++～++++）。诊见：头面目浮肿，腰腿酸痛，畏寒肢冷，纳呆，面色无华，小便每天500～800 mL，大便溏，脘腹闷胀，舌淡胖、边有齿印、苔白润，脉沉细；心肺无异常，肝脾未触及，腹无压痛，双下肢中度浮肿。尿常规检查：尿蛋白（++++），白细胞（+++），颗粒管型0～1个。根据临床症状，中医辨证为脾肾阳虚。治宜健脾温肾，行气利水化浊。投消蛋白方加炮附子 10 g，桂枝 12 g。服药 30 剂，浮肿等症状开始消退，尿量增多，每天1 500 ~ 2 000 mL。复查尿常规：尿蛋白（+），白细胞、管型消失。守方随证稍加减药量，继服 1 个月，以巩固疗效。复查尿常规 6 次，均正常。随访 2 年无复发。

【验方来源】　段承肫. 消蛋白方治疗顽固性蛋白尿 23 例总结［J］. 湖南中医杂志，1996，12（5）：15.

按：慢性肾病所致的顽固性蛋白尿多可从“虚劳”辨治，急性发作期伴有水肿者又可从“水肿”辨治。其病机早期多关肺脾；中晚期与脾肾的虚损关系密切，中期以气虚为主，晚期以阳虚为甚。脾肾为先后天之本。脾主运化，脾虚则后天生化无源；肾藏真阴元阳，肾虚损则难填复，这是顽固性蛋白尿难以治愈的根本原因。所以治疗必须以温补脾肾为本，行水化浊为标，脾肾阳气来复，升清封藏功能恢复，蛋白尿也随之而愈。消蛋白方由健脾益气的防己黄芪汤加益母草、鹿角霜、白茅根、石韦而成。方中黄芪为健脾补气名药，能提高机体免疫功能，并能利尿降压、减少尿蛋白排泄，鹿角霜补肾壮阳、固敛精气，两药合用，补益脾肾以治其本，为君药。石韦宣肺利水，防己、白茅根利水别浊，益母草活血行瘀利水，上四味药同治其标，为臣药。白术既能助黄芪健脾益气，又能协助防己等药行水化浊，为佐药。全方共奏健脾温肾、行水化浊之功。本方补而不腻、利而不伤，恰中病机，故顽疾告愈。